全国名老中医药专家学术传承系列案例教材

总主编　许二平

跟国家级名老中医李振华做临床

主编　李郑生

全国百佳图书出版单位
中国中医药出版社
·北　京·

图书在版编目（CIP）数据

跟国家级名老中医李振华做临床 / 李郑生主编 . --
北京：中国中医药出版社，2024.11
全国名老中医药专家学术传承系列案例教材
ISBN 978-7-5132-8006-8

Ⅰ . ①跟… Ⅱ . ①李… Ⅲ . ①中医临床—经验—中国—
现代 Ⅳ . ① R249.7

中国版本图书馆 CIP 数据核字（2022）第 255267 号

中国中医药出版社出版

北京经济技术开发区科创十三街 31 号院二区 8 号楼
邮政编码　100176
传真　010-64405721
廊坊市佳艺印务有限公司印刷
各地新华书店经销

开本 710×1000　1/16　印张 23.25　字数 365 千字
2024 年 11 月第 1 版　2024 年 11 月第 1 次印刷
书号　ISBN 978 - 7 - 5132 - 8006 - 8

定价　89.00 元
网址　www.cptcm.com

服 务 热 线　010-64405510
购 书 热 线　010-89535836
维 权 打 假　010-64405753

微信服务号　zgzyycbs
微商城网址　https://kdt.im/LIdUGr
官 方 微 博　http://e.weibo.com/cptcm
天猫旗舰店网址　https://zgzyycbs.tmall.com

如有印装质量问题请与本社出版部联系（010-64405510）

全国名老中医药专家学术传承系列案例教材

《跟国家级名老中医李振华做临床》编委会

主　编　李郑生（河南中医药大学第三附属医院）

副主编　郭淑云（河南中医药大学第一附属医院）

　　　　　李富成（河南中医药大学第一附属医院）

编　委（以姓氏笔画为序）

　　　　　王海军（郑州卫生健康职业学院）

　　　　　吕　娜（河南省中医药研究院附属医院）

　　　　　李鹏辉（郑州市金水振华广济堂中医门诊部）

　　　　　李墨航（河南中医药大学第一附属医院）

　　　　　张晓伟（河南中医药大学第一附属医院）

　　　　　张爱萍（河南中医药大学第一附属医院）

　　　　　曾振军（河南中医药大学第一附属医院）

前　言

中医学作为中华民族的瑰宝，源远流长，博大精深，具有独特完整的理论体系和卓越的诊疗效果，为维护我国人民健康和民族繁衍作出了卓越的贡献。名老中医学术经验是中医学宝库中的璀璨明珠，对于名老中医学术经验的传承与发展是提高我国卫生健康保障水平和发展中医学术的重要支撑。如何有效、完善地传承与发扬名老中医学术经验，是当前亟需解决的重要研究课题。

河南是医圣张仲景的故乡，人杰地灵，名医荟萃。河南中医药大学创建于1958年，是全国建校较早的高等中医药院校之一，也是河南唯一的中医药高等院校。学校拥有一批以国医大师、全国名老中医等为代表的国家级名老中医，他们以精湛的医术和独特的诊疗经验在全国享有较高声誉，为我校宝贵的资源和财富。将名老中医药专家宝贵的学术经验作为教学素材，采用全新的教学方法，将其纳入教学计划并有效实施，对于深化教学改革、促进中医药学术的传承与创新具有十分重要的学术价值和现实意义。

随着教育教学改革的不断深化和新的国际化教育理念的引入，我国高等教育在教学内容、教学方法和教学手段等方面的改革不断创新。为进一步深化教学改革，突出办学特色，依托我校特有的资源和优势，我们组织编写了"全国名老中医药专家学术传承系列案例教材"，并在人才培养方案中设置"名老中医学术经验传承课程模块"，构建了"基于名老中医学术经验传承的案例式教学体系"。在教学实施过程中，采取以问题为中心的案例式教学方法，实现教学内容和教学方法的有效契合，达到跟名医做临床的良好效果，使名老中医学术思想和临床经验得到有效传承。

本书在编写过程中，参照《中华人民共和国药典》2020 年版中的规定，对原参考资料中所列处方的部分药品剂量进行了适当调整。执业医师在临床应用中，可根据患者病情和实际情况对药品剂量进行适当加减。

在本系列教材编写过程中，所有参编的老师们付出了大量的心血和汗水，在此表示感谢！限于编者的能力与水平，本套教材难免存在不足之处，敬请同行专家提出宝贵意见，以便再版时进一步修订完善。

全国名老中医药专家学术传承系列案例教材编审委员会
2021 年 3 月

编写说明

李振华教授是首届"国医大师"，首批 500 名全国老中医药学术经验继承工作指导老师之一。河南中医药大学设立有"李振华学术思想研究所"，河南中医药大学第一附属医院设有"国医大师李振华传承工作室"。李振华从事医疗工作 70 载，从事中医高等教育 60 余载，学识渊博，医学造诣深厚，临床经验丰厚，善于治疗外感热性病与内伤杂病，尤其重视脾胃学说，晚年则潜心于脾胃学说与脾胃病的研究，提出了"脾本虚证无实证、胃多实证，脾虚多为气虚，甚则阳虚，脾无阴虚而胃有阴虚"的脾胃病基本原理，以及"脾虚、肝郁、胃滞"的脾胃病病机特点。治疗上提出"脾宜健、肝宜疏、胃宜和"的脾胃病治疗原则。

本书以"国医大师李振华传承工作室"及"李振华学术思想研究所"为依托，对李振华教授的学术思想和临证典型医案进行收集、归纳和整理。在编写体例上，以李振华教授学术思想为主线，以典型案例为主题，着力于中医思维能力的培养，实现李振华教授学术思想和临床经验的有效传承。

本书内容分为上下两篇。上篇主要介绍李振华教授学术思想，包括其中医思维及治疗疾病思路、治未病思想等。下篇跟师临证的典型案例涉及肺系病证、心系病证、脾胃系病证、肝胆系病证、肾系病证、气血津液病证、妇科病证及疑难杂病，详细介绍了疾病的病因、病机及辨证论治，并加按语，以阐述李振华教授辨证施治、用药规律，以期启迪后学。

中医药事业的继承、发展与创新有赖于名老中医药专家的学术经验传承工作，其学术思想和临证经验是中医药学精粹的集中体现。研究并传承名老中医药专家的学术思想、辨证思维和临床经验对促进中医药行业发展，促进中医药理论体系发展创新，提升中医临床水平，培养优秀的青年中医具有重大意义。

由于编者水平有限，时间较紧，疏漏错误在所难免，祈请各位读者提出宝贵意见，以便再版时进一步修订完善。

《跟国家级名老中医李振华做临床》编委会

2024 年 5 月

李振华简介

李振华，字秋实，男，汉族，河南省洛阳市洛宁县人。1924年11月生，2017年5月23日辞世，享年94岁。著名中医学家，中医教育家，中共党员，全国第七届人大代表。原河南中医学院（现河南中医药大学）院长、终身教授、主任医师，享受国务院政府特殊津贴。1991年被人事部、卫生部、国家中医药管理局评为首批500名全国老中医药专家学术经验继承工作指导老师之一。2009年4月被人力资源和社会保障部、卫生部、国家中医药管理局评为首届国医大师。《中国中医药报》曾刊文专题报道赞誉其为"脾胃病国手"。

李振华教授先后承担国家"七五"科技重点攻关项目"慢性萎缩性胃炎脾虚证临床及实验研究"，国家"十五"重点科技攻关项目"李振华学术思想及临证经验研究""十一五"重点科技支撑项目"李振华治疗慢性萎缩性胃炎临床经验应用与评价研究""十二五"重点科技支撑项目"李振华脾、胃、肝脏腑同治独特辩证方法传承研究""中医药治疗流行性乙型脑炎的研究"及河南省"六五"重点科技攻关课题"脾胃气虚本质的研究"等课题十余项，并先后荣获国家和河南省中医药科技进步一、二、三等奖。先后组织编写《中医对流行性脑脊髓膜炎的治疗》《常见病辨证治疗》《李振华医案医论集》《中国百年百名中医临床家丛书·国医大师卷：李振华》《中国传统脾胃病学》《国医大师李振华学术传承集》《中医脾胃病学》等10余部专著，并在中医药学术刊物发表论文70余篇。

李振华教授在高校从事教学工作，先后主讲《内经知要》《伤寒论》《金匮要略》；担任高等医药院校教材《中医内科学》（第5版）编委，承担本科生中医内科学课程的教学与临床带教，培养了十届脾胃病专业硕士研究生、2名学术继承人、多名高徒与学术传承人，可谓培杏成材，桃李芬芳。李振华教授重视医德，提出"医学乃仁人之术，必先具仁人之心，以仁为本，济世活人，方可学有成就，而达良医"。在长期的教育实践中，他提出中医教育的一个观点，即"学医必须做到三通，即文理通，医理通，哲理通。只有具有较深的文理和哲理，才能深入地理解中医理论，并将其指导于临床实践，成为名医"。李振华教授退休后有四个愿望：一是尽量为患者多看病；二是尽量多带学生；三是尽量把自己一生的临床体会用文字记录下来传给后世；四是如果有条件建一个传统的中医门诊部，突出中医简、便、廉、验特色。李振华教授的医德医风和教育观点，影响了一代又一代的中医学子，为中医学的传承和发展作出了重要贡献。

李振华教授治病救世 70 余载，教书育人 60 余年。早年治疗外感热性病与内伤杂病，成就卓越。晚年致力于脾胃学说的研究和脾胃病的治疗，提出了"脾本虚证无实证、胃多实证，脾虚多为气虚，甚则阳虚，脾无阴虚而胃有阴虚"的脾胃病基本原理，以及"脾虚、肝郁、胃滞"的脾胃病病理特点。治疗上提出"脾宜健、肝宜疏、胃宜和"的脾胃病治疗法则，形成了自己独特的见解，以此指导临床实践，灵活辨证，获效颇佳。

目　录

上　篇

李振华学术思想

第一章　李振华主要学术思想

本章内容为李振华教授亲笔撰写的医论，内容涉及中医学四大经典、方药、脾胃病证及内伤杂症等，体现了李振华教授主要的学术思想。

一、心领神会，临床实践：读四大经典，要掌握重点要领

《黄帝内经》《伤寒论》《金匮要略》和温病学被统称为中医四大经典，只有通读经典著作才能了解中医学的理论全貌。对四大经典的重点要领之处，必须精读深思、融会贯通，并通过临床实践，才可掌握运用，达到知常达变，以辨证施治各种疾病。现具体陈述如下。

（一）《黄帝内经》

1. 阴阳是中医学总的纲领　中医基本理论首先是阴阳学说。《素问·阴阳应象大论》中载："阴阳者，天地之道也，万物之纲纪，变化之父母，生杀之本始，神明之府也。治病必求其本。"强调了阴阳的重要性，指出宇宙间一切事物的生死存亡都是阴阳二气化生、合成的结果。人体也是如此，"阴阳二气合而成精""人始生，先成精""阳化气，阴成形""夫精者，身之本也"。人初孕育之时，首先是精，然后敛精化气，敛气化神。人生命的关键是"精、气、神"，而这三个方面的来源是阴阳二气，所以阴阳二气能够生长万物，即《素问·四气调神大论》所说："夫四时阴阳者，万物之根本也。"其次，在病理方面，《素问·调经论》说："夫邪之生也，或生于阴，或生于阳。"中医学认为，各种致病因素作用于人体，都必须通过引发机体内部的阴阳失调才

能形成疾病，阴阳是对立统一，是协调平衡的，如果失去了这个平衡，就会"阳盛则热，阴盛则寒""阳虚则外寒，阴虚则内热""阳盛则阴病，阴盛则阳病"，所以必须达到《素问·生气通天论》里所说的"阴平阳秘，精神乃治"，若"阴阳离决，精气乃绝"。这说明了人的生长、生理、病理都离不开阴阳，阴阳是包罗宇宙万象的一个学说。如果对阴阳学说能够融会贯通、灵活运用来分析事物，即便遇到从未见过的疾病，也可以制定正确的治则而愈病。例如"非典"（重症急性呼吸综合征，以下简称非典）一病，中医学没有记载，但是运用阴阳的观点来分析它的病证，认为它属中医学温热病的范畴，用中药治疗就可有效或治愈，所以我们在临床上运用阴阳的理论治好了很多没有治过的病，这说明一切疾病的发生都离不开阴阳的理论范畴，阴阳是解决问题的总纲。中国传统文化的基础是阴阳，阴阳学说出自《易经》。《易经》上说："无极生太极，太极生两仪，两仪生四象，四象生八卦。""两仪"就是阴阳，阴阳是宇宙万物新生、发展、消亡等运动变化的规律、纲领和内在动力，所以中国传统文化认为阴阳是"万物之纲纪"。而中医治疗疾病总的原则叫燮理阴阳，就是调和阴阳，阴阳达到了平衡，疾病就痊愈了。在辨证上不论是表里虚实寒热，或是六经辨证、卫气营血辨证、三焦辨证和气血辨证，都从属于阴阳总纲。所以如果学习《黄帝内经》（以下简称《内经》），则阴阳是一个重点，必须要达到融会贯通。

2. 气化是中医生命学说 "气"的称谓来源于《易经》，《易经》认为宇宙间事物的生成关键是气的作用，人体的生命之所以能够维持健康生存，也是气化之使然。气有两个方面：一方面是大自然之气，是外界之气；另一方面是人体自身的气，即五脏六腑之气。后天五脏六腑相互有机维护相承的气叫元气、宗气，是维持生命的基本。气就是功能，在治病中首先要考虑到气，人体维持生命依靠的是气与血，而血依靠于气，"气为血之帅"，所以补无形之气，可以生有形之血。《素问·阴阳应象大论》说："百病皆生于气。"如"怒则气上，喜则气缓，悲则气消，惊则气乱"，说明早在《内经》就发现人的精神作用会使气的功能失调，人在恼怒的时候就会气机逆乱，出现"怒则气上"，这提示研究心理方面的问题离不开气的功能。不同的精神作用可以对人的生理功能产生不同的影响，而这些功能隶属于不同的脏器，如"怒伤肝，喜伤心，忧思伤脾，悲哀伤肺，惊恐伤肾"等。这说明不同的精神作用会影响五脏之气，进而影响五脏的功能。另外，"气为血之帅""气之所至，水亦无不至焉""气行则血行，气滞则血凝"，所以"活血先调气，气调血自活"，这里讲的是人体之气的气化功能，人体的脏腑、气血的生理活动依赖气化作用才能正常进行。因此《内经》讲的气化理论是我们读《内经》时必须要掌握的。理解和掌握了气化理论，就捕捉到了中医学的"活的灵魂"，就理解了中医学的生命学说，才能够调理五脏功能和人体总的功能，这是在学习《内经》时要心领神会的第二个方面。

3. "天人合一"体现了中医的整体观　《内经》还有一个重要的观点是"天人合一"，也叫天人相应，也可以说是中医学的整体观。《素问·宝命全形论》说："人以天地之气生，四时之法成。"这是说人的生成和生存是凭借和依赖天地阴阳二气，如果宇宙处于纯热或者纯冷，就不会有生物的存在，所以人和其他生物一样，是赖天地之气、大自然之气、阴阳二气而生存。而且人的生存要顺从四时之法成，是和四时气候的变化密切相关的。大自然里有四季的气候：春温、夏热、秋凉、冬寒，春生夏长，秋收冬藏；一日有不同时辰，人要顺应大自然一年四季气候的变化和一日不同时辰的变化才能生存。如果人和大自然不相适应，就会产生疾病，或者旧病复发或病情加重。疾的发生与自然气候有关，如"非典"就是这样，这个病也和季节有关系，到六月以后它自然就消失了，为什么？这个季节的气候不适合这种病毒的生存了。好多病也是如此，比如说1、2、3月是流脑的流行季节，7、8、9月是乙脑的流行季节，冬春是麻疹流行的季节，而在夏天的时候就很少有这种病，所以说预防疾病与用药也要适应气候，这就是中医学讲的"因时制宜"。人体的养生也应基于"四时之法成"。《素问·四气调神论》说："春夏养阳，秋冬养阴。"即人和大自然是息息相关的，是一个统一的整体。宇宙是一个大天地，人是个小天地，人对自然气候"逆之则灾害生"，就是说，要是不适应大自然的变化人体就会生病；适应了大自然，疾病就不容易发生。天人是合一的、相应的，天人是一个整体，所以疾病的发生、疾病发展以及疾病的治疗，都脱离不了天人相应的整体思维方法，这是在学习《内经》时应该心领神会的第三个方面。

另外，《内经》讲的五行学说是指脏与脏、脏与腑之间是有机的统一整体，五脏之间只能相得，不能相失。所谓相得，是金生水、水生木、木生火、火生土，土生金，生生不息。所谓相失，就是木胜要乘土、土胜要乘水、水胜要乘火等。"亢则害，承乃制，制则生化。"脏腑之间是一个整体，要维持在相互平衡、统一。治病也要从整体观念出发，考虑局部和整体、内脏和体表、疾病和机体、人和自然的平衡统一，不能头疼治头，脚疼医脚，这也是学习《内经》要心领神会和必须掌握的。

4. 藏象理论是中医学的核心内容　藏象学说是中医学的理论核心，在学习时要领会其司外揣内和取类比象的特点。《灵枢·本脏》说："司其外应，以知内脏。"是说观察外部的征象可以知道内脏的病情，也就是"有诸内，必形诸外"。中医藏象学说的五脏，就是通过外部表现出来的不同症状而知道某个脏器的生理病理特点。譬如"肝为将军之官"，所谓"将军之官"就是体现肝脏主疏泄的生理功能和肝气主升主动的生理特性。肝属木，发怒就会伤肝，会影响它的疏泄功能，肝气就要上逆，产生心急烦躁易怒，头晕头痛的症状，所以用"将军之官"来形容肝脏的生理特点，这就叫做取类比象。比如"思虑则伤脾"，人在思虑忧郁不解的时候会影响脾的运化，因为"脾主四肢"，若脾失健运，水谷精微的生成或转输障碍，肌肉、四肢失养，就会四肢沉重；"脾藏意"，脾虚就会记忆力减退；"脾不能为胃行其津液"，就会形成胃满。这些外在表现都是脾虚引起的，通过健脾可以消除这些症状。观其外而知其内是中医学认识藏象主要方法。运用这些方法去认识和治疗疾病是我们在读《内经》时亦必须要领会和掌握的要点。

5. 重视经络学说　经络学说是中医学理论的重要组成部分，贯穿于中医学的生理、病理、诊断、治疗等各个方面。《灵枢·本脏》说："经脉者，所以行血气而营阴阳，濡筋骨，利关节者也。"《内经》有关经络学说的论述，主要在《灵枢》部分。

经络遍布人体上下、内外、肢体关节等部位，其内系脏腑、筋骨，外达肌肉、皮肤，使人体构成一个有机联系的整体。经络不仅营运气血，以濡润温养各个脏腑组织器官，使人体保持正常的生理活动，同时由于经络是气血运行的通路，又可增强机体抵抗力，抗御外邪，促邪外出，使邪不内传脏腑，防止病情加重。经络由内达外，所以在病理情况下，经络就可能成为传递病邪和反映病变的途径。因此，在临床上可作为疾病的诊断、治疗、药物归经的重要依据。针灸、推拿按摩、气功等，都离不开经络穴位作为诊治的依据。通过这些疗法，可由外达内，达到治疗脏腑内部的疾病的目的。故针灸医师在经络理论指导下，对各种病证治疗都收到了非常满意的疗效。《灵枢·经脉》也说："经脉者，所以能决死生，处百病，调虚实，不可不通。"《灵枢》所载经络、针灸理论较《素问》更为丰富和系统，故《灵枢》亦有《针经》之称。

近些年来，经络的实质、经络对人体生理、病理的影响，尤其经络是对血液循行的作用，日益受到中外学者的重视，研究已取得初步成果，发展势头良好。故经络学说，亦是读《内经》中的重点。

6. 治法的掌握和运用　在读《内经》时要掌握它的治法，《素问·至真要大论》说："虚则补之，实则泻之。"《素问·三部九候论》又说："寒者热之，热者寒之。"这些治疗原则可以概括为"微者逆之"。轻浅单纯的病证，可逆其病气而治之，实了则泻，虚了则补，这叫正治。另外还有反治，《素问·至真要大论》还提到"塞因塞用，通因通用"。例如，老年体弱或是久病中气虚弱引起的小便不利，用正治法采用利小便方药，小便仍排泄不畅，而用补中益气的办法升提中气，小便却会通利，这就是"甚者从之"的治疗方法，也叫反治。在临床中治疗便秘时往往用泻药，这叫"微者逆之"，但是如果患者属久病气虚胃肠运动无力而致的便秘，用泻法虽能达一时之快，然而泻则伤气，脾气更弱，运化更无力，便秘更重，这就要在健脾或补气的基础上稍加润肠之药，达到自己能够排便的目的，是"塞因塞用"的治法。中医学的治法是以达到和谐为目的，就是"阴平阳秘，精神乃治""疏其血气，令其条达，而致和平"。通过治疗达到阴阳的平衡，内脏维持在"以平为期"的基础上疾病就痊愈，这个思想来自《易经》。中医治病采用的方法就是协调阴阳，目的就是"以平为期"，这是我们治疗疾病时的指导思想。如何按照虚实、寒热、表里进行辨证，采用正治或者反治，达到"平"的目的，是临床治疗的核心思想。

总之，学《内经》就是要掌握中医理论的基本要点，如阴阳学说、气化学说、天人合一学说、整体观、辨证观、恒动观，用以达到治病的目的。如果泛泛地看看《内经》，不掌握重点，没有达到心领神会，不能够运用，是没有任何意义的，这是李振华教授学《内经》的体会。

（二）《伤寒论》《金匮要略》

1. 伤寒的基本病理为损阳伤正　通过对《伤寒论》的讲授和多年临床体会，李振华教授赞同清代喻昌在《医门法律》一书中所说"伤寒阳微阴盛"，并进一步提出"伤阳损正是伤寒的病理基础"这一理论。伤寒就是阳微阴盛，寒伤阳气，所以初罹病患，邪在太阳，桂枝汤、麻黄汤都是助阳方剂，可辛温解表，祛除寒邪。以三阳病而言，有用附子治太阳病阳虚者，尚有扶阳解表，温经宣痹及温阳益阴等诸法。邪在三阴，则更以"温"字立法，如"太阴病，当温之""少阴病，急温之""厥阴病，先温其里"，明确指出了三阴病的主要病理和治则。通过对《伤寒论》112 首方剂的功用分析，具有益气扶阳或辛温散寒作用的方剂有 81 首，其中桂枝汤、四逆汤、麻黄汤的运用次数分别为 17、13、9 次。再从所用的 83 味药分析，最常用的是温补或温散药，如甘草 70 次，桂枝和大枣均为 40 次，麻黄 14 次，茯苓 11 次，白术 10 次；而清热泻火药的运用次数却为有限，如黄芩 16 次，大黄 15 次，黄连 12 次，栀子 8 次，石膏 7 次，知母 3 次。其他药物如淡竹叶、连翘、白头翁、秦皮、滑石等仅用过 1 次。由此可知，《伤寒论》中扶阳益气的方药使用次数最多，应用范围也广，药物剂量在有关方中占的比例较大，说明伤寒病其本质是寒邪伤阳，基本病理是损阳伤正，诸如理中汤、大、小建中汤、四逆汤、通脉四逆汤、真武汤、附子汤等都是助阳扶正的方剂，若素体阳盛或用药过热，郁而化火，这是一时的病理转变，方用凉药。我们用这个指导思想来看《伤寒论》，认识伤寒病，就能够找到它的要点。这是学习领会《伤寒论》的第一点。

2. 恒动的、辨证的观点是《伤寒论》的基本方法　寒邪侵入人体使人伤阳之后不是一成不变的，根据人的体质、年龄之不同，人体的虚实差异，气血或季节的不同，或者用药的不同，可以热化，也可以直接寒化。《伤寒论》里说六经，六天传六经，也可以随着体质或病理的差异而有不同的传变，比如太阳阳明合病，也可以并病，也可以越过三阳直入三阴。《伤寒论》是用动态的观点来看问题的，所以《伤寒论》里面最主要一句话就是"观其脉证，知犯何逆，随证治之"，这就是辨证。所以学《伤寒论》要掌握其辨证的、恒动的观点，这是学习领会《伤寒论》的第二个点。

3. 重脾胃是《伤寒论》的重要思想 张仲景非常重视脾胃，在处方用药时可以体现出来，如用白虎汤，因为生石膏比较寒凉，用量大可以伤胃气，所以用粳米保护胃气。桂枝汤除了姜、枣有调中焦、健脾和胃的作用以外，服桂枝汤还要进热粥，这样促使汗出，也保护了胃气。即便是阳明腑证热结于里，需要用大承气汤时先用小承气试服，如果有矢气出，再服大承气汤，说明医圣在用泻下药仍以不损伤脾胃之气为原则，临床上李振华教授受张仲景保护脾胃的指导思想的启发，很少用泻药，注重保护脾胃。

4. 熟记《金匮要略》警句用于临床 学习《伤寒杂病论》时，有些警句也是必须要掌握的。如《金匮要略》说"黄家所得，从湿得之"，黄疸病就是体内有湿与热；"诸病黄家，但当利其小便"，使湿热从小便出。另外，治疗湿邪《金匮要略》亦强调："祛湿当利小便。"治疗湿邪既不能吐法、汗法，也不能用泻法，就是利小便而使湿邪排出，用泻药伤脾则湿更重。"治痰饮者当以温药和之"，痰饮乃寒湿属阴性，必须用温药才能够解决，结合现在许多脾胃病，脾胃气虚占90%以上，有些医生受西医学的炎症诊断的影响，往往应用清热药，使腹胀更甚，这就是不了解脾胃病多属脾胃气虚，"脾为生痰之源"，痰湿都是出于阴，都是出于寒，当以温药和之，所以健脾和胃的药往往都是甘温芳香的药性，甚至应用大辛大温的附子、干姜、肉桂、桂枝等药物。所以对于《金匮要略》中的警句要心领神会，用于解决临床实际问题。以上这些是读《伤寒杂病论》的要点。

（三）温病学

学习温病，要熟读叶天士的《温热论》、薛生白的《湿热病篇》、王孟英的《温热经纬》和吴鞠通的《温病条辨》等温病学名著，并用这些理论和方法解决临床上的诸多问题。

1. 温病的基本病理为损阴伤正 温病是外感温热病邪而引发的病证，其病理是温邪损阴伤正，以致出现卫、气、营、血一系列症状。由于温病的致病因素是温热病邪，导致高热损耗机体之阴液，清热解毒、保存津液，是治疗温病的大法。综观部分代表方药，如邪在卫分的银翘散、桑菊饮，邪在气分的白虎汤，邪在营血的清瘟败毒饮、清营汤、犀角地黄汤等，无一不是采用散热、凉血、解毒的治法以达保存津液的目的。如热结阳明，需通里泄下，同时急下存津。温病恢复期，常用的大定风珠、清燥养荣汤、三甲复脉汤、沙参养胃汤等均是以清余热、滋养阴血为主。故"留得一分津液，便有一分生机"，是治疗温病总的指导思想。这是领会温病的第一点。

李振华教授年轻时很重视研究温病的治疗。1957年春，河南省洛阳地区几个县市发生春温，西医诊断为流行性脑脊髓膜炎。如伊川县近一个月即死亡70余人，多是儿童，多因用辛温解表药误治而导致死亡。后他用中药治疗近百例均愈，凡口服或鼻饲能进中药者，无一例死亡。1970年7～9月，河南省禹县等地发生暑温，西医诊断为流行性乙型脑炎。当地8天内收住院了82例患者，经西药治疗，死亡32例。他用中药为主治疗132例，治愈率达92.7%。此为多年来治疗温病，特别是流脑、乙脑的体会。

（1）邪在卫分，忌麻、桂；邪在营血，忌参、术。温病系温热病邪侵袭人体，初期邪在卫分，宜辛凉透表、散热解毒法。因辛能散热，凉能清热，热祛则毒自解，津液自保。如误用麻黄、桂枝等辛温发汗药物，则必大汗伤阴，内热更盛。如热入清窍，可致烦躁昏迷，热盛而阴不濡，可致抽搐，此皆危证，不可不慎。

（2）温病贵在早发现、早治疗。邪在卫分较易治，若邪入气分，则烦躁高热、头疼、项强、口渴、溺黄等，宜重剂清热解毒，白虎汤为主；若邪入营血，头疼、高热不解、抽搐、心烦、神昏等，则急当透营转气、息风透窍，可用清瘟败毒饮加减为主；在恢复期，宜用甘凉、养阴、和胃为主，如沙参养胃汤、三甲复脉汤等，以清余热、复阴液、增食欲，如有瘫痪、头疼耳鸣等后遗症，宜加息风通络之虫类药，忌过早用参、术、芪等温补以留余邪。

（3）温病是温热病邪致病，火热炎上，病变多发生在上焦心肺及脑部。正如清·叶天士讲："温邪上受，首先犯肺，逆传心包。"如热毒壅肺，出现高热、呼吸困难、喘息、吐痰（即急性肺炎），须急予清热宣肺、平喘化痰，多用麻杏石甘汤加味治之，可随症加入鱼腥草、瓜蒌仁、知母、川贝母、桔梗、黄芩、葛根等。但石膏用量要大于麻黄3倍，则宣肺平喘而不发汗；如症见烦躁继而谵语昏迷，可及时配服安宫牛黄丸。

（4）痰热毒邪壅肺，症见痰多咯吐不利，或小儿不会咯吐，或神志昏迷不知咯吐，或痰在深处，吸痰器不易吸出，则常因痰涎堵塞气道而致窒息死亡。见此症可用白矾6g，川贝母10g，葶苈子15g，水煎约200mL，用棉球浸药液，适量滴入患者咽喉，可化痰以防止窒息。李振华教授多年来用此法救治了很多危重患者。

（5）温病系感染温毒之邪，但易夹湿。尤其暑温、湿温、"非典"等，多湿热夹杂，病较难治。若湿热偏在中焦，症见恶心、呕吐、不食、舌苔黄腻等，宜用芳香化湿之品，如藿香、豆蔻、佩兰、佛手、竹茹等；若湿热在下焦，症见便溏腹泻，可用利水渗湿之品，如茯苓、泽泻、生薏苡仁、滑石等；若热盛于湿，宜用苦寒燥湿之品，如黄连、黄芩、栀子等。

（6）温病高热，见有湿邪，除湿热互结，病难速愈以外，多可遗留后遗症。如治疗暑温（乙脑）132例，即有25例后期出现瘫痪、耳鸣、耳聋、头痛等后遗症，其病理有湿邪者占70%。如湿温（肠伤寒）热退后，恢复期易出现食复、劳复而复发，这与湿邪易于阻滞清窍和经络及湿久脾胃虚弱，正气不足有关。

（7）证见湿热夹杂，热盛于湿，用苦寒之药不易过量过久。否则不仅损伤脾阳，健运失职，促使湿盛，而且亦易变为寒湿而缠绵难愈。热减之后，宜及时用淡渗之品以健脾而杜绝生湿之源，在健脾的同时，可适量加入理气而不燥之郁金、炒乌药、木香等，使气行则湿行，湿祛则余热无以所存。

（8）温病由于肺、胃内热较盛，用寒凉药时宜热服，且徐徐连服，以免伤胃呕吐。昏迷患者服药困难，可用鼻饲；小儿服药困难，亦可将药煎好灌肠；如用生石膏量大者，可酌加粳米或生山药，以免伤胃。

2. 温病治疗是用阴阳理论来解决阳证问题　临床上可以用阴阳总的指导思想来治疗温病，通过理解温病热邪损阴伤正的病理以解决阳热证。李振华教授用这个方法治疗流脑、乙脑，都取得了满意效果，治好了近百例的流脑，没有一例死亡。治疗乙脑 132 例，治愈率达到 92.7%，获重大科技成果奖。运用阴阳学说可以认识和治愈很多病，甚至是没有见过的病。他曾治过一例日射病的女性患者，一经阳光照射，体温马上上升至 38 ～ 39℃，至荫凉处或吹电扇，体温就降低了。这是由于湿阻经络，毛窍闭塞，阳光照射也不出汗，内热散不出，用九味羌活汤和藿香正气散化裁，除风祛湿、散热，五剂药就痊愈了。所以阴阳是一个总的大法，这是学习温病应领会的要领。

3. 博览历代名医名著，领会独到经验　在精熟中医四大经典的基础上，还要博览历代名医论著，吸取其独到的学术特长和临证经验，金元四大家、明清时代各名医的著作，如张介宾、张石顽等均各具建树。"无偏不成家"，历代名医名家都有其独到之处，如张介宾治疗偏于温补、重视肾之水火、创左归、右归等，这些医家都有其"偏"的一面，也是其擅长独到的方面。所以对历代的名医名家的著作都要学，要掌握其独到的学术特点和治疗经验。

（四）关于方剂、药物的掌握

李振华教授在 60 多年的医学生涯中，通过临床用药组方，对方剂和药物体会尤深，现简介体会如下：

1. 掌握方剂的君臣佐使　对一般的方子，要达到熟悉，记方子要记它的要点，即药方的方义组成、它的君臣佐使，这是它能治病的关键。李振华教授不主张用所谓的中医药现代化来验证，一味药一味药地验证，这不符合中医学的理论。比如李东垣的补中益气汤，治疗中气虚弱、气虚下陷病证，君药是黄芪，臣药是人参（党参代）、白术，因为肺主一身之气，黄芪主要是补肺、补气的，党参和白术是健脾的，脾又为气血生化之源，培土生金，在健脾的基础上也要注意用当归养阴。佐药是柴胡、升麻，在补气、益气健脾时用柴胡、升麻，升阳以促使气机的上升，这叫"正佐"。在方义里面还有"反佐"，补中益气汤里陈皮就是反佐，反佐是防止方剂中药物发生的副作用，补中益气汤因为有黄芪、党参，有可能服后引起腹胀，用陈皮反佐，补而不滞；炙甘草也能够和党参、白术一起健脾，同时以调和诸药，这叫使药。玉屏风散以补气为主，君药也是黄芪，用于表虚自汗，肺气虚弱，卫外不固，容易感冒，所以必须用黄芪补卫气；用白术健脾，还可培土生金，促进气血化生；防风引经走表，但是不能多用，诸药合用，达到益气固表。一个方剂的组成，是古人在中医学基本理论指导下进行反复实践，日积月累形成的复方组合，所以才能取得好的疗效。我们应该将方剂的组成看作是中医学的成果之一，如果抛弃君臣佐使的配伍，而进行单味药的研究，就是又恢复到了原始，医学是进步了还是退步了？之所以这样做，是受西医的还原论"局部决定整体"的观点影响。李振华教授认为对于方剂的掌握要领会它君臣佐使的配伍，掌握它的规律，这是第一点。

2. 理解方剂的相反相成 在学习方剂的时候要理解它如何相反相成，达到对立的统一。如四物汤中，当归、地黄补血，川芎活血，白芍养阴敛阴，也是补血的。四物汤通过养血，补血，再活血，使血液生长得更快。当归补血汤，就是黄芪、当归，黄芪是君药，符合中医学气和血的关系，"补无形之气，可以生有形之血"，"补血先补气，气旺血自生"，重用黄芪就是利用补气产生血的功能；当归养血、补血为辅，可见方剂的组合要体现中医学的理论，在中医学的理论指导下组方用药，这是学习方剂要注意领会和掌握的第二点。

3. 注意方剂中药物用量 学习方剂要注意方剂中用药的量，若用药过量反而起反作用。如黄疸病，内蕴湿热，茵陈利胆消黄，一位医生处方用了茵陈200g，结果黄疸不退，反而出现腹水，因为它苦寒伤脾，损伤了脾阳，脾湿不运化，水湿不能排泄，这就是用药过量。所以在君臣佐使的基础上，用药的量必须根据病情掌握，药量不是越多越好，用之不当，用量过大，会适得其反。在药量上还要掌握慢性病和急性病的区别，在急性病的时候要敢于用药，有胆有识，要正确运用方剂和药物用量，因为一剂药的成效关系着能否挽救患者的生命。但是慢性病有方有守，用药以轻灵为主，体质虚弱用药量以轻为主，这也是在学习方剂时要注意的一个问题。

另外，在学方剂的时候，要特别注意常用的有效方子，如"凉开三宝"：

安宫牛黄丸、至宝丹、紫雪丹，不仅可用于救急，还可用于开窍醒脑治疑难杂证。又如对于一些名方，如逍遥散、补中益气汤、归脾汤、香砂六君子汤、五苓散等，要熟记，不但要会用，而且要会灵活变化。

4.明确药物的性味归经 学习中药学，要了解中药的药性，主要包括四气、五味、归经和升降浮沉等。就药物的五味和归经来说，需要掌握它归属哪一经，比如说酸易入肝，咸易入肾，苦易入心，甘易入脾，辛易入肺。领会药物的升降浮沉，如羌活偏于走上肢，独活偏于走下肢；黄芩偏于走肺胃，黄柏偏于走下焦，黄连走全身等。又如药物寒热温凉四气的程度，或苦寒，或大辛大温，这些药性温到什么程度，寒到什么程度，都要认真掌握，当然用药是一个临床经验，要多临证，达到熟练运用，这是学习药物必须领会和掌握的。

此外药物和方剂的掌握，还要不断地吸取老中医用药的经验，这些是老中医多年积累的，或者是他向别人学习的，他们一句话也可能是学习者多年体会不到的。在中医学理论的指导下学习方剂和用药，最后达到心领神会，即"悟"的地步。

总之，读四大经典要灵活，要掌握重点和它的实用价值，进而用于指导临床实践。李振华教授将学习中医的方法总结为五个字："勤""恒""精""博""悟"，关键是在于读书能够心领神会，掌握熟练，从而达到"悟"，这样才能正确认识疾病和治疗疾病。

除以上几个重点之外，其他诸如病因病机、诊法、病证、养生治未病及五运六气等，均需学习和研究，方能逐步掌握运用中医学术理论的全部。

二、论保护元气

元气的称谓始见于《难经》，又称"原气"。古代对原、元二字的释义同为"本"。《内经》有"真气""正气"之说。李东垣在《脾胃论》中说："真气又名元气。"故现统称为元气。

元气始生于先天之肾，由先天精气化生，根于命门。如《难经·三十六难》曰："命门者，诸神精之所舍，原气之所系也。"《景岳全书》亦说："命门为元气之根。"元气之成长又赖后天脾胃运化水谷精微以滋养,以维持人体生命的总功能。如李东垣在《脾胃论》中说:"元气之充足,皆由脾胃之气无所伤,而后能滋养元气。"《难经·八难》对元气有"此五脏六腑之本,十二经脉之根,呼吸之门,三焦之原"的认识。元气是构成人体和维持人之生命活动总的基本功能的原动力,具有推动人体生长发育、温煦和激发各个脏腑、经络等组织器官的作用。元气充沛则五脏六腑功能得以平衡和旺盛,元气衰微,则五脏六腑之功能亦必失调而虚弱。故元气为人体生命活动的根本动力。

中医学将元气视为健康之本、生命之根。正如张景岳在《类经·摄生类》中所说:"人之有生,全赖此气。"元气的存亡,即生命的存亡,徐大椿在《医学源流论·元气存亡论》也有"此中一线未绝,则生气一线未亡"的说法。所以中医学防治疾病,调理和保护元气是总的指导思想。中医学的养生学和治未病学,如形神锻炼,以及饮食和药物保健等,都是以维持和保护元气充沛而达到健康长寿。对疾病的治疗,中医用药更重视保护元气。祛邪、扶正祛邪、扶正以达祛邪,这是中医治病的三大原则。在治法上有八法,其中汗、吐、下三法皆是以祛邪为主,适用于体壮元气未伤而突发之急性病,用药宜有胆有识,敢于用药,力求速效。此急则治其标,以达邪祛正自安,元气自复之法。对于年老、久病体弱或元气不足之患者,亦要考虑照顾元气,宜采用扶正祛邪之法,或祛邪尽量不伤或少伤元气,可在八法中以后五法为主,慎用攻伐,谨防虚虚之戒。对于重病垂危、元气衰弱之患者,只宜扶元气,配合治疗,逐渐祛邪,以达康复或争取延长寿命。中医这三个治疗原则,总体是以人之元气为本,通过药物等治疗,调整和恢复机体功能,达到治愈疾病的目的,故亦称调理疗法。

李振华教授在多年临床实践中,日益感受到在治疗中保护患者元气的重要性。患者元(正)气未衰,疾病即有可能治愈或延长寿命,如元气衰败,即便有效药物,也难维持生命。如近年来他治疗两例肝癌晚期患者。一位是 71 岁女性,通过用疏肝健脾、强心和血的中药,配合每日冲服人参粉和三七粉,治疗已近 7 年,未使用过化疗和西药。患者现已 77 岁,饮食好,精神佳,仍可从外地乘车来诊。经检查,肝功能基本正常,但肝肿瘤仍存在。另一例 61 岁男性，原患肝硬化，脾大已切除，后转为肝癌，并有轻度腹水。因化疗不良反应大而求诊。基本用上述治法，肝肿瘤未消除，但存活了 6 年，生活可以自理，后因感冒合并肺炎死亡。1986 年以来，李振华教授承担"七五"国家科技重点攻关项目"慢性萎缩性胃炎脾虚证的临床和实验研究"，用益气健脾，疏肝和胃法，纯中药治疗萎缩性胃炎患者。20 余年来，通过对千余患者的治疗，有效率达 98.7%，治愈率 70% 以上。凡经半年左右治疗，未发现一例转为胃癌。突破了国外学者提出的"胃黏膜萎缩不可逆转修复"的观点。冠心病是中老年的常见病，通过临床观察，该病气阴亏虚者占绝大多数。经用益气养阴，强心和血法治疗，轻者可达治愈，重者如心肌梗死，可解除症状，生活自理，可以工作，虽心电图检查病未痊愈，但健存 10 ～ 20 年的患者大有人在。通过治疗这些慢性重病，可以得出以下结论：①肝癌用疏肝健脾，强心和血法；萎缩性胃炎用益气健脾，疏肝和胃法；冠心病用益气养阴，强心和血法，虽治法方药不同，但其共同点都是以调理脏器功能，恢复机体元气为主。②以上三种病，都是采用扶正为主，祛邪为次，以达患者机体功能恢复。总之，中医对疾病的治疗，以不伤、少伤其元气为主。治疗上因人、因时、因地而异，通过四诊辨证，以人为主，达到复元气而祛邪的目的。

三、论老年病治疗用药

随着生活水平的不断提高，我国长寿之人逐年增多。衰老是生命过程中正常的生理现象，正如《素问·阴阳应象大论》篇中所说"年四十而阴气自半也"。阴气即肾气，四十岁以后，人的肾气即衰其半。人至老年，随着年龄的增长，机体各脏器功能不断衰退，人体细胞衰老和死亡速度不断加剧，导致各种病理状态的发生。因肾为先天之本，年老病理的出现，常先从肾开始。肾主藏精，肾精不足则人在 40 岁以后，逐渐失去生殖能力；肾主骨，开窍于耳，肾气衰将会出现齿脱、耳聋；腰为肾之府，肾气虚则会出现腰背疼痛、弯曲；肾气通于脑，肾气不足会引起脑萎缩、智力减退等一系列病状，同时机体各个脏器亦会先后出现不同的功能衰退现象。如果不重视养生保健，饮食不节，过于疲劳，情绪失常等，会加快脏器功能衰退。因此，老年病多是本虚或本虚标实之证。即使和青壮年患同样疾病，也有机体本质的不同。所以在治法上应扶正祛邪，标本兼治，以扶正治本为主。对老年病的治法用药，首先要重视保护元气，扶正固本，这是总的原则，也是在治法和用药上总的指导思想，切忌不顾元气，随意攻泻克伐，致使病未愈而元气更衰，使病情反复发作，甚则加重病情，以致促使死亡。这种未死于病而死于药者屡见不鲜，故医者不可不慎。

恶性肿瘤是威胁老年人生命健康的常见病。对于60岁以上体弱或中晚期癌肿患者，李振华教授主张尽可能采取保守治法，不宜轻易手术，以免大伤元气，以致肿瘤转移或复发，甚至"瘤去人亡"。保守治疗可根据体质和病情采用扶正祛邪，或扶正以达祛邪，虽不能根治肿瘤，亦可减少痛苦，延长生命，争取肿瘤和生命并存。对肿瘤术后者，其主张及时配服扶正复元之中西药，以达补益气血，增加饮食，增强抵抗力之效。同时，术后亦主张尽量少用或不用化疗药，以免药物反应，影响饮食，导致机体功能下降、肿瘤转移或复长。

老年人患胃肠病，多因脾胃功能下降，或因一时饮食所伤，或因长期患各种胃病，常出现食少、腹胀、胃痛、消瘦等各种症状。治疗上忌用攻伐泻下之药，泻则伤脾，泻下攻伐之药易伤正气；有时攻泻虽见一时之效，但会使病情迁延加重难愈。老年之胃肠病，脾胃气虚、阳虚者，占90%左右，治疗用药宜温中健脾和胃，适当加用疏肝理气之品，用药宜轻灵、平和，则病证可徐徐转愈。对老年人长期便秘，更不宜服中西之泻下药。泻药损伤脾胃，虽一时大便得通，但停药后便秘更甚，宜在益气健脾和胃，增强胃肠功能的基础上，适加润肠之品即可逐渐通便。对阴虚、血虚便秘患者，宜在滋阴养血的基础上加滑润药品。

冠心病中医称"心病""胸痹"。如《素问·脏气法时论》云："心病者，胸中痛，胁支满，胁下痛，膺背肩胛间痛。"《灵枢·厥病》亦云："厥心痛，痛如以锥刺其心。"《金匮要略·胸痹心痛短气病脉证治》说："心痛彻背，背痛彻心。"中医学古籍对本病的记载很多，如"心痛甚，旦发夕死，夕发旦死"。因心主血脉，维持血液正常运行的动力赖之于心阳，而老年人常心阳不足，故本病多发于老年人，是威胁老年人生命的一种常见的危重病。老年人冠心病常见夏季病轻，冬季加重，甚至出现心衰的情况。病重者多在冬季12月到次年1、2月，且每在夜里子时，阴极生阳之时发病，此即心阳衰败，血液推动无力，则血行迟缓甚则停止。心阳的重要性早在《素问·六节藏象论》即提出："心者，生之本……为阳中之太阳。"《素问·金匮真言论》云："阳中之阳，心也。"《素问·生气通天论》亦有"阳气者，若天与日，失其所，则折寿而不彰"。古医籍中记述对伤寒病危重症急救时，用附子理中汤、参附汤、四逆汤、独参汤等，都是回阳救逆之方药，可见治疗老年冠心病维护心阳之重要性。对于老年冠心病的治疗，李振华教授不主张只着眼于活血化瘀、扩张血管，忽视推动血行之动力——心阳。活血化瘀虽短期有效，但久而心阳更弱，终至出现心脏衰竭之危候。这种治法是只治其末而忽治其本。血液之流利，如自来水在水管中流行，正常流行依赖水压，即使水管生锈，管腔狭窄，如压力充沛，虽高楼大厦，自来水亦能畅通无阻。如压力不足，则水上不到高楼，则流量渐少，甚至停水。血液在人体血脉中的流动亦是如此，必须要有动力才能通畅。

李振华教授在治疗老年冠心病心肌缺血和心肌梗死时，虽然主张要用活血通络，扩张血管之药，但更为重视心阳，时刻注意防范心阳之不足。冠心病的中医辨证，常见的证型有气阴双亏、心脉瘀阻，气滞血瘀、心脉不畅，痰浊内盛、心脉遏阻等，虽治法不同，但重视治疗心阳的不足是共性。治疗心阳不足或维护心阳的药物，常用的是人参、桂枝，随证不同可配合各种方剂。如心阳弱甚，出现心衰，急救回阳莫过人参、附子，且用量要大，附子用量可至30～100g，附子至少煮两小时，以去乌头碱之毒性，并要多次徐徐温服。对一般心阳不足，长期用参、附，要注意与滋养心阴之药配合，如麦冬、五味子、生地黄等，以使阴阳互根，取"善治阳者，必于阴中求阳"之意。其重视心阳及阴阳互根理论以治疗老年人冠心病、心肌缺血心绞痛，甚至心脏衰竭，常收到非常满意的疗效。

感冒之病，青年人不服药亦可自愈，但老年人感冒不可忽视。如果失治、误治，不仅缠绵难愈，以致身体虚弱，甚则引起并发症或引发、加重原有的慢性疾病，甚至出现生命危险。临床常见到，在治疗老年人感冒时，有些医者用与青年人用同种同量药物，或随意予中药清热解毒口服液等，或用抗生素药口服、输液等。这样不顾年龄、体质之差异，不按症状表现之不同，用相同药物，不仅不能达到预期效果，还会给老年人造成不良后果。老年人由于脏器功能衰退，多是气虚、阳虚的体质，因而常易感受风寒，证见恶寒怕冷，发热不甚，肢体无力、酸困疼痛，口不干，咽不疼，舌淡，脉浮等。治宜温解调和营卫为主，可用桂枝汤加柴胡、葛根、苏梗、川芎等即可缓解。年老气虚甚者，可配合玉屏风散，切不可大汗，致亡阳伤阴。如食少纳呆胃满者，可酌加砂仁、厚朴、陈皮等以活胃。夏秋之季，易感受风热之邪，如发热，恶风，头窜疼，自汗身困，脉浮稍数，舌淡红等，治宜辛凉解肌散热为主，可用银翘散加葛根、柴胡等。如见咳嗽可酌合桑杏汤；如热甚证见咳喘、胸闷，宜重视清热宣肺，防止合并肺炎之重证。秋燥易致阴虚肺燥，更应注意防止肺热伤阴。此外，老年人多患各种慢性疾病，感冒系卒病，治疗时亦要注意痼疾。

总之，老年人脏器功能衰退，气血亏损，元气不足。不仅限于上述疾病，在治疗其他任何疾病，同样要注意老年体质之特点，重视祛邪不伤正，或扶正祛邪，以免造成体质更弱，影响健康和寿命。

四、脾胃病的病理、治法及用药

李振华教授根据"实在阳明，虚在太阴"的理论，通过数十年临床对脾胃病不断地实践和研究验证，对脾胃病的病理、治则及用药经验，提出了创新性的系列学术论述，现分述于下。

（一）脾本虚证，无实证，胃多实证

有人提出湿热蕴结或湿热下注是脾之实证，岂不知湿为脾虚失运所致。热为湿阻气机，气郁而生热，故湿热蕴结或下注，实为脾虚为本，湿热互结为标，系本虚标实，实由虚致，乃虚中之实证，非脾之实证。胃主受纳腐熟水谷，以通为用，以降为和。如脾虚不能为胃行其津液，或暴饮暴食，恣食

肥甘，或肝气犯胃，以致胃失和降，则为实证。但实证日久，损伤胃气，亦可转变为虚证。形成脾胃气虚、胃阴虚或虚实夹杂等证。

（二）脾虚是气虚，甚则阳虚，脾无阴虚而胃有阴虚

脾失健运和升清，主要责之于脾的功能虚弱，即脾气虚甚至阳虚。健脾药物无论是淡渗利湿、芳香化浊燥湿、益气温中化湿，还是大辛大温之药温化寒湿，无不都在助脾气或扶脾阳。

（三）治脾胃病必须紧密联系肝

无论情志伤肝、木郁克土，或饮食等损伤脾胃，土壅木郁，均可致肝脾失调或肝胃不和。脾胃肝病变相互影响，故治疗脾胃病时须辅以疏肝理气之品，随症治之。李振华教授在承担研究"七五"国家重点科技攻关项目"慢性萎缩性胃炎脾虚证的临床和实验研究"时，根据脾虚、肝郁、胃滞的病理特点，在治法上提出"脾宜健，肝宜疏，胃宜和"的学术观点。

（四）重视湿热互结：湿热缠绵，病理是阴阳寒热矛盾交错

治湿当以温药和之，助脾运以化湿。清热宜苦寒燥湿清热，但寒凉不宜太过，否则易伤脾阳。因脾虚生湿，湿郁阻滞气机又可化热。故湿热蕴结，湿为阴邪，热为阳邪，病理矛盾交错，复杂难治，病难速已。治疗上祛湿当以温药，清热宜用苦寒，用清热药宜中病即止，过则苦寒损伤脾气脾阳，热减宜及时加入健脾利湿之品，以治其本。同时佐以疏肝理气，气行则湿行，湿去则热无所存。运用这一观点治疗湿热黄疸等多种湿热病证，疗效显著。

（五）治脾兼治胃，治胃亦必兼治脾，脾胃病不可单治一方

脾胃相表里，关系密切，脾主运化，为胃行其津液。胃主受纳，腐熟水谷，有助脾之运化而生气血。脾主升清，胃主降浊，脾病必及胃，胃病亦必及脾，脾胃相互影响，故治胃病须用健脾之药，治脾虚证宜加和胃之品，以相辅相成，依病机之重点随证用药。

（六）对肝肾阴虚并有脾胃气虚的证治

因脾喜燥恶湿，滋阴则助湿，易伤脾胃，健脾祛湿用温燥之品，易加重肝肾阴虚，同时治之，则疗效不显。对此宜先调理脾胃，使津液生化有源，促肝肾之阴复。应用健脾胃之药，宜淡渗轻灵平和，不宜过用芳香温燥之品，以免温燥伤阴。饮食有所好转，宜酌加养阴之品，但不宜过用滋腻，以免腻胃助湿伤脾。运用这一观点，治疗鼓胀病肝肾阴虚等病证，常取得良效。

（七）脾胃病胃阴虚证治，用药宜轻灵甘凉

理气过于温燥则伤阴，养阴过于滋腻则助湿，故对脾胃阴虚证遣方用药，药味宜轻，药量宜小，轻灵不蛮补，并据脾胃气阴关系，在养胃阴的基础上酌加益气而不温燥的药物，用于胃阴虚的慢性胃炎等病治疗，收效显著。

对脾胃病的治疗，除以上述"脾宜健，肝宜疏，胃宜和"九字法为治疗原则随证加减，在用药上，总以甘、平、温、轻灵之药性为主，常以甘温淡渗之方药作基础，随证施用。除脾胃虚寒或湿热过盛，对大辛、大热之姜、附，苦寒泻下之硝、黄，以及滋阴腻补之品宜慎用和勿过用，以免损伤气阴和引起副作用。

通过长期脾胃病临床和调查统计，各种慢性胃病脾胃气虚者占90%以上，胃阴不足者不到10%。对脾胃病的组方用药，李振华教授吸取了经方和时方的有效药物和多年临床用药的体会，组合了不少自拟处方。根据病证，处方框架有定，但药物随人而异。根据慢性脾胃病气、阳虚者占90%以上，选择了历代有关治疗慢性脾胃病的名方化裁运用。按健脾、和胃、疏肝的治疗原则，采用的基本方有四君子汤、五味异功散、六君子汤、平胃散、温胆汤、五苓散、实脾饮、理中辈、四逆辈、大小建中汤、左金丸、参苓白术散、补中益气汤、归脾汤、四神丸、胃苓汤、柴苓汤等。在具体运用上，以治疗脾、胃、肝较全面的香砂六君子汤为基本方。在具体用药上，如食少腹胀、纳呆，去党参，加炒枳壳、厚朴、炒乌药、焦三仙（指焦山楂、焦神曲、焦麦芽三药的合称，下同）；如腹胀、胁痛、肝气郁滞者，加小茴香、炒乌药、炒枳壳、郁金、香附；如脾胃阳虚，中焦寒湿者，加吴茱萸、干姜、桂枝，甚至附子；如湿阻气机化热者，去党参、砂仁，加白蔻仁、竹茹、佛手、炒枳壳、炒乌药、知母、黄芩；口干渴加知母、天花粉、石斛；热盛者加知母、生石膏；吐酸水者加吴茱萸、黄连、炒枳壳、炒乌药、瓦楞子；嗳气或呃逆者，加丁香、柿蒂，重者加吴茱萸、炒大黄炭；嗳气或呃逆肝胃化热者，用柿蒂、代赭石、知母；心慌，心悸，失眠，乏力，心脾较虚者，加远志、酸枣仁、石菖蒲、龙齿，兼心血亏虚者，加当归、白芍；如口中有黏液，舌苔厚腻色白者，加苍术、白蔻仁、佛手，重者加桂枝、干姜、甚至附子；便溏泄泻者，加泽泻、炒薏苡仁、桂枝；恶心，呕吐中满湿滞者，加藿香、厚朴、焦三仙、佩兰；恶心，干呕舌苔微黄者，加竹茹、知母；大便潜血者，加地榆炭、白及、田三七；饥饿或夜间胃痛，得食缓解，烧心，吐酸者，加桂枝、白芍、延胡索、海螵蛸、白及、吴茱萸、黄连；脾虚及肺，中气下陷者，加黄芪、升麻、柴胡。以上加减用药，关键是根据脏腑八纲辨证，因人、因时、因地而异，灵活变通。切勿一病一方，或定方、定药。

脾胃病，阴虚者仅见于胃阴虚。多因热病后期，高热伤阴，或胃病过用温燥之品伤阴，或素体阴虚内热及他病伤及胃阴。在治疗上多以叶天士的叶氏养胃汤或吴鞠通的沙参麦冬汤为基础，加知母、白芍、天花粉、陈皮、鸡内金、焦三仙；气郁胀满者，加郁金、乌药、莱菔子。慎用芳香理气之品，以免燥湿伤阴。胃痛者，重用白芍，加延胡索；阴虚热盛者，可酌加牡丹皮、生地黄、竹茹、玄参；如兼脾虚泄泻者，加山药、茯苓、炒薏苡仁、泽泻、诃子肉，亦慎用温燥和滋腻之品。

脾胃病日久，必涉及心、肝、肺、肾四脏，临床常见的有心脾亏虚，治宜归脾汤加减；肝脾失调，偏肝郁伤阴者，宜用逍遥散加减；肝郁化热者，用丹栀逍遥散加减；脾肺气虚者，宜用十全大补汤、补中益气汤加减；脾肾阳虚者，宜用四神丸、真武汤、右归饮加减。

总之，慢性脾胃病，在病理上，90%以上系脾气（阳）虚，涉及脏器以脾、胃、肝为主。治疗上要辨别肝、脾或胃的虚、实、寒、热之偏盛，用药宜轻灵平和，切忌蛮补或妄泄，知犯何逆，随证用药，方可收到预期之效。

五、湿热证的病机论治

湿热证可见于黄疸、痢疾、泄泻、鼓胀、暑湿、湿温等多种疾病，其起病缓慢，病势缠绵，病多难治。由于湿热证病机复杂，临床多有误治而使病情加重者。湿热证病机之演化，虽有外邪致病的原因，然其本在于土德不足，脾虚生湿，湿阻气机而化热，终成湿热互结之证。细言之，由于脾主运化水湿，脾气亏虚，失其健运则生湿。湿为有形之邪，属阴、属寒，湿阻气机，气有余则易化热。热为无形之邪，属阳，属热。脾属本虚，湿热为标实，如此虚、实、阴、阳、寒、热不同的病机矛盾交织蕴结在一起，又可在不同的病位出现不同的疾病，而成为棘手难治之证，稍有不慎，极易出现失治、误治。李振华教授在治湿热病时，据多年治疗体会，认为应注意以下几点。

湿热证病机上的虚、实、寒、热，在临床中不是对等的，应注意其偏盛及因患者年龄、体质的差异和用药的不同而出现的不同演化，须随证治之，这是治疗湿热证总的指导思想。

湿热证以清热祛湿为基本原则，根据病程的不同阶段、湿与热的不同侧重，而辨其热盛于湿或湿胜于热。湿为阴邪，湿和热程度不同，用药必须得当。清热需用苦寒之品，过用则热祛寒生而伤脾气，可转为寒湿，加重病情，临床中因过用清热药而治疗失误者多见。祛湿当以温阳利湿，佐以芳香淡渗，然不可过用温药以致助热而使病进。如余热存，尤当注意。

湿热的证治，治偏热、偏湿用药严谨者，最早可见于医圣张仲景。如治黄疸病，热重于湿者，用茵陈蒿汤，方中茵陈、栀子、大黄均为苦寒之药，因苦能燥湿，寒能清热。治湿重于热者，改用茵陈五苓散，虽然仍用茵陈以清热退黄，但去栀子、大黄，以苦温之白术和辛温之桂枝，同时配以淡渗之猪苓、泽泻以祛湿、退黄，防其清热祛湿过度、伤脾助湿而转为阴黄。清代名医程国彭在《医学心悟》中用茵陈术附汤治疗阴黄，虽然也用茵陈以治黄疸，但仅以白术、桂枝之温已不足以化去寒湿，而用附子、干姜之热以温阳化湿。

此外，仲景在治黄疸热盛于湿证，在用苦寒清热药时，还重视兼证的治疗。若热盛大小便不畅者，用茵陈蒿汤以通利大小便而退黄祛热；若心烦者用栀子大黄汤，内加枳实、豆豉以理气除烦；若热盛大小便不通者，用大黄硝石汤，即加芒硝配大黄攻下以治热结于里。由此可见仲景随证选药之妙。临床上除二便情况外，还应注意汗出之多寡，发热之有无、面色之晦明、食欲之强弱等兼证，察舌苔、舌质、脉象，这是湿热证诊断和治疗的重要依据。

在治疗一般湿热证时，还应重视湿热证之病位和苦寒清热药之归经。如治疗湿热证在上焦肺者多用黄芩，在中焦胃者多用黄连、黄芩，在下焦者肾与膀胱者多用黄柏，在肝胆者多用栀子、茵陈、龙胆草等。

李振华教授在治湿热证热盛于湿时，在祛湿药中常加理气又不过燥之品，如郁金、炒枳壳、炒乌药等，因气行则湿行，不仅促使祛湿的功效，同时湿祛则热无所依存。此外，清热治湿还重视用健脾和胃之药，脾健胃和则从根本上祛除湿热而防其复发，又可防止湿伤阳气而转为脾胃下陷之变证。

湿热病治疗后期热渐清，而湿不能速解，加之脾气未复，往往表现为余邪缠留不尽，脾虚不运等证，旧病易于复发，这时需重视健脾，巩固疗效。饮食亦须清淡易消化，不可饮食过多或食生冷、厚味加重脾胃负担或损伤脾胃导致食复。对此，在医嘱中尤需强调。

六、肝硬化合并腹水的论治

肝硬化合并腹水，多在肝硬化后期，属于中医学"鼓胀病"范畴。早在《灵枢·水胀》已有记载："鼓胀何如？岐伯曰：腹胀，身皆大，大与肤胀等也，色苍黄，腹筋起，此其候也。"鼓胀的病因，主要为嗜酒过度，饮食不节，或情志所伤，肝郁气滞日久，或血吸虫感染，或其他疾病如甲、乙、丙型病毒性肝炎等传变而来。鼓胀病形成腹水，主要责之于肝、脾、肾三脏功能失调，导致气、水、血瘀积腹中而成腹胀如鼓。其病理形成如下。

肝主疏泄条达，可促使脾胃升清降浊，水谷的腐熟、消化、吸收、排泄正常。脾健运水谷之精微，又为肝疏泄条达之气机提供物质基础。二者只能相得，即五行之"承乃制"。如情志所伤，怒气伤肝，或病毒伤肝，肝气郁结，失其疏泄条达，则可影响脾胃之升降失常。脾失健运，则水湿易于停滞，水湿为有形之物，停则阻滞气机，又可影响肝之疏泄条达，反使肝郁更甚。肝郁气滞，既可导致血瘀，又可使脾失健运，造成水湿更盛，形成恶性循环。脾虚日久，失其游溢精气于肾，肝郁气滞，又可耗伤肾阴，日久肾阴阳俱虚，施泄气化无力，小便不利，终至水停腹中而成鼓胀。此即五行的"亢则害"。起病于肝，亦称"木郁克土"证。如嗜酒肥甘，饮食无节，久则损伤脾气（阳），脾失健运，则水湿停滞，阻滞中焦，气机不畅，可至肝失疏泄条达，肝郁气滞，又可导致脾胃之升降失常，水湿更盛，彼此亦成恶性循环，终至肾阴阳俱虚，施泄气化失职，水停腹中，而成鼓胀。本病证起病于脾，亦称"土壅木郁"证。鼓胀病起因不同，但其果相同，均成气、水、血聚于腹中而成鼓胀。

综述鼓胀病之形成，主源于肝、脾、肾功能和三脏间关系失调。其中尤以脾能否健运水湿，是鼓胀病形成快慢的关键和枢纽。有的肝病患者，经肝功能化验和B超检查，已确诊为肝硬化，但患者饮食正常，腹部不胀，长期未出现腹水，或腹水量少，说明脾尚能健运，水湿尚未停滞，肝肾功能可得到水谷精微之滋养，其病发展缓慢，同时亦较易治疗。医圣张仲景在《金匮要略》中说："见肝之病，知肝传脾，当先实脾。"可见医圣对肝病之病机及演变认识掌握之精妙。

根据李振华教授在1962年承担的卫生部肝硬化科研项目的结论，结合其60余年的不断临床观察，得出鼓胀病之病机是肝、脾、肾三个重要脏器的功能和相互关系失调，其病机演变之证，较其他病多而复杂。有的病证，较为易治，预后较好，可达到痊愈；有的病证，较为难治，预后不良。

鼓胀病的辨证治疗，根据1985年上海科学技术出版社出版的高等医药院校教材《中医内科学》中李振华教授编写的鼓胀病六种证型，据他的体会加以分析补充。

1. 气滞湿阻证　以肝郁气滞，肝脾失调，湿阻气机为主。多见于鼓胀之初起，尚未形成腹水，或腹水不多。故其症状，食少纳呆，嗳气，食后腹胀，或腹胀不甚，舌体稍胖，质淡红，苔薄白腻，脉弦。病机较轻而单纯，故较易治。治法宜疏肝理气，健脾祛湿为主。常以逍遥散为主方。肝郁胁痛，加香附、郁金、青皮、炒枳壳等理气疏肝之品。如胃满不欲食，可加砂仁、川厚朴、焦三仙等以理气和胃。如气郁化热，出现口干、口苦，可酌加牡丹皮、栀子、茵陈、知母，以燥湿清热。但不宜过用以免伤脾。如脾虚失运，出现腹水，可加桂枝、猪苓、泽泻、大腹皮等以通阳利水。如湿邪寒化，出现舌体肥大，质淡，苔厚白腻，可用桂枝、干姜、苍术、砂仁等以温化水湿。

2. 寒湿困脾证　以肝脾失调，脾虚湿盛，湿邪寒化为主要病机，且损及肾阳。多见于患者素体脾肾气虚，或久泄伤脾。证见腹水较多，腹大胀满，下肢浮肿，食少，喜热惧寒，得热较舒，困倦无力，小便量少，大便时溏，舌体胖大，质淡，苔白腻。在治法上宜健脾温中，通阳利水为主。常以实脾饮为主方。如腹水甚且便溏，可加苍术、猪苓、泽泻、玉米须、薏苡仁、川厚朴等。如腹满胀甚，可加郁金、香附、砂仁等以疏肝理气，促使气行湿行。如久病脾肺均虚，或腹水胀满消失，可加太子参或党参，以益气健脾。如仍腹胀，不宜量大多用。

以上二证，病机以肝脾失调，脾虚水湿停滞为主，湿未热化，气滞而未血瘀或郁而未化热伤阴，病机不甚复杂。湿为阴邪，祛湿当以温药和之，温药通阳利湿，又可健脾扶正。按上述调理肝脾之法，随证加减用药，守法施治，预后一般良好。据1964年研究统计此病属该二证者，治愈率达75%，有效率约95%。无失治误治，无死亡病例。

3. 湿热蕴结证　多发于中年，素体阳盛，系肝脾失调，脾虚湿盛，湿阻气机化热，湿热互结，影响膀胱气化，导致浊水停聚，腹大坚满，脘腹撑急，大便秘结或溏垢，小便赤涩，烦热口渴，渴不欲饮，甚则并见皮肤、巩膜色黄的黄疸症状。舌体胖大，舌边尖红，舌苔黄腻，脉象弦数等。在治法上，宜健脾行气，清热利水。常以茵陈五苓散为主方，以通阳利水，加川楝子、郁金、莱菔子、青皮、栀子等以疏肝行气，增强清热利水之力。如腹胀便秘较甚，脉实有力，形证俱实者，可加用大黄、牵牛子，或暂用舟车丸，以荡涤热结，但大便通，腹水减，即需停用，以免过泄伤脾。

湿热蕴结证因湿阻气机化热，气滞可导致血瘀，热则病进，病势发展较快。火热炎上，湿随气升，可蒙蔽清窍，出现嗜睡昏迷。湿热阻滞中焦，胆汁失泄，可出现黄疸。本证虚、实、寒、热之病理互结，病机复杂，病势发展快，较为难治。常因气滞血瘀，引起食管、胃底静脉曲张大出血或肝昏迷，出现病危，甚至死亡。

如皮肤出血点，蜘蛛痣多见，肝掌明显，舌质紫暗，甚则腹现青筋，上方可加莪术、炒桃仁、延胡索、三七、丹参、牡丹皮等以活血通络，防止大出血。如出现大出血危候，治可用犀角地黄汤加活血止血，不宜单用止血药。同时可配合西医止血。血止后，不宜食较硬之食物和进食过饱，以免再次出血。

本证晚期，如证见倦怠嗜睡，系肝昏迷前兆之危候，系痰热上逆，蒙蔽清窍。可急服苏合香丸，日服 1～2 丸，以温通开窍。如肝昏迷前，症见烦躁不安，狂叫谵语，舌质红，苔黄腻，脉滑数，证系热盛于湿，上蒙清窍，可急用安宫牛黄丸以凉开透窍，日服 1～2 丸，神志清可停服。

本证出现黄疸，在病机上系湿热蕴结中焦，气滞血瘀于肝，胆汁不能正常施泄，溶入血液，溢于肌肤。本黄疸不同于一般的黄疸型肝炎或阻塞性黄疸，故亦较难治。清除黄疸，常用苦寒燥湿之茵陈等，但不可用量过大，以免寒伤脾阳，促使水湿加重，腹水更甚。

本证由于湿热为寒热不同之病理，互结缠绵难治，祛湿当以温药通阳利水，祛热则需苦寒清热燥湿。故用药必须及时分析湿和热之偏盛，力达用药剂数和用量适当，防止过温以助热，过寒以伤脾之弊。

4.肝脾血瘀证 多见于鼓胀病日久晚期。证系肝脾失调日久，气滞血瘀较甚，水湿不运，血瘀中焦，故证见腹大坚满，腹壁脉络曲张，两胁刺痛，面色暗黑，面、背、胸、颈及上肢出现出血点、蜘蛛痣，肝掌明显，牙龈及鼻腔不断出血，小便量少色黄，口唇紫褐，舌质紫暗或见紫斑，脉象弦涩。在治法上，宜疏肝健脾，活血化瘀为主。常以逍遥散加减。该方去白芍改为赤芍，加香附、郁金、炒枳壳等以疏肝行气。加延胡索、莪术、炒桃仁、牡丹皮、三七等以活血化瘀，通达血络。加猪苓、泽泻、车前子、桂枝等以通阳利水。

本证贵在早发现，早治疗。如发现有血瘀象征，宜及时做食管、胃镜检查，如食管、胃静脉有轻度曲张，即要慎重用理气活血化瘀之药。如出现大出血，可参照上述湿热蕴结证大出血治疗。出血止后，再用活血化瘀之药，不宜攻伐太过、药力过猛，宜缓缓消之，或宜理气、活血兼治，以免活血过度，促使血管破裂而再出血。

5.肝肾阴虚证 本证多见于素体阴虚，嗜酒或久病伤阴之体者。证系肝肾阴虚，脾虚肝郁化热为主。故症见腹大胀满，食少纳呆，面色晦滞，口唇红紫，口干口燥，心烦失眠，牙龈、鼻腔衄血，小便短少，头晕胁痛，疲劳尤甚。舌体不大，舌质红绛，舌苔薄白少津，脉弦细数。在治法上，宜疏肝健脾，养阴清热为主。方以滋水清肝饮和一贯煎配合加减。理气以不过香燥之郁金、炒乌药、大腹皮、莱菔子等。加车前子、白茅根、玉米须等以加强利水。

本证在鼓胀病中为难治之证。原因是在病机上既有肝肾阴虚内热，又有脾气虚水湿聚留。湿属阴寒，这种寒热交错复杂之病，健脾利水则伤阴助热，滋阴清热又易伤脾助湿，使腹水加重。双方兼顾，药味平淡，效果不显。补虚助实，泄实致虚，晚期患者，用药反应尤为明显。为此，对本证宜早发现早治疗，以免肝、脾、肾互伤严重，治疗上顾此失彼。晚期患者，现尚少有效方药，预后多不良。

本证阴虚内热，晚期如出现失眠烦躁加重，睡卧不宁，狂叫不安，系热入清窍，将是肝昏迷之证，且为本证多见，宜服安宫牛黄丸，1日1～2丸，尚可使神志清醒。如失治，或肝昏迷重者，可因昏迷而死亡。

本证因病机寒热交错，缠绵难治，肝郁气滞日久，亦易导致血瘀严重，出现腹部静脉曲张，宜加上述活血化瘀之品。重则亦可由大出血预后不良。临床本证还多见于肝癌后期，同时本证亦易癌变，需加注意。

6. 脾肾阳虚证　本证多见于鼓胀病晚期。证系脾肾阳虚较甚，水寒之气不能运化，阳气不能敷布内外，膀胱失于气化，故症见腹大如鼓，早宽暮急，面色苍黄，或㿠白，肌肉消瘦，下肢浮肿，畏寒肢冷，脘胀纳少，小便不利。舌体胖大，质淡紫，苔白腻，脉弦细无力。在治法上，宜温补脾肾，化气行水。如偏于脾阳虚者，可用五苓散配附子理中汤加减以温阳利水。如偏肾阳虚者，可用济生肾气丸配真武汤加减以温肾利水。

本证宜早期治疗。晚期腹大如瓮，脐心突起，便如鸭溏，消瘦如柴，畏寒肢冷，预后不良。如腹无青筋，血瘀不显，多因心衰而死亡。

注意事项：

（1）鼓胀病各证，均有脾脏肿大，可配服鳖甲煎丸，长服以逐渐消除脾肿大。

（2）鼓胀病之病机关键在于肝、脾、肾功能失调，其中尤以肝脾失调为主导，以脾失健运，水湿停滞为发病之枢纽。湿有寒湿和湿热，气滞可致血瘀，故初期证以气滞湿阻，寒湿困脾，湿热蕴结，肝脾血瘀为多见。由于病机轻重和演化之不同，通过多年临床观察，以前二证较易治，中间二证较难治。肝肾阴虚，脾肾阳虚二证更为棘手难治，预后多不良，应重点研究。

（3）鼓胀属慢性重病，涉及多个脏器，必须重视辨证。辨证和治法原则确定后，在主方的基础上，可随症状变化加减用药，宜有方有守，坚持用药。

（4）在治疗过程中，可定时配合肝功能及 B 超等检查，以便进一步了解病情变化和参考用药。

（5）鼓胀病脾虚为病机演变之枢纽，除湿热蕴结，大便热结，形症俱实可暂用泻药外，其他证宜忌用和慎用泻药，以免伤脾，加重病变。

（6）本病要重视饮食调养，忌食生冷、油腻及不易消化食物，以免损伤脾胃，防止泄泻。同时重视精神调养，防止生气，尽量保持情绪愉快。

七、健脾理气、豁痰祛湿是肥胖病的主要治法

《中国居民营养与慢性病状况报告（2020 年）》最新数据显示，中国的成人中已经有超过 6 亿的人超重或肥胖，成年居民（≥ 18 岁）超重率为 34.3%、肥胖率为 16.4%。随着人们生活水平的提高，其发病率仍在逐步上升。肥胖病是威胁人们生命健康的慢性疾病。它不仅为人们生活和健康带来了痛苦，并可引发脂肪肝、高血脂病、动脉硬化、高血压、糖尿病等多种疾患。近年来市场出现的化学合成减肥药物，甚至手术治疗，虽可短时见效，但其毒副作用较大，临床见有不少人出现厌食、心律失常、失眠、乏力、血压增高及肥胖反弹等不良反应。

中医学认为肥胖病主要是饮食不节，嗜食肥甘，损伤脾胃，导致脂肪淤积体内，日久形成脂浊痰湿，壅滞中焦，肚腹先胖，进而出现全身肥胖。中医学早在两千年前在肥胖病因上即有论述，如《素问·太阴阳明论》说"脾为胃行其津液"，《素问·至真要大论》载"诸湿肿满，皆属于脾"，后世亦有《素问集注·五脏生成》载"脾主运化水谷精微"。可见水谷饮食，经过胃之受纳、腐熟，其精微营养物质在人体的运化、吸收、排泄，均依靠脾之健运功能以完成。如过食脂膏厚味，特别是年逾四旬，机体功能逐渐下降，活动

消耗量少，体内营养脂肪物质，超过了脾的运化功能，以至充斥肌腹，气机郁滞，经络血脉不畅，转化为痰湿脂浊而成肥胖。此为临床所见造成该病的主要原因。

在肥胖病预防和治法方面，除节制饮食，勿嗜酒肥甘和肉类，多食杂粮蔬菜，重视活动锻炼以预防外，治则主要为健脾理气，豁痰祛湿。在药物上，健脾化湿类如苍术、白术、茯苓、泽泻、玉米须、薏苡仁等，消痰湿脂浊类如橘红、旱半夏、鸡内金、山楂、决明子、荷叶等，理气活血类如香附、郁金、木香、厚朴、莪术等。还应重视选用桂枝，以振脾阳，助膀胱之气化，配诸药以促使痰湿脂浊之运化排泄。

治疗肥胖病以降低体重，提高健康为原则，尤其不能影响健康，甚至出现其他病证。因而在治疗上不能盲目用泻法使体重短时下降。因泻则伤脾，停药后不仅脾之运化功能更弱，反使体重增加，可出现其他疾病。同时亦不可用药伤胃，造成减少食欲，减少饭量，达到体重下降。

八、慢性咽炎的病机与论治

慢性咽炎属中医学梅核气范畴。该病多发于中年人，且女性多于男性。该病以自觉咽喉有异物感，如梅核或痰块阻塞，吐之不出，咽之不下，咽部拘紧、干燥，有时隐痛，伴有胸闷气短等症。每因情志不舒，进食刺激性食物，饮食伤胃或语言过多而症状加重。中医学对本病发现较早，汉代医圣张仲景在所著《金匮要略》中说："妇人咽中如有炙脔，半夏厚朴汤主之。"炙脔即炒肉片，患者自觉咽部如炒肉片贴于咽喉，咯吐不出，用半夏厚朴汤治疗。

慢性咽炎的治疗，现临床多以清热消炎药物治之，诸如薄荷保喉片、青霉素保喉片、西瓜霜含片等，效果不佳。这主要是不能明确该病发生之病因病机，不能对症用药的结果。根据慢性咽炎病常因情志不舒或胃部胀满而加重病情，且伴有胸闷气短、肝脉弦大等症，其病因病机主要是情志所伤，肝气郁结，横逆于胃，胃失和降，聚湿生痰，肝胃之气失其疏泄和降而上逆，痰随气升，痰凝气滞于咽喉而发病。咽喉是肺胃之门户，如肺胃蓄热，火热炎上，气血结于咽喉，局部可见充血色红，或有小米粒状肿块，出现咽干或隐痛。情志不舒，胃部胀满，胸闷气短，肝脉弦大，皆系肝气不舒，肝胃不和之象。因而慢性咽炎病，其发病部位虽在咽喉，但其致病之机理，为肝郁气滞，肝胃不和，气血痰湿，随肝气上逆，结于咽喉而发病。医圣张仲景对该病之病机早有卓见，在治疗上用半夏厚朴汤，其中苏叶、厚朴具有疏肝理气之作用，半夏、茯苓、生姜配厚朴可以和胃，药物虽少，但切中疏肝和胃之病理，有根治该病之妙用。

李振华教授出生于中医世家，半个世纪以前，其父治梅核气病，即用张仲景的半夏厚朴汤原方，临证有效，但见效甚慢。后在原方的基础上，扩大用药范围，加用香砂六君子汤去党参加厚朴以和胃祛痰湿，去苏叶改为炒枳壳、小茴香、炒乌药、香附配厚朴以增强疏肝理气降逆之力，并加清利咽喉之桔梗、牛蒡子、山豆根、射干。如肺热咽干加麦冬、知母；咽喉痛加黄连。并忌食辛辣刺激性食物和保持情志愉快，收到更满意的效果。数十年来，其治疗梅核气病，依先父之教导，用上述药物，病程在3～5年者，常10剂药左右而痊愈。此治法定为疏肝和胃，清利咽喉。方名为理气消梅汤。肝肾阴虚，或肺胃有热，亦可导致咽喉干燥不爽，症似梅核气病，临床因少见，故不赘述。

九、更年期综合征的论治

更年期综合征属中医学脏躁病范畴，多发于女性，一般常在30～60岁年龄发病，其中妇女在45岁左右绝经前后最为常见。其症状是心烦急躁，易怒，失眠，多梦，记忆力减退，胸闷气短，时时多汗，头晕、头痛、头昏，体倦乏力，食后腹胀，甚则多疑幻想，有恐惧感，烦躁时欲哭泣，失去生活兴趣。脉象沉细弦，舌体较胖大，舌质淡，边尖较红，舌苔薄腻。

中医学关于脏躁病早有记载。如张仲景在《金匮要略》中说："妇人脏躁，喜悲伤欲哭，像如神灵所作，数欠伸，甘麦大枣汤主之。"历经数十年，针对本病的治疗方法，李振华教授经过反复思考，数易方药而终收到满意的效果。刚开始治疗，他遵张仲景的甘麦大枣汤，收效甚微。他考虑医圣对本病主症虽有描述，但当时限于药物很少，故效果不大。后阅览群书，医者多以本病为阴虚所致，李振华教授改用丹栀逍遥散或滋水清肝饮为主方治疗，见效仍甚微。后经反复思考，其病因多为患者性格急躁，心胸较狭窄，个性内向，复因情志不遂而发病。其主症如心烦急躁易怒，胸闷气短，头晕，失眠多梦，记忆力减退，头昏、头晕，脉弦细，舌边尖红，显为肝郁气滞日久，肝阴不足，气郁化热，心肝火盛。体倦乏力，食后腹胀，舌体胖大，舌苔薄腻，为肝失疏泄，木郁克土，脾失健运，胃失和降。据此李振华教授认为脏躁病是以肝脾失调，心肝热盛为主要病机。由于舌体胖大，舌质淡，舌苔薄腻，脉弦细而不数，舌质不红，本病非肝、肾等脏阴虚所致。

在治法上，李振华教授选择了清代程国彭所著《医学心悟》中的半夏白术天麻汤为主方，加疏肝理气，清心肝之热和安神之药物，并自拟了清心豁痰汤。具体药物：炒白术 10g，茯苓 15g，橘红 10g，姜半夏 8g，天麻 10g，醋香附 10g，醋郁金 10g，炒枳壳 10g，炒乌药 10g，盐小茴香 10g，石菖蒲 10g，煅龙齿 15g，栀子 10g，莲子心 6g，首乌藤 15～30g，甘草 3g。如患者不时汗出加麻黄根，头晕重加菊花，头痛重加川芎，心烦甚加淡竹叶，胃满胀重加厚朴、焦三仙，口干加知母，有恐惧感加琥珀、朱砂，眼干涩加决明子、菊花，失眠重加重首乌藤用量并加合欢皮。近 40 年，以此方随症加减，治愈了大量脏躁（更年期综合征）患者。在服药治疗期间，如无精神刺激和思想压力，一般轻病患者服药 1 个月左右，重者 2 个月左右可达痊愈。

十、浅谈血瘀证的论治

气和血是维持人体生命活动的基本物质。"气为血之帅"，气行则血行，气滞则血凝，气之所至，而血无所不至。血液在气的推动下，通过经络运行不息，流布于全身，环周不休，如影随形，循环无端，以营养人体周身。人体某一脏腑、肢体、局部经络发生血行不畅或瘀阻不通，谓之瘀血。血瘀既是致病因素，血瘀可引起多种病证，诸如心脑血管、肝、脾、肢体关节疾病等，都可因血行不畅，血脉瘀阻而发病；血瘀也是疾病的病理产物，原发病日久不愈，致使血瘀而导致病情进一步加重。故临床应重视血瘀证的治疗，血瘀证的治疗观点，历代医家层出不穷。值得提出的是，有人意图单纯依靠几味活血化瘀的中药，解决各种类型的血瘀证。通过动物、药理实验证明，有活血化瘀作用的药，可扩张血管，可以促使血液流通，可以稀释血液黏稠度，解决血瘀导致的所有病证。但用之临床，必效果不佳，这是因为该方法抛弃了中医学基本理论的结果。然而，血瘀是由多种不同病因造成的，"气为血之帅"，老年或久病气虚可致推动血行无力而血瘀，必治以补气活血化瘀；情志不畅，肝失疏泄条达，气机郁滞可使血行不畅而瘀，治须疏肝理气、活血化瘀以治之；诸如痰湿阻滞、寒凝、热壅、外伤等皆可导致血瘀证，治疗也须在健脾豁痰、温通助阳、清热凉血、理气通络的基础上，加以活血化瘀的药物，方可根治奏效。造成血瘀之原因为发病之本，血瘀为标。治疗若仅以活血化瘀药物应用，则是忽治其本而徒治其标，虽见一时之效，但很难取得最佳疗效。

除深求不同的病因外，治疗血瘀证还要根据血瘀的部位不同而用药有别。如针对血瘀在头部、胸部、膈下、少腹及肢体的不同位置，清代医家王清任在《医林改错》一书中，分别创建了通窍活血汤、血府逐瘀汤、膈下逐瘀汤、少腹逐瘀汤和身痛逐瘀汤。这五个药方，都以当归、川芎、炒桃仁、红花等活血化瘀的药物为基础，但根据血瘀部位不同，用药特点亦不同。如通窍活血汤有开窍通阳的麝香、老葱（葱白），由于其通窍活血作用强，故主治头部血瘀证。血府逐瘀汤配有行气开胸之枳壳、桔梗、柴胡以宣通胸胁之血瘀，故主治胸胁血瘀证。膈下逐瘀汤配有延胡索、香附、乌药、枳壳等疏肝行气止痛药，行气止痛作用强，故主治膈下、两胁及腹部血瘀胀痛甚而血瘀成积块者。少腹逐瘀汤配有温通下焦之小茴香、肉桂、乌药、干姜等，具有温经止痛活血之效，故适用于少腹血瘀或结块。身痛逐瘀汤配有通络宣痹之秦艽、羌活、独活、地龙，故适用于血瘀痹阻肢体关节之疼痛。

中医治疗血瘀证和治疗其他病证一样，必须要找出病因、病机、病位，再根据药物归经、作用强弱，因人、因时、因地之不同选择治法。若仅通过动物实验，分析出几种可以扩张血管、活血化瘀的药物，奢求统治不同的病因、病机、病位之血瘀证，显然是片面甚至是无效的。血瘀证的治法如此，其他病证也是如此。抛弃了中医学基本理论，以西药药理学理论指导中药使用，如某些中药可以降低血压，某些中药可以降血糖、降血脂、杀灭细菌等等。以这种方式来"研究"中药，使之"现代化"，用之于临床，必效果不佳，却谓中医药不能治疗这些疾病。如此研究模式会导致中医药走向灭亡的危险之路。

十一、不可忽视脉诊

切脉是中医四诊重要方法之一。切脉可以了解患者病位在表、在里，以及其病性的虚、实、寒、热和病属何脏及脏腑之间功能是否失调等。加以四诊合参，为确诊疾病、辨证施治提供依据。切脉在诊断疾病上具有简、便、廉、验的特点，几千年来成为中医治疗疾病必须严格掌握和运用的诊断方法，有关论著亦颇多。同时，切脉也深得患者的信赖，可验医者技之精拙。但现有不少后学中医者，不深研中医切脉之术，忽视疾病在脉象上的不同。正如医圣张仲景所说："按寸不及尺……三部不参，动数发息，不满五十……九候曾无仿佛。"更有甚者，以听诊器替代切脉，以西医之理化检查作为诊断用药之依据。西医检查可为西医诊断治疗提供依据，但怎能查出中医疾病之脏腑、八纲、六经、卫气营血之病理，判定辨证用药之依据？长此以往，中医将走上自身消亡之路，不可不以为意。

李振华教授在临床诊断、四诊合参中非常重视切脉。切脉首先是浮、沉、迟、数四大纲脉和三部九候，即寸、关、尺三部和每部中的浮、中、沉。切脉轻按而得脉者，谓之浮脉；以肌肉接触患者肌肉而得脉者，谓之中脉；以骨接触患者之骨深取而得脉者，谓之沉脉。脉搏 1 分钟在 60 次以下为迟脉，100 次以上为数脉，医者切脉日久，触脉自可心悟而知，分别切三部九候之脉，了解脏腑功能之异常，是切脉之重点。在方法上，特点是以食指、中指和无名指分别单切患者之寸、关、尺三部，相互参照，或单独一部而知病状。如左寸脉大上鱼际者，系心肝火盛，肝阳上亢，主头晕头痛。左寸脉沉而弱，主胸闷气短，年老者，主心血不足如冠心病等。左寸脉沉，兼关脉弦者，主肝郁气滞，年轻患者为多见。右寸脉沉而弱者，主肺脏气阴不足，可症见胸闷气短、语言无力、自汗、怕冷、易感冒、发热时不高热，且缠绵难愈等。

右关脉见弦象，属脾胃之逆脉，土壅木郁，主脾胃虚弱，长期不愈之脾胃病。六脉沉细而弱者，主肝肾阴虚。脉大而弱者主气虚。脉大中空即芤脉，主血虚。脉沉细弦数者，主肝肾阴虚，肝火上逆，可见眼干、头晕、耳鸣。患者就诊习惯先让医者诊脉，诊脉后，医者能说出患者症状和病情，可得到患者的赞赏和信服，说中医之诊断可靠！李振华教授到日本讲学医疗，为一女患者诊病，脉见沉细而弦，舌淡稍肥，遂断为肝郁脾虚、心肝火盛之脏躁病。言其症状是心急，烦躁易怒，失眠多梦，健忘，易悲泣，胸闷气短，四肢乏力，有时头晕多汗，甚至多疑幻想，食后易腹胀。经逐句翻译后，患者完全认同并惊讶地拍桌子道："日本没有这种好医生！"

历代医家研究出常见 28 种脉象，然仅靠切脉诊断疾病是不可能的，必须四诊合参。有时还要舍脉从症，或舍症凭脉而诊断用药。脉象是气血盈亏、阴阳盛衰及各脏腑功能的直接反映，不同疾病反映出不同脉象。仅一寸长的桡骨动脉，在不同疾病的影响下而呈现出不同的形态，其机理很值得我们进一步深入研究，学医者绝不可予以忽视。

下　篇

跟师临证

第二章 脾胃系病证

第一节 胃 痛

胃痛，又称胃脘痛，是以上腹胃脘部近心窝处疼痛为主症的病证。西医学中急性胃炎、慢性胃炎、胃溃疡、十二指肠溃疡、功能性消化不良、胃黏膜脱垂等病以上腹部疼痛为主要症状者，属于中医学胃痛范畴，均可参考本节进行辨证论治，必要时结合辨病处理。

【辨治思路】

李振华教授认为，胃痛的发生有急性胃痛与慢性胃痛之分，急性胃痛者多由外邪犯胃与饮食伤胃所致；而慢性胃痛者临床多反复发作，可由情志不畅、脾胃素虚，也可由饮食不当等因素诱发。胃痛的主要病机为胃气郁滞，脾失健运，肝气郁滞，不通则痛。

由外邪所致者，当驱除外邪则已，而由内伤所致胃痛者，李振华教授基于脾胃之间纳化升降的表里关系及与肝脏之间生克乘侮的特殊关系，提出："脾胃病不可单治一方""治脾胃必须紧密联系于肝""脾本虚证无实证，胃多实证"等学术观点并常以脾胃肝脏腑动态辨治的方法而取良效。脾主运化水谷精微，其运化之功能，主要来自脾气（阳）。脾失健运，主要是脾气虚，甚则脾阳虚。同时脾无阴虚，胃有阴虚，即胃阴不足之证。胃主受纳、腐熟、降浊，如脾虚不能为胃行其津液，或一时暴饮暴食，或寒凉、积热蕴积于胃；或感受外邪，秽浊之气犯胃；其他病因如情志伤肝，肝气不舒，横逆犯胃等，皆可使胃之受纳、和降失职，胃气不降，浊气壅塞，形成胃之实证。治疗脾胃疾病，并非只从脾胃着眼，而应根据脏腑相关理论，注意从肝调治。无论情志伤肝、木郁乘土，或饮食损伤脾胃，还是脾胃久病虚弱、土壅木郁，均可导致肝脾失调或肝胃不和，脾胃肝三者相互影响。临床各种慢性脾胃病证，其病位不仅在脾胃，常涉及于肝，故治疗脾胃病时必须辅以疏肝理气之品。根据病机重在肝、脾、胃之不同而随证施治。

脾失健运和升降失职，则易生湿，湿阻中焦，阻滞气机，必影响肝之疏泄条达而成肝气郁滞，土壅木郁之病证。脾胃病的另一原因，多为情志所伤，怒气伤肝，肝气郁滞，失其疏泄条达，中焦气机不畅，必导致胃之和降和脾之升清失常，升降失序即所谓木郁克土之病证。肝气久郁，既可出现化火伤阴，又能导致瘀血内结。胃痛的病理因素主要有气滞、寒凝、热郁、湿阻、血瘀，以上因素均可导致胃气阻滞，胃失和降，不通则痛。故胃痛的病理基础为脾虚，肝郁、胃滞为病机关键。治疗上强调"健脾、疏肝、和胃"，并根据兼夹痰湿、瘀血等因素佐以化痰、化瘀之法，谨守病机，准确用药，方能获得良效。

【典型医案】

病例1 张某，女，34岁。2005年11月1日初诊。

［主诉］胃痛反复发作4年余。

［病史］患者因长期饮食无规律，饥饱无常，心情不舒，于2001年4月出现胃脘疼痛，腹胀，自行购买治疗胃病的中成药或西药服用，如健胃消食片、四磨汤口服液、温胃舒冲剂、阿莫西林胶囊、盐酸雷尼替丁胶囊、甲硝唑片、奥克胶囊等药，胃痛缓解即停服，而后每因饮食不节或心情不畅而致胃痛反复发作。2005年3月因胃脘疼痛频繁阵作，在河南省人民医院做电子胃镜检查，见胃体黏膜红斑呈片状分布，提示慢性浅表性胃炎。又服阿莫西林胶囊、甲硝唑片、奥克胶囊等西药，病情好转。2005年7月又因食用冷饮致胃痛再发，再服上药效果不佳。

［现症］胃脘隐痛时作，脘腹胀满，连及两胁，食欲不振，食量减至每日不足 100g，疲乏无力，面色萎黄，舌体胖大，边有齿痕，舌苔薄白而润，脉细弦。

> 问题
>
> （1）本例当诊断为何病？辨证为何证型？涉及哪几个脏腑？
>
> （2）本病的治法与方药是什么？
>
> （3）如何辨证施治？

［治疗过程］

初诊方药：党参 15g，炒白术 20g，茯苓 15g，陈皮 10g，姜半夏 8g，木香 10g，砂仁 6g，醋香附 12g，炒枳壳 10g，川芎 10g，甘草 5g。15 剂，水煎服。嘱规律饮食，调节情志，勿食辛辣、油腻、生冷及不易消化食物。

二诊：11 月 17 日。服上方 15 剂，胃脘隐痛发作间隔时间延长，脘胁胀满减轻，食量增加。舌体胖大，边有齿痕，舌质淡，舌苔薄白而润，脉细弦。效不更方，继服 20 剂。

三诊：12 月 2 日。诸症明显好转，纳食知味，食量增至每日 250g 左右，体重较初诊时增加 2kg。3 天前因生气致病情有所反复。舌质淡红，体胖大，舌苔薄白，脉细。上方加量，党参 20g，醋香附 15g。30 剂，水煎服。

> 问题
>
> （4）本病用方的方义是什么？
>
> （5）二诊中为何效不更方？
>
> （6）三诊中为何增加党参、醋香附的用量？
>
> （7）本案的特点是什么？

病例 2 张某，男，40 岁。1992 年 2 月 20 日初诊。

［主诉］胃脘疼痛 1 年余，加重半月。

［病史］患者于去年年初开始胃脘疼痛，吞酸嘈杂，纳呆消瘦，大便偏干，小便略黄。胃镜提示：慢性胃窦炎。曾住院治疗，病情得到控制而出院。

后多次复发，用药后症状可暂时缓解。半月前，胃痛突然加重而就诊。

［现症］胃脘疼痛，面色萎黄，心烦急躁，吞酸嘈杂，时有干呕，形体偏瘦，舌红，苔黄，脉弦。

> 问题
>
> （1）该患者诊断为何病？何证型？涉及哪几个脏腑？
>
> （2）治法是什么？
>
> （3）如何辨证施治？

［治疗过程］

初诊方药：姜黄连 10g，吴茱萸 5g，柴胡 6g，杭白芍 15g，青皮 10g，川楝子 10g，炒枳实 10g，龙胆草 10g，炒栀子 10g，炒黄芩 10g，盐知母 10g，竹茹 8g，甘草 3g。12 剂，水煎服。嘱保持情志舒畅，忌辛辣刺激食物。

二诊：3 月 4 日。胃脘疼痛、吞酸嘈杂明显减轻，口苦口干消失，食欲增加，精神好转。舌淡红，苔黄，脉弦。上方药物继服 5 剂。

三诊：3 月 9 日。患者胃脘疼痛基本消失，胃纳已复，余症基本消失，大便正常。舌淡红，苔薄白，脉缓。处方：舒肝丸合香砂养胃丸，每丸各服 6g，日 3 次。

随访：胃痛痊愈，诸症消失。半年后追访，病情稳定。胃痛未再发作。

> 问题
>
> （4）本病用方的方义是什么？
>
> （5）二诊中为何效不更方？
>
> （6）三诊中为何将汤剂改为丸药？

病例 3 王某，女，20 岁，学生。2005 年 1 月 20 日初诊。

［主诉］间断性胃脘疼痛 3 余年。

［病史］患者自述间断性胃脘疼痛已 3 年余，疼痛时自服西药以求缓解。近两个月来疼痛频繁，程度日益加重，每因饮食不温、学习紧张而痛发。2004年 12 月 3 日经河南中医学院第一附属医院胃镜检查确诊为浅表性胃炎。

［现症］现胃脘疼痛，间有刺痛，痛处喜暖，腹胀、嘈杂、食后胀甚、嗳气、少食，大便溏薄，身倦乏力。形体消瘦，精神疲惫，舌体稍胖大，舌质稍暗红，舌苔薄白，脉弦细。

问题

（1）本例诊断为何病？何证型？

（2）本例治法是什么？

（3）如何辨证施治？

［治疗过程］

初诊方药：党参 15g，炒白术 12g，茯苓 18g，桂枝 6g，干姜 10g，陈皮 10g，姜半夏 8g，木香 6g，砂仁 8g，醋郁金 12g，刘寄奴 15g，醋延胡索 10g，川芎 10g，炙甘草 5g。7 剂，水煎服。嘱忌食生冷及不易消化食物。

二诊：1 月 27 日。胃痛已止，饮食增加，余症均减。舌体稍胖大，舌质稍暗红，舌苔薄白，脉弦。上方加柿蒂 15g，车前子 15g，泽泻 12g，继服 10 剂。

三诊：2 月 6 日。未再胃痛，纳食已正常，余症均消。舌体稍胖大，舌质稍暗红，舌苔薄白，脉弦。再以上方继服 7 剂。

随访：药后患者胃痛、胃胀等诸症消失，纳食正常，病情稳定。3 个月后随访胃痛等症未发。

问题

（4）本病用方的方义是什么？

（5）二诊中为何加柿蒂、车前子、泽泻？

（6）三诊中为何效不更方？

（7）香砂温中汤出自哪里？其方由哪些药物组成？临床常如何加减？

病例 4 刘某，男，35 岁，工人。2005 年 12 月 6 日初诊。

［主诉］间断性胃脘疼痛 5 年余。

［病史］自述 5 年前因经常到外地出差，饮食不规律，加之食生冷寒凉，

导致胃痛，并常因饮酒而诱发，长期交替服用奥克胶囊、复方胃友、乐得胃、雷尼替丁胶囊、洛赛克胶囊等药，病情时轻时重。2004年12月在河南中医学院第一附属医院胃镜诊断为十二指肠球部溃疡。

［现症］现胃脘部疼痛，痛处喜暖喜按，空腹痛甚，得食痛缓，痛连两胁，嗳气频作，嘈杂泛酸，纳差食少，面色萎黄，精神不振。舌体胖大，舌质淡，舌苔薄白稍腻，脉弦弱。

> 问题
>
> （1）本例诊断为何病？何证型？
>
> （2）本例的治法是什么？

［治疗过程］

初诊方药：党参15g，炒白术10g，茯苓12g，吴茱萸6g，干姜8g，桂枝5g，陈皮10g，砂仁6g，姜半夏8g，醋香附12g，厚朴10g，炒乌药10g，木香10g，甘草3g。7剂水煎服。嘱：忌生冷寒凉并规律饮食，戒郁怒。

二诊：12月13日。胃痛基本消失，两胁亦不疼痛，嗳气减轻，纳食增加，已无泛酸。舌体稍胖大，舌质淡，舌苔薄白，脉弦弱。上方去桂枝、吴茱萸，继服7剂。

三诊：12月20日。脘胁仍未疼痛，已无嗳气及嘈杂泛酸，纳食基本正常。舌体胖大，舌质淡红，舌苔薄白，脉弦。予香砂六君子丸，可长期服用。

> 问题
>
> （3）本病用方的方义是什么？
>
> （4）二诊中为何去桂枝、吴茱萸？
>
> （5）三诊中为何予长期服用香砂六君子丸？
>
> （6）本案的特点是什么？

病例5 常某，男，32岁。1993年3月6日初诊。

［主诉］间断性胃脘疼痛6年余。

［病史］自述间断性胃脘疼痛6年余，长期交替服用复方胃友、乐得胃、

雷尼替丁、胃仙U、胃必治、法莫替丁等西药，病情时轻时重。经多次胃镜、消化道钡餐造影均提示为胃溃疡。

［现症］现胃脘灼热疼痛，痛处拒按，时时连及两胁，嗳气，口干口苦，心烦急躁，嘈杂泛酸，便干色黑。舌质暗红，苔薄黄，脉弦数。

问题

（1）本例诊断为何病？何证型？

（2）本例治法是什么？

（3）对该患者当如何辨证施治？

［治疗过程］

初诊方药：辽沙参15g，麦冬12g，石斛10g，炒白芍15g，醋延胡索10g，醋香附10g，盐知母12g，竹茹12g，甘松10g，刘寄奴12g，黄连5g，吴茱萸3g，白及10g，生地榆12g，甘草3g。9剂，水煎服。

二诊：3月16日。胃脘灼痛，口干口苦，嗳气，心烦易怒大减，嘈杂泛酸，便干色黑消失，自感食欲不振，舌质暗红，舌苔薄白，脉弦数。加山药、茯苓、陈皮。处方：辽沙参15g，石斛10g，炒白芍15g，醋延胡索10g，醋香附10g，盐知母12g，竹茹12g，甘松10g，刘寄奴12g，白及10g，生地榆12g，山药20g，茯苓12g，陈皮10g，甘草3g。15剂，水煎服。

三诊：4月2日。诸症消失，精神、纳食均好，二便正常，舌质淡红，舌苔薄白，脉弦。去养阴之辽沙参、清胃热之竹茹，加太子参15g，炒桃仁10g。42剂，水煎服。

随访：胃痛等症消失，经消化道钡餐造影提示，胃溃疡愈合，病获痊愈。

问题

（4）本病用方的方义是什么？

（5）二诊中为何加山药、茯苓、陈皮？

（6）三诊中为何去养阴之辽沙参、清胃热之竹茹，加太子参15g，炒桃仁10g？

病例 6 苏某，男，汉族，38 岁，司机。2005 年 9 月 22 日初诊。

[主诉] 间断性胃脘痛 4 年余。

[病史] 自述 4 年前因工作过度劳累（开出租车），加之饮食不节，饥饱失宜，又喜食生冷、油腻、辛辣之品，导致胃脘疼痛，身体逐渐消瘦。虽长期服用多种中西药物治疗，但病情时轻时重，反复发作，终未治愈。2005 年 7 月又因饮用冰镇啤酒而致病情加重，经郑州市第三人民医院胃镜、胃黏膜组织活检检查提示：慢性浅表 – 萎缩性胃炎。

[现症] 来诊时症见胃脘刺痛，痛处固定不移，腹胀，纳差，嗳气，身倦乏力，大便溏薄，日行 4 ～ 5 次。望之面色萎黄，形体消瘦，神情倦怠，呈慢性病容，按压上腹部感疼痛不适。舌质淡暗，体胖大，边见瘀斑，舌苔白腻，脉沉涩。

问题

（1）本例诊断为何病？何证型？

（2）本例治法是什么？

（3）对该患者当如何辨证施治？

[治疗过程]

初诊方药：党参 15g，炒白术 10g，茯苓 15g，陈皮 10g，姜半夏 8g，木香 6g，砂仁 10g，厚朴 10g，炒枳壳 10g，醋郁金 10g，炒乌药 10g，焦三仙各 12g，醋延胡索 10g，丹参 15g，刘寄奴 12g，甘草 3g，生姜 3 片。20 剂，水煎服。嘱：忌食生冷、油腻、辛辣之品，注意休息，勿过度劳累。

二诊：10 月 14 日。胃痛未作，腹胀，嗳气症状大减，身体较前有力，纳食较前增加，仍大便溏薄，日行 2 ～ 3 次。舌质淡暗，体胖大，边见瘀斑，舌苔白稍腻，脉沉细。原方去木香，加醋香附 10g。20 剂，水煎服。

三诊：11 月 5 日。诸症消失，精神、体力、饮食、大便均正常，面色趋于红润，体重较前增加 2kg，但每遇进食生冷、辛辣之品即大便溏薄。舌质淡红，体胖大，舌苔薄白，脉沉细。方中去醋延胡索、刘寄奴，加黄芪 15g。30 剂，水煎服。

四诊：12月10日。无特殊不适症状，面色红润，体力、饮食正常，语声有力，体重较前增加2.5kg，并能正常工作。舌质淡红，苔薄白，脉沉细。继服三诊方药30剂，以强健脾胃功能，巩固疗效。

五诊：2006年3月11日。自觉身体一切如常，体重较治疗前增加3kg，春节少量饮酒及进食油腻之品亦未出现不适症状。舌质淡红，舌苔薄白，脉弦细。2006年3月6日，郑州市第三人民医院复查胃镜提示：慢性浅表性胃炎，病获痊愈。继服香砂六君子丸以巩固疗效。

问题

（4）本病用方的方义是什么？

（5）二诊中为何去木香，加醋香附10g？

（6）三诊中为何去醋延胡索、刘寄奴，加黄芪15g？

（7）四诊时为何效不更方？

（8）本案的辨证要点及治疗用药特点是什么？

病例7　齐某，女，46岁，工人。1991年5月9日初诊。

［主诉］间断性胃中灼热疼痛12年。

［病史］患者于1979年因饮食不当致胃中灼热、吞酸，10余年来多方求治效果不佳，每遇饮食不调、情志不遂等因素而加重。1987年、1990年两次胃镜及病理检查均提示：慢性萎缩性胃炎。

［现症］胃中灼热疼痛，吞酸，嗳气，纳呆，食后腹胀，口干乏津。面色萎黄，形体消瘦。舌质暗红，边有瘀斑，苔花剥，脉弦细。

问题

（1）本例诊断为何病？何证型？

（2）本例治法是什么？

（3）该患者当如何辨证施治？

[治疗过程]

初诊方药：辽沙参 15g，麦冬 12g，石斛 10g，炒白芍 15g，山楂 12g，生石膏 12g，竹叶 10g，盐知母 12g，炒鸡内金 10g，天花粉 12g，牡丹皮 10g，乌梅 10g，陈皮 10g，丹参 15g，炒桃仁 10g，甘草 3g。12 剂，水煎服。嘱：调畅情志，忌食辛辣油腻食品。

二诊：5 月 23 日。胃中灼热疼痛、嗳气、口干等症有所减轻，仍感吞酸。纳食较前增加，上方加竹茹 10g。12 剂，水煎服。

三诊：6 月 6 日。胃中灼热疼痛、吞酸、嗳气等症大减，精神转好，纳食增加，舌质暗红，边有瘀斑，苔薄白，脉弦细。去生石膏、竹叶，守方继服。12 剂，水煎服。

四诊：6 月 18 日。饮食增至每日约 500g，精神好，二便正常，时有嗳气，余无特殊不适。方中去乌梅，加柿蒂 15g。12 剂，水煎服。

五诊：6 月 30 日。精神、饮食均好，二便正常，无特殊不适，舌质暗红，苔薄白，脉弦细。守方继服。

问题

（4）本病用方的方义是什么？

（5）二诊中为何加用竹茹？

（6）三诊中为何去生石膏、竹叶？

（7）"沙参养胃汤"的药物组成是什么？李振华教授在临床中如何辨证用药？

病例8 赵某，女，57 岁。2005 年 9 月 3 日初诊。

[主诉] 胃脘疼痛近 1 月。

[病史] 2005 年 4 月 6 日因大便秘结服攻下润肠、疏肝理气之中药汤剂后引起胃痛，即停服中药到医院静滴药物（用药不详）及口服复方胃友片等药，胃痛减轻，但未完全消失。2005 年 6 月 21 日汝南县人民医院胃镜检查见胃窦部黏膜充血，水肿，有花斑状红白相间改变，以红为主，诊为慢性浅表性胃窦炎。

［现症］胃脘钝痛阵作，饮食生冷则胃痛加重，食欲不振，食量减少，大便成形，不干结。舌体胖大，舌质淡红，苔薄白，脉沉细。

> 问题
> （1）患者发病病因、发病部位及相关脏腑有哪些？
> （2）根据患者症状及舌脉，可初步辨证为哪一证型？
> （3）本病的治疗原则为何？可选用哪种方剂配合治疗？

［治疗过程］

初诊方药：党参 15g，炒白术 10g，茯苓 12g，陈皮 10g，姜半夏 8g，醋香附 10g，厚朴 10g，炒乌药 10g，木香 10g，盐小茴香 10g，吴茱萸 6g，干姜 5g，桂枝 5g。20 剂，水煎服。嘱：忌食辛辣、生冷及不易消化食品，注意饮食有节及腹部保暖。

二诊：9 月 24 日。胃脘疼痛程度减轻，发作次数亦有减少，食纳略增。舌体胖大，舌质淡红，舌苔薄白，脉沉弱。效不更方，仍守原法。

三诊：10 月 15 日。偶有轻微胃痛，持续时间短暂，日发 2～3 次，纳食基本恢复病前状态，可食少量偏凉食物，已能正常参加田间农作。舌体稍胖大，舌质淡红，舌苔薄白，脉弱。处方：党参 12g，炒白术 10g，茯苓 10g，陈皮 10g，炒乌药 10g，木香 10g，盐小茴香 10g，吴茱萸 5g，桂枝 3g。30 剂，水煎服。

随访：12 月 24 日电话随访，知其药尽而胃脘隐痛至今未作，因本人注意饮食，从未进寒凉食品，现一切正常，未再复查胃镜。

> 问题
> （4）处方中选用的主方是什么？如何理解处方配伍？
> （5）二诊及三诊调方如何辨证论治？
> （6）患者病愈后应如何预防调护？

病例 9　王某，男，52 岁。2005 年 3 月 21 日初诊。

［主诉］间断性胃脘痛 10 余年。

[病史] 患者自述于 10 年前因饮食不节，过食生冷、油腻之品致胃脘隐痛，虽长期服用多种中西药物治疗，但病情时轻时重，反复发作。且每因饮食不调或情志不遂而使病证加重。2005 年 1 月因情志不畅加之饮酒致病情加重，经洛阳市 150 医院胃镜、胃黏膜组织活检诊断为浅表 – 萎缩性胃炎。

[现症] 胃脘疼痛连及两胁，腹胀，食后胀甚，嗳气频作，食少，日进食半斤许，大便溏薄，日 1～2 次，身倦乏力。望之面色萎黄，呈慢性病容，形体消瘦。按压上腹部感轻微疼痛。舌质淡，体胖大，苔白腻，脉弦滑。

> 问题
>
> （1）患者情志不畅或饮酒致病加重，结合患者症状，说明发病与哪些脏腑有关？
>
> （2）根据患者症状及舌脉如何辨别疾病的虚实？
>
> （3）分析病因病机，本案应采用何种治法？方药为何？

[治疗过程]

初诊方药：党参 10g，炒白术 10g，茯苓 15g，陈皮 10g，姜半夏 8g，木香 6g，砂仁 8g，厚朴 10g，炒枳壳 10g，醋郁金 10g，醋延胡索 10g，炒乌药 10g，焦三仙各 12g，甘草 3g，生姜 3 片，大枣 3 枚。15 剂，水煎服。嘱：忌食辛辣、生冷、油腻之品，调畅情志，勿过度劳累。

二诊：4 月 7 日。药后胃脘疼痛连及两胁、腹胀、食后胀甚、嗳气频作等症减，纳食较前增加，日进食 7 两左右，自感身体较前有力，大便仍溏薄，日行 1～2 次。舌质淡，体胖大，苔白稍腻，脉弦。原方加炒薏苡仁 30g。25 剂，水煎服。

三诊：5 月 8 日。诸症消失，精神、体力、纳食、大便均正常，面色趋于红润，体重较前增加 2kg。但每遇情绪不畅或进食生冷之品，则胃中胀闷不适。舌质淡红，体胖大，苔薄白，脉沉细。上方去半夏、醋延胡索，加炒山药 20g。30 剂，水煎服。

四诊：6 月 15 日。未感特殊不适，面色红润，饮食正常，体重较前增加 3kg。舌质淡红，舌苔薄白，脉弦细。2005 年 6 月 10 日，洛阳市 150 医院复查胃镜，病理结果提示：轻度浅表性胃炎。诸症消失，病获痊愈。因久病初愈，应调理饮食，调畅情志，继服香砂六君子丸 2 个月以强健脾胃之气，善后巩固。

> 问题
>
> （4）如何理解初诊方药配伍？
>
> （5）二诊、三诊调方用药的辨证依据为何？

病例 10　杨某，女，53 岁。2005 年 3 月 3 日初诊。

［主诉］间断性胃脘隐痛 8 年余。

［病史］自述 8 年前因工作繁忙，饮食不调，饥饱失宜，终致胃病。虽长期间断服用多种中西药物治疗，但病情时轻时重，反复发作，终未治愈。2005 年春节因饮食不当而致病情加重，于许昌市中心医院胃镜检查提示：慢性红斑性胃炎；B 超诊断为慢性胆囊炎；血常规检查各项指标正常。

［现症］胃脘隐痛，喜暖喜按，腹胀纳差，嗳气，身倦乏力，四肢欠温，大便溏薄，日行 2～3 次。望之面色萎黄，呈慢性病容。舌质淡，体胖大，边见齿痕，苔白腻，脉沉细。

> 问题
>
> （1）初步将本案辨证为胃痛的哪一证型？依据是什么？
>
> （2）本案患者发病的病因病机是什么？
>
> （3）本案应采取何种治疗原则？

［治疗过程］

初诊方药：党参 10g，炒白术 10g，茯苓 15g，橘红 10g，姜半夏 8g，木香 6g，砂仁 8g，厚朴 10g，炒枳壳 10g，桂枝 5g，丁姜 6g，炒薏苡仁 30g，泽泻 12g，柿蒂 15g，甘草 3g。20 剂，水煎服。嘱：忌食生冷、油腻食物，勿过劳。

二诊：3 月 26 日。胃脘隐痛、喜暖喜按、腹胀、嗳气、四肢欠温等症较前减轻，纳食较前增加，日进主食半斤以上。身体较前有力，大便仍溏薄，但次数较前有所减少，日行 1～2 次。舌质淡，体胖大，边见齿痕，舌苔白稍腻，脉沉细。守上方加焦三仙各 12g，20 剂，水煎服。

三诊：4月20日。胃脘隐痛、喜暖喜按、腹胀、嗳气、四肢欠温等症消失，纳食、体力基本正常，面色红润，大便时成形时溏薄，日行1次。舌质淡红，体胖大，苔薄白，脉沉细。处方：香砂六君子汤加减。党参12g，炒白术10g，茯苓15g，陈皮10g，姜半夏8g，木香6g，砂仁10g，厚朴10g，炒枳壳10g，醋郁金10g，山药20g，炒薏苡仁30g，焦三仙各12g，甘草3g，生姜3片，大枣3枚。20剂，水煎服。

四诊：5月17日。患者无特殊不适，面色红润，饮食、大便正常，体重较前增加1.5kg。舌质淡红，舌苔薄，脉弦细。2005年5月14日，许昌市中心医院胃镜检查提示：慢性浅表性胃炎；B超检查提示：肝、胆、脾、胰未见异常。继服香砂六君子丸以巩固疗效。

问题

（4）初诊用药的基础方是何方？如何理解方药配伍？

（5）二诊、三诊调方用药的依据是什么？

（6）四诊时诸症消失，为何继服香砂六君子丸？

病例11 葛某，男，42岁。1992年5月12日初诊。

[主诉] 间断性胃脘胀痛3月余。

[病史] 患者平素常情志抑郁，于3个月前因事有不顺，大怒不已，遂感胃脘胀满，痛连两胁，胃中嘈杂。当地市医院电子胃镜提示：慢性浅表性胃炎。服乐得胃、三九胃泰、丽珠得乐等中西药物不见减轻。

[现症] 胃脘胀痛，痛连两胁，时有窜痛，上腹饱闷不适，饭后尤甚，自觉胃气上逆，嗳气频作，得矢气则舒，嘈杂泛酸，失眠。形体较瘦，面色不华，精神不振。舌边红，苔薄白。脉沉弦。

问题

（1）根据患者病因、病史可将本案辨为何种证型？病机是什么？

（2）根据病因病机，应采取何种治疗原则？拟采取的方药是什么？有何作用？

［治疗过程］

初诊方药：醋香附 10g，砂仁 8g，陈皮 10g，姜半夏 8g，盐小茴香 10g，炒枳壳 10g，炒乌药 10g，柴胡 6g，青皮 10g，丁香 5g，甘草 3g。15 剂，水煎服。嘱：调理饮食，调畅情志。

二诊：5 月 27 日。胃痛未作，其他诸症消失，夜眠仍差，大便较干，舌脉同前。上方加首乌藤 30g，炒酸枣仁 15g，火麻仁（捣）30g。21 剂，水煎服。

三诊：6 月 18 日。诸症消失，精神饱满，饮食正常，病获痊愈。为巩固疗效，嘱将上方药两倍量，研细粉，制成 9g 重蜜丸，每日早晚各服 1 丸。

随访：1 年后追访，无特殊不适，身体健康。

> 问题
>
> （3）如何理解方药配伍？
>
> （4）二诊调方用药的依据为何？
>
> （5）试鉴别胃痛与腹痛。

病例 12 常某，男，32 岁。1993 年 3 月 6 日初诊。

［主诉］间断性胃脘疼痛 6 年余。

［病史］6 年前因饮食不节，嗜酒肥甘，致胃脘疼痛，经河南省医学院一附院消化道钡餐造影提示胃溃疡。后长期交替服用复方胃友、甲氰咪胍、乐得胃、雷尼替丁、胃仙 U、胃必治、法莫替丁等药物，病情时轻时重，每因情志不畅、饮食不节，尤其是饮酒或过食辛辣则病情加重。1990 年以来，曾两次胃镜检查均提示胃溃疡。今年春节因饮酒致病情加重，继用上述药物疗效不佳。

［现症］胃脘灼热疼痛，痛处拒按，痛连两胁，嗳气，口干口苦，心烦易怒，嘈杂吞酸。面色无华，形体消瘦，表情痛苦，嗳气频作，精神倦怠，大便干色黑。舌质暗红，苔薄黄少津。脉弦细。

> 问题
>
> （1）根据患者病因、病史可将本案辨为何种证型？病机是什么？
>
> （2）根据病因病机，应采取何种治疗原则？

［治疗过程］

初诊方药：辽沙参 15g，麦冬 12g，石斛 10g，炒白芍 15g，醋延胡索 12g，盐知母 12g，醋香附 10g，竹茹 10g，甘松 10g，刘寄奴 12g，炒栀子 10g，黄连 9g，白及 10g，吴茱萸 3g，甘草 3g。9 剂，水煎服。嘱：舒畅情志，忌酒、辛辣饮食。

二诊：3 月 15 日。胃脘灼痛，口干口苦，嗳气，心烦易怒大减，嘈杂吞酸，大便干色黑症状消失，自感食欲不振。舌质暗红，苔薄黄，脉弦细。方中去炒栀子、麦冬，加山药 20g，茯苓 15g，陈皮 10g。15 剂，水煎服。

三诊：3 月 31 日。诸症消失，精神、饮食均好，二便正常，舌质暗红，苔薄白，脉弦细。守方去辽沙参、黄连、竹茹，加太子参 15g，炒桃仁 10g，继服以巩固疗效。15 剂，水煎服。

四诊：1993 年 5 月 23 日。面色红润，体重增加，无特殊不适，消化道钡餐造影提示：胃溃疡愈合，病获痊愈。

问题

（3）如何理解方药配伍？

（4）二诊、三诊调方用药的依据是什么？

病例 13 陶某，男，42 岁。1992 年 3 月 4 日初诊。

［主诉］间断性胃脘部刺痛 1 年余。

［病史］有胃溃疡病史已 2 年。1 年前，胃脘部发生刺痛，痛处固定不移，严重时可持续疼痛，痛如椎刺刀割，拒按。服用元胡止痛片、丹参片、云南白药等，病情时轻时重，几天前疼痛加剧，甚至不能进食，时有呕血，大便潜血试验呈强阳性。

［现症］体瘦，精神不振，胃脘疼痛，疼痛剧烈，甚至不能进食，舌质稍红，边有紫斑，苔薄白，脉沉细而涩。

问题

（1）根据患者疼痛性质及部位可判断出本案胃痛的病理因素是什么？可将本案辨为胃痛中的哪种证型？

（2）应采取哪种治疗原则？常用方药为何？

[治疗过程]

初诊方药：当归 10g，川芎 10g，赤芍 15g，醋五灵脂 10g，炒蒲黄 10g，醋延胡索 10g，醋香附 10g，盐小茴香 10g，木香 6g，三七粉 3g（冲服），甘草 3g。（李振华教授自拟经验方：愈疡活血汤加减）10 剂，水煎服。嘱：调饮食，畅情志，忌食生冷、油腻、辛辣之品。

二诊：3 月 15 日。胃脘刺痛大减，舌脉同前，继服 15 剂。

三诊：4 月 2 日。胃脘痛消失，舌质淡红，苔薄白，脉沉细。改用健脾和胃，理气活血之剂。处方：党参 10g，炒白术 10g，茯苓 15g，当归 10g，赤芍 15g，醋香附 10g，砂仁 8g，厚朴 10g，甘松 10g，醋延胡索 10g，炙甘草 6g。20 剂，水煎服。

四诊：4 月 23 日。胃脘舒服，纳食增加，身体有力，面色红润，精神可，消化道钡餐造影提示溃疡愈合，嘱再服三诊方 15 剂，以巩固疗效。

随访：一年后随访，无不适。

问题

（3）试分析初诊方药中药物配伍方法及作用。

（4）二诊守方继服的依据为何？

（5）三诊时疾病性质有何变化？

病例 14　胡某，男，68 岁。1992 年 5 月 11 日初诊。

[主诉] 间断性胃脘隐痛 3 年余。

[病史] 1989 年元月因情志不遂，导致胁肋胀痛，伴腹胀、纳差。经当地医院 B 超检查提示：慢性胆囊炎。曾服消炎利胆片、清肝利胆片、熊去氧胆酸片及中药清肝利胆之剂 4 个月，胁痛虽减轻，但渐感胃脘隐痛。检查提示：慢性食管炎、浅表性胃炎。又服吗丁啉、三九胃泰、胃得乐冲剂、甲氰咪胍等药物治疗，病情时轻时重。每因饮食不节、情志不遂加重。

[现症] 胃脘隐痛，口干口苦，腹胀，纳差，嗳气。面色晦暗，形体消瘦，精神尚可。舌质红，体胖大，苔黄腻。脉弦滑。

问题

（1）为什么情志不遂可导致腹胀、纳差症状？

（2）根据病史及现症可判断本案证型是什么？如何治疗？

[治疗过程]

初诊方药：炒白术 10g，茯苓 15g，陈皮 10g，姜半夏 8g，枳实 10g，竹茹 12g，炒薏苡仁 30g，豆蔻 8g，炒杏仁 10g，厚朴 10g，醋郁金 10g，醋延胡索 10g，醋香附 10g，甘草 3g。6 剂，水煎服。嘱：畅情志，调饮食，忌生冷、辛辣。

二诊：5 月 17 日。诸症减轻，舌质淡红，体胖大，苔黄腻，脉弦滑。方中加泽泻 12g，佛手 12g。10 剂，水煎服。

三诊：5 月 28 日。胃痛大减，腹胀、嗳气好转，口干口苦消失，唯纳食欠佳，舌质淡红，体胖大，苔薄白，脉弦细。方中去杏仁，泽泻，加焦三仙各 12g。12 剂，水煎服。

四诊：6 月 10 日。胃痛、腹胀、嗳气消失，纳食增加。舌质淡红，苔薄白，脉弦细。改用逍遥散以调理肝脾。处方：当归 10g，炒白芍 12g，炒白术 10g，茯苓 15g，柴胡 5g，醋郁金 10g，醋香附 10g，厚朴 10g，砂仁 8g，炒枳壳 10g，桔梗 10g，陈皮 10g，焦三仙各 12g，甘草 3g。25 剂，水煎服。

五诊：精神、饮食均好，无特殊不适。嘱其继服逍遥丸半月以巩固疗效。

问题

（3）初诊处方中基础方是什么？作用是什么？

（4）二诊、三诊调方用药的辨证依据是什么？

（5）四诊时湿热已清，后期的调补方向是什么？

【问题解析】

病例 1

（1）本病以胃痛为主证，故当诊断为胃痛，其证型为脾气亏虚，肝气郁结，胃腑壅滞。其病位在胃，涉及肝脾。

（2）其治法为健脾益气，疏肝解郁，通降胃腑。方药香砂六君子汤加味。

（3）患者因平素饮食不节，饥饱失常，伤及脾胃，病久而致脾胃气虚。脾虚运化失司，胃弱失其和降，则致胃脘隐痛，脘腹胀满，纳差；脾胃气虚，气血生化不足，使肝失其养，疏泄失常，加之情志所伤，波及于肝，则胀痛连及两胁；气虚血亏，形体失养则消瘦乏力，面色萎黄，舌脉所现均为脾虚肝郁之象，其证总属脾虚、肝郁、胃滞。

（4）方义分析：方中党参、炒白术、茯苓、甘草，取四君子汤义补中益气、健脾养胃，立足补虚促运；辅以陈皮、半夏、炒枳壳助胃之降，行胃之滞；木香、砂仁助脾之运，疏脾之郁；醋香附、川芎一为气中血药，一为血中气药，以理气和血，疏肝解郁，取治肝亦可安胃。诸药相合，共奏健脾益气、疏肝解郁、和胃降逆之功。

（5）二诊时诸病证减轻，其脾有健运之机，肝有疏理之象，胃有通降之况，脾肝胃同治，补疏通并行，病机已有好转，故效不更方。

（6）三诊时脾肝胃之虚滞病机已大为改善，唯其病程较久，且情志所伤之病因明显，上方加党参量为20g，醋香附量为15g，以增健脾疏肝之力。药后患者胃痛等诸症消失而痊愈。

（7）本案的特点是患者因饮食失宜，伤及脾胃，久之而致脾胃气虚。复因情志所伤，波及于肝，以致脾虚、肝郁、胃滞，治以香砂六君子汤加炒枳壳、醋香附、川芎等药三者俱治，治胃不忘肝，治胃须健脾，而获良效。

病例 2

（1）本病以胃痛为主证，故当诊断为胃痛，依据脉证当辨证为肝火犯胃，其病位在胃，涉及肝。

（2）其治法为清肝泻火，和胃止痛。方药以左金丸合柴胡疏肝散加减。

（3）患者胃病已久，致脾虚失运，土壅木郁，肝郁化火，横乘犯胃，故胃脘灼痛，痛连胁肋，烦躁易怒；肝胆相表里，肝热则胆火上乘，故见口苦，咽干；舌红苔黄，脉弦，皆肝郁化火犯胃之象。胃痛虽病在胃，但与肝密切相关，本例即肝胃同治，治胃病必须密切联系于肝是李振华教授治胃病的重要学术思想。

（4）方中以龙胆草、炒栀子、黄芩、盐知母清肝泻火，且防阴伤；姜黄连、吴茱萸辛开苦降，并止泛酸；柴胡、杭白芍、青皮、川楝子疏肝行气解郁；枳实、竹茹、甘草和胃降逆止呕。需要指出的是：方首用左金丸，重用黄连以泻火，佐以吴茱萸以散郁，辛开苦降，治疗吞酸嘈杂。李振华教授用左金丸，一般是两者等量，若热重重用黄连，少用吴茱萸；寒重则重用吴茱萸，少用黄连，对肝胃郁热泛酸者，黄连重于吴茱萸，往往收到显著效果。

（5）服药后，肝之郁热稍清，胃气得以和降，诸症减轻，药证相符，故效不更方。

（6）服药后肝胃得以调和，肝气得舒，胃气和降，胃痛等症基本消失，舌脉亦趋正常。为防止复发，故改汤剂为丸药，继服以巩固疗效。

病例 3

（1）本病以胃痛为主证，故当诊断为胃痛，其证型为脾胃虚寒，气血瘀滞。

（2）其治法为温中散寒、行气活瘀。李振华教授以自拟经验方香砂温中汤加减。

（3）本例因常饮食不温，学习紧张，而致脾胃虚寒，气血瘀滞，胃失温养，以致胃脘疼痛，痛处喜暖；气虚无力运行血液致使血瘀，则时有刺痛；中阳不足，纳化失司，影响水谷之腐熟则腹胀、嘈杂、食后胀甚、嗳气少食；脾虚无以运化水湿，水湿下走肠间则见大便溏薄；脾胃虚弱，气血化源不足，形体失养则形瘦神疲。舌脉所现均为脾虚湿盛、气血瘀滞之象。

（4）本案以香砂温中汤加减，药以党参、炒白术、茯苓、桂枝、干姜、炙甘草温胃散寒，补益中气；陈皮、半夏、砂仁、木香降气燥湿，解胃之滞；醋郁金、醋延胡索、川芎、刘寄奴活血行气，通络止痛；诸药组方而为通补、运补之剂。在本案治疗中，由于脾虚为本，湿盛、气滞、血瘀为标，故治疗时立足于健脾益气，使脾气健运则湿可祛、气可行、瘀可化；同时化湿、行气、活瘀药物的应用亦有利于健脾。因胃腑以通为贵，脾以健运为常，故治疗中还采用了通补、运补、行补的原则，以顺脾胃的性能，使脾胃功能尽快得以恢复。

（5）二诊时患者胃痛止，胃胀减，饮食增，为脾胃已渐纳运，虚寒已渐蠲出，气血已渐疏达。唯时有嗳气，大便时溏，仍需采用健运脾胃，降逆顺气，利湿止泻之法，故以上方加柿蒂 15g，车前子 15g，泽泻 12g。

（6）三诊时患者胃痛未作，亦不胃胀，大便、饮食正常，余症消除，为脾胃已健，虚寒已蠲出，气血已疏达。仍需健运脾胃，调和肝脾。再以上方继服。

（7）香砂温中汤的药物组成：炒白术 10g，茯苓 15g，陈皮 10g，姜半夏 8g，醋香附 10g，砂仁 6g，桂枝 5g，炒白芍 12g，醋郁金 10g，盐小茴香 10g，炒乌药 10g，炒枳壳 10g，焦三仙各 10g，甘草 3g。为李振华教授临床治疗脾胃病证常用的自拟经验方药，组方原则为益气健脾，疏肝和胃；用于脾虚肝郁，胃气郁滞证，并随临床病证而灵活加减药物与调整用量。若寒盛者加干姜、附子；肝气上逆偏寒者加丁香、柿蒂；脾虚便溏者加泽泻、薏苡仁；脾虚运化无力而致的便秘加火麻仁等。

病例 4

（1）本病以胃痛为主证，故当诊断为胃痛，其证型为脾胃虚寒，肝胃不和。

（2）其治法为温中散寒，疏肝和胃。方药以香砂温中汤加减。

（3）方义分析：本例患者常因饮食不节，加之寒凉生冷而致胃痛；依据脉症其病机为脾胃虚寒，肝胃不和。治疗当以温中散寒，疏肝和胃。李振华教授以香砂温中汤加减。药用党参、炒白术、茯苓健脾益气，以促运化；吴茱萸、干姜、桂枝温中散寒，通阳止痛；陈皮、砂仁、姜半夏、醋香附、厚朴、炒乌药、木香疏肝理气，和胃降逆；诸药为伍，使脾气得健，寒邪得散，肝气得疏，胃得通降而胃痛、嗳气、纳差等诸症得消。

（4）二诊时患者胃痛消失，两胁不痛，嗳气减轻，纳食增加，已无泛酸，唯口稍干，为脾气得健，肝气得疏，胃腑气机已渐和畅，但稍有燥热之象。故上方去桂枝、吴茱萸继服，以使脾、胃、肝功能益加强健。

（5）三诊时患者诸症消失，纳食可，脾、胃、肝功能恢复，可以香砂六君子丸长期服用，使脏腑功能彻底复健。

（6）由于本案病机特点为脾胃虚寒，肝胃不和。故治疗时以健脾、温中、疏肝、和胃、降逆诸药为一炉，突出脾宜健、肝宜疏、胃宜和的学术思想，故疗效显著，在病情基本恢复时，虑其患病日久，又以香砂六君子丸长期服用，使脏腑功能彻底复健。

病例 5

（1）本病以胃痛为主证，故当诊断为胃痛，其证型为肝胃郁热、瘀血阻络。

（2）其治法为清肝和胃，活瘀通络。

（3）李振华教授认为胃脘热痛有湿热、燥热之不同，临床必须明辨。湿热者苔厚黄腻，脉多滑数，大便黏滞不爽，宜苦寒清热化湿；燥热者舌红苔黄且干，脉多弦数，大便多燥结，宜甘凉清热润燥。本例胃病日久，脾胃虚弱，复因情志不遂，肝失疏泄，气机郁滞，久之化热，邪热犯胃，致肝胃郁热，故见胃脘灼热疼痛，嘈杂口苦，心烦易怒；肝失疏泄，气郁日久，血流滞涩，胃络受阻，瘀血内停而见胃脘疼痛拒按，连及两胁；瘀伤脉络，血不循经则大便色黑；舌质暗红，苔薄黄，脉弦数皆郁热络阻之征，属燥热证且兼气血瘀滞。

（4）本案方中以辽沙参、麦冬、石斛、盐知母养阴益胃，生津润燥；白芍、甘草养阴柔肝，缓急止痛；醋香附、甘松疏肝开郁，止痛醒脾；醋延胡索、川芎、刘寄奴活血通络，散瘀止痛，气顺瘀散，胃络流畅，其痛可止；黄连与竹茹同用善治胃热；与吴茱萸为伍则为左金丸，以清肝泻火，开泄肝郁；白及、生地榆凉血收敛止血，全方诸药相配，使郁热得解，阴液得充，胃腑得通，络瘀得化而获效。

（5）二诊时患者胃脘灼痛、口干口苦、嘈杂泛酸等症消失，为肝胃郁热已渐清除，胃津渐复，去养阴之麦冬及辛开苦降、清泻胃火之左金丸，加山药、茯苓、陈皮以健脾和胃，俟脾胃强健，中气充足，则津液自升，内热自除。

（6）三诊时患者诸症消失，纳食可，肝胃郁热已失，去养阴之辽沙参、清胃热之竹茹，加太子参15g，炒桃仁10g，以增健脾益气、活瘀通络之功，从本论治，以臻全功。

病例 6

（1）本病以胃痛为主证，故当诊断为胃痛，其证型为脾胃气虚，痰瘀阻络。

（2）其治法为健脾和胃，益气活血。方药以香砂六君子汤加减。

（3）本例患者因工作过度劳累，加之饮食不节，饥饱失宜，又有喜食生冷、油腻、辛辣、烟酒等不良嗜好，损伤脾胃而致胃痛，虽经中西药物治疗，但病情反复发作，日久不愈，终致病情进一步加重。气是推动血液运行的动力，脾胃气虚，无力推动血行，以致气虚血瘀；脾虚失运，无以运化水湿，使湿聚痰生，加之血瘀阻滞，胃络不畅，则胃脘刺痛，痛处固定不移；正如叶天士所说："胃病久而屡发，必有凝痰聚瘀。"脾胃虚弱，气机升降失常，胃气上逆，则腹胀、纳差、嗳气；脾为后天之本，气血生化之源，主肌肉四肢，脾胃虚弱，气血生化乏源，机体失于荣养，故面色萎黄，身倦乏力，形体消瘦；脾虚生湿下渗肠间，肠失传导，故大便溏薄；舌质淡暗，体胖大，边见瘀斑，苔白腻，脉沉涩，均为脾胃气虚，痰瘀阻络之象。

（4）本案适用香砂六君子汤加减。药以党参、炒白术、茯苓、甘草补中健脾；和陈皮、半夏寓二陈汤义以化痰和胃；木香、砂仁、厚朴、炒枳壳理气降逆；醋郁金、醋延胡索、炒乌药、丹参、刘寄奴活血化瘀；焦三仙助以消食。诸药并用，使脾虚得健，胃气得和，气郁得疏，痰湿得化，血瘀得活。

（5）二诊时患者药后胃痛消失，腹胀、嗳气症状大减，纳食较前增加，身体较前有力，为脾胃之气渐充，运化之职渐复，脾升胃降，中焦气机通畅，血行趋于正常之象，但病程日久，非短时之功能使脾胃功能强健。大便溏薄，舌质淡暗，体胖大，边见瘀斑，舌苔白稍腻，脉沉细，为气滞尚存之象，故原方去木香，加醋香附 10g 以增理气之力。

（6）三诊时诸症消失，病情得以控制，但根据舌脉及每遇进食生冷、辛辣之品即大便溏薄，表明脾虚未复，仍需健脾益气，故方中去醋延胡索、刘寄奴，加黄芪 15g，以增益气补中之力。

（7）四诊时诸症消失，临床病获痊愈。李振华教授强调，患者久病初愈，但疗程尚短，仍需健脾补中，继服三诊方药 30 剂，以强健脾胃功能，巩固疗效，故效不更方。

（8）在本案的辨证中，李振华教授依据胃脘刺痛，痛处固定不移，腹胀，纳差，嗳气，身倦乏力，大便溏薄，舌质淡暗，体胖大，边见瘀斑，苔白腻，脉沉涩，辨证为脾胃气虚，痰瘀阻络，为本虚标实之证。治疗方面，根据本案本虚标实之病机变化，方药在香砂六君子汤健脾和胃、行气化痰的基础上，又佐以活血化瘀之醋延胡索、丹参、刘寄奴，诸方兼顾，灵活加减而使病愈。

病例7

（1）本病以胃痛为主证，故当诊断为胃痛，其证型为胃阴亏虚，郁而化火，胃络瘀阻证。

（2）其治法为益胃生津，清降胃火佐以活血通络。李振华教授以自拟经验方沙参养胃汤加减。

（3）患者由于经常过食辛辣之品，热积于胃，耗伤阴液，胃失濡养，致胃腑受纳磨化水谷的功能受到影响，胃失和降，气机不畅，而致胃脘灼痛等症。萎缩性胃炎一病，临床中胃阴不足者为相对少见证型，饮食不节，过食辛辣厚味煎炸之品，或思虑太过，五志化火，或热病之后，久而不复；或天时燥盛，耗伤阴液等，皆可耗伤胃阴而致阴虚胃痛。治疗当标本兼治，以滋养生津为主，清热降火为辅，俾阴液复，胃热清则病望可愈。

（4）本案李振华教授以自拟经验方沙参养胃汤加减治之。药取辽沙参、麦冬、石斛、白芍、天花粉、乌梅清热养阴，润燥生津；生石膏、竹叶清热泻火；炒鸡内金、山楂、陈皮运脾和胃，理气消积；牡丹皮、丹参、炒桃仁凉血活血，通络止痛；乌梅肉、山楂、白芍皆酸，配甘味之甘草，酸甘化阴，更增生津之力；白芍配甘草合为芍甘汤，亦具缓急止痛之效，全方诸药相合，共奏养阴清热，理气通络之功。李振华教授经验认为：在复津时，酸甘化阴一法不应忽视，多以乌梅肉、山楂配以甘草，较之单用生津之品其效更捷。在热已基本清除，余热不著之时，应及时减去清热之品，以防寒凉伤胃，矫枉过正，此时宜遵循"衰其大半而止"的原则。

（5）二诊时患者胃热较前有所清降，阴液有复，故灼痛、嗳气、纳呆等症缓解转轻，适此加用竹茹，取其善清胃热，降逆止呕之功。

（6）三诊时患者诸症大减，病机逐渐祛除，胃之功能渐复，热已不显，故去生石膏、竹叶，治本养液为主。

（7）"沙参养胃汤"是李振华教授用于胃阴亏虚证的自拟验方，药物组成：辽沙参15g，麦冬15g，石斛15g，炒白芍15g，山楂12g，陈皮10g，盐知母12g，天花粉12g，炒鸡内金10g。其药物剂量与加减还需依据临床具体病证而变动，如兼肝郁气滞者加醋郁金、炒乌药；气滞血瘀者加丹参、炒桃仁、牡丹皮；热盛者加生石膏、竹茹；肝胃阴虚甚者加乌梅等。

病例8

（1）本例患者因服用寒凉通下之品，以致寒邪客于胃腑，致使胃失和降，不通则痛，正如《素问·举痛论》所载："寒气客于肠胃之间，膜原之下，血不得散，小络急引，故痛。"病位在胃，与脾、肝密切相关。

（2）《证治汇补·心痛》云："服寒药过多，致脾胃虚寒虚弱，胃脘作痛。"寒凉药物损伤脾胃，致中焦运化失职，亦影响肝之疏泄，而成"土壅木郁"，更致胃痛不休。辨其脉症，乃为脾虚肝郁，寒滞胃脘，纳运失职。

（3）立以健脾益气，温中散寒，疏肝理气，和胃止痛法。方用经验方剂香砂温中汤加减。

（4）方用经验方剂香砂温中汤加减，药以党参、炒白术、茯苓健脾益气，以促运化；陈皮、姜半夏、醋香附、川厚朴、炒乌药、木香疏肝理气，和胃止痛；盐小茴香、吴茱萸、干姜、桂枝温中健脾，通阳散寒。由于本证病机为脾胃虚寒，土壅木郁，故在用健脾益气，疏肝理气药物的基础上加用大辛大热之吴茱萸、干姜及桂枝以温通止痛为特点。

（5）二诊时胃脘疼痛程度减轻，发作次数亦有减少，纳食略增。可见中焦寒邪渐得温化，脾胃纳化之职有复常迹象。效不更方，仍守原法。三诊时因迭进健脾温阳理气之剂，中焦寒邪基本消散，脾胃纳运基本正常，因仍偶发胃脘微痛，病未彻愈，仍宗原意不变，用小方轻剂以求巩固疗效，完全康复。

（6）本病发病，多与情志不遂、饮食不节有关，故在预防上要重视精神与饮食的调摄。患者要养成有规律的生活与饮食习惯，忌暴饮暴食，饥饱不匀。胃痛持续不已者，应在一定时期内进食流质或半流质饮食，少食多餐，以清淡易消化的食物为宜，忌粗糙多纤维饮食，尽量避免进食浓茶、咖啡和辛辣食物。同时保持乐观的情绪，避免过度劳累与紧张。

病例 9

（1）恣食辛辣肥甘厚腻，或饮酒如浆，则蕴湿生热，伤脾碍胃，气机壅滞。情志不畅，伤肝损脾，肝失疏泄，横逆犯胃，脾失健运，胃气阻滞，均致胃失和降，而发胃痛。故本案发病病位在胃，与肝、脾二脏相关。

（2）患者望之面色萎黄，呈慢性病容，形体消瘦；本案症见胃脘疼痛连及两胁，腹胀，食后胀甚，嗳气频作，少食，身倦乏力，大便溏薄，舌质淡，体胖大，苔白腻，脉弦滑。根据脉症，为脾虚肝郁之胃痛。此证呈虚实夹杂之象。

（3）本案病因有两方面，一是饮食不节，饥饱失宜，损伤脾胃，脾失健运，水湿内停，气机郁滞，土壅木郁；二是情志不遂，恼怒伤肝，肝气郁滞，失于疏泄，木郁乘土。二者虽起因不同，却异途同归，临床上终致脾虚、肝郁、胃滞的病机变化，治疗上强调"脾宜健，肝宜疏，胃宜和"，处方选用香砂六君子汤加味，重在健脾益气，疏肝和胃。

（4）本方证由脾胃气虚、肝气郁滞、胃失和降所致。脾胃为后天之本，气血生化乏源，脾胃气虚，受纳与健运乏力，方药中党参、炒白术、茯苓健脾益气养胃；湿浊内生，故大便溏薄；脾主肌肉，脾胃气虚，四肢肌肉无所受禀，故四肢乏力、形体消瘦；气血生化不足，血不足不荣于面，而见面色萎黄。肝气郁滞，乘脾犯胃，中焦气机郁滞，致腹胀、胃痛连及两胁、嗳气频作。方用陈皮、姜半夏理气健脾燥湿；木香、砂仁、厚朴、炒枳壳理气和胃；又重点选用了能疏肝解郁、理气和胃的醋郁金、醋延胡索、炒乌药。诸药合用，使脾虚得健，肝郁得疏，胃滞得和。

（5）二诊时患者胃脘胀痛等症大减，纳食、体力较前好转，为脾胃之气渐复、肝气趋于条达之象；仍见大便溏薄，为脾胃虚弱日久，非短时可使运化之职恢复正常，原方加炒薏苡仁30g，以健脾祛湿，分清泌浊。

三诊时脾胃运化功能继续恢复，土不壅则木不郁，肝脾协调，纳化渐已正常，故诸症消失，病情好转。但每遇情绪不畅或进食生冷仍感胃中胀闷不适，为脾胃虚弱尚存，故去半夏、醋延胡索，加炒山药以健脾益胃。

病案 10

（1）本案症见胃脘隐痛，喜暖喜按，腹胀纳差，嗳气，身倦乏力，四肢欠温，舌质淡，体胖大，边见齿痕，苔白腻，脉沉细。显为胃痛之脾胃虚寒证。

（2）患者因工作繁忙，饮食不调，饥饱失宜终致胃痛，胃痛日久不愈，脾胃受损，若因寒而痛者，寒邪伤阳，脾虚不足，可成脾胃虚寒证。脾虚胃寒，失于温养，终致胃痛绵绵不休。

（3）治疗原则：温中健脾，理气和胃止痛。

（4）治疗方面，在香砂六君子汤基础上加减变化而成香砂温中汤，旨在温中健脾，理气和胃。药物除香砂六君子汤益气健脾和胃外，又用温中散寒之干姜，配党参、炒白术、甘草，亦即理中汤，可专攻中焦之虚寒；用辛温之桂枝以振奋脾阳而助膀胱之气化，配茯苓、薏苡仁、泽泻等，取"治湿不利小便，非其治也"，以助脾运。

（5）二诊：胃脘隐痛、腹胀、嗳气、四肢欠温等症较前减轻，纳食、体力较前好转，大便虽仍不成形，但次数已较前减少，表明中阳渐复，中气渐充，中寒渐散，脾胃运化吸收功能得以增强。故守方加焦三仙以健胃消食，助脾运化。

三诊：患者服药后，使中阳得充，纳运渐正常，故诸症消失，病情得以好转。但患者病程日久，非短时之功能使脾胃运化之功能得以强健，因此每遇饮食不调之诱因，即损渐复之中气，见大便溏薄。治疗仍需健脾益气，方用香砂六君子汤加减。

（6）久病初愈，仍需固护胃气，应注意饮食调理，保持心情舒畅，避免过度劳累，当继服香砂六君子丸以健脾和胃，巩固疗效。

病例 11

（1）本例患者因心情不畅已久，加之怒气伤肝，肝郁犯胃，胃失和降，故致胃脘胀痛，痛连两胁等症，其理如《证治汇补》所载："七情九气触于内，是以清阳不升，浊阴不降，妨碍道路而为痛耳。"因本证型病机总属肝气横逆，气机阻滞，乘袭中土，胃失和降所致，故辨证为肝气犯胃证。

（2）治疗应着眼于疏肝解郁，从本论治，"治肝可安胃，肝疏则胃和"，气机条畅则痛可止，病可愈。可选用柴胡疏肝散加减，本方具有疏肝理气的作用，用于治疗胃脘胀痛，痛连两胁之证。

（3）肝气郁结，脉络不通，则胁肋胀痛，柴胡疏肝解郁，调理气机，醋香附、青皮理气止痛，助柴胡疏肝解郁。肝气不舒，横逆犯胃，脾胃郁滞，则胃脘胀痛，胃气不降而上逆，则嗳气频作，陈皮、砂仁、炒枳壳、炒乌药、盐小茴香理气和胃止痛，丁香、姜半夏降逆止嗳。诸药合用，行疏肝解郁，行气止痛之效。

（4）二诊辨证论治：药后肝郁已得疏解，疏泄之职已复，胃气得和，故胃痛未作，余症亦消，唯心神不安、便秘之症仍存，以首乌藤、炒酸枣仁宁心安神，火麻仁润肠通便。

（5）腹痛是以胃脘部以下，耻骨毛际以上整个位置疼痛为主症；胃痛是以上腹胃脘部近心窝处疼痛为主症，两者就疼痛部位来说是有区别的。但胃处腹中，与肠相连，因此胃痛可以影响及腹，而腹痛亦可牵连于胃，应从其疼痛的主要部位和如何起病加以鉴别。

病例 12

（1）本例患者临床表现见胃脘灼痛，口干口苦，心烦易怒，嘈杂吞酸等一派肝胃郁热征象，此病证"多因纵恣口腹，喜好辛酸，恣饮热酒煎煿……自郁成积……妨碍升降，故胃脘疼痛，吞酸嗳气，嘈杂恶心"（《医学正传》）。其病机为饮食不节，损伤脾胃，运化失常，湿热内生，热久耗伤气阴，灼伤血络，血不循经，溢出脉外而成瘀血之状，故辨为肝胃郁热，瘀血阻络之证。

（2）治疗原则：疏肝清热，益气养阴，活血化瘀。

（3）胃脘灼痛，口干口苦，心烦易怒，嘈杂吞酸，舌红苔黄，脉弦乃肝胃郁热之证，在治疗方药中，当用直折火势之炒栀子、黄连辈，少佐辛热之吴茱萸，既能疏肝，又可降逆，其中黄连、吴茱萸合用为"左金丸"，二者一寒一热，辛开苦降，共奏泄热降逆之功，对于因热而嘈杂吞酸者，疗效卓著且速。郁热内结，耗气伤阴，以沙参、石斛、麦冬、盐知母益气养阴清热；胃脘灼热疼痛，痛处拒按，以白芍柔肝敛阴，醋延胡索、甘松理气止痛；瘀血阻络，以刘寄奴、白及化瘀敛疮；肝胃郁热，胃气痞阻而见嗳气之象，以醋香附、竹茹理中焦气机，兼降逆和胃。

（4）二诊：肝胃郁热已得清解，火势已折，故去炒栀子、麦冬，加山药、茯苓、陈皮以健脾培土，理气和胃。

三诊：郁热已除，诸症若失，为防寒凉伤胃，去辽沙参、黄连、竹茹，加太子参、炒桃仁再增健脾益气，活瘀通络收功。

病例13

（1）患者有溃疡病史，胃脘刺痛，痛处固定不移，拒按。时有呕血，大便潜血试验呈强阳性。舌质稍红，边有紫斑，苔薄白，脉沉细而涩。诸症符合瘀血致病的四大症状：①疼痛：一般表现为刺痛，痛处固定不移，拒按。②出血：部分瘀血患者存在出血现象，通常出血量少而不畅。③色紫暗：舌质紫暗，或舌有瘀点、瘀斑等。④脉象上的某些异常，涩脉或结代脉。故本案胃痛的病理因素是瘀血。"久病在络，气血皆窒"，患者因瘀血停胃，脉络壅滞，不通则痛，故将其辨证为瘀血停胃证。

（2）本例患者久患胃病，致瘀血阻于胃络，不通则痛，治当化瘀通络，理气和胃。常用失笑散合丹参饮加减，而李振华教授自拟"愈疡活血汤"由当归10g，川芎10g，赤芍15g，醋延胡索10g，醋香附10g，盐小茴香10g，木香6g，甘草3g组成，若血瘀甚痛重者，加醋五灵脂、炒蒲黄、三七粉；肝郁腹胀者加炒枳壳、炒乌药、醋郁金等。李振华教授常以此加减治疗气血瘀滞型消化性溃疡，疗效显著。

（3）瘀血停滞，胃络不通，以当归、赤芍、川芎活血化瘀；胃脘疼痛难忍，以蒲黄、醋五灵脂活血散瘀止痛；盐小茴香、木香行气和胃，通络止痛；气行则血行，加醋延胡索、醋香附增强活血行气止痛之功；时有呕血，大便潜血阳性，加三七粉化瘀止血。活血、止血、行气药物合用，使血止而不留瘀，胃络通畅而疼痛自止。

（4）二诊：针对血瘀气滞病机，治以活血化瘀，行气止痛。瘀血渐化，气郁解达，则刺痛大减，然瘀血气滞病机仍有留存，故以上方继进图之。

（5）三诊：血瘀气滞征象已失，络通痛止，据舌凭脉，辨证为脾胃气虚，此例因邪气久羁，消耗正气，病机由实转虚，故以健脾益气为主，通络止痛理气之品佐之。药随证转，紧抓主要病机，终获全功。

病例 14

（1）患者初因情志不遂，致肝气郁滞，木郁克土，中焦气机郁滞，脾胃升降失常，以致腹胀、纳差。

（2）本例患者初因情志不遂，致木郁克土，加之过服寒凉之剂，更伤脾胃，脾失健运，水湿内停，郁而化热，形成湿热蕴积中焦之症。治以健运脾土，宣畅气机，清利湿热之剂，补中有清，疏中有利。

（3）初诊以温胆汤合三仁汤加减。半夏燥湿化痰，和胃降逆；竹茹清热和胃。气行则湿行，以陈皮、厚朴、醋郁金、醋香附、枳实行气化湿；脾能化湿，以炒白术、茯苓健脾利湿；湿阻气机，以杏仁、薏苡仁、豆蔻淡渗利湿，宣畅中焦气机。气行则湿行，湿去则热无所存。醋延胡索行气止痛；生姜调理脾胃，和胃降逆；甘草益气和中。诸药配伍，以奏健脾疏肝，清利湿热之效。

（4）二诊时以健脾治本，清利湿热、疏理气机治标，湿热证情缓解，故诸症有所减轻，然仍苔黄腻，脉弦滑，湿阻则气滞，当继续清疏，故加泽泻、佛手淡渗疏利之性，加强利湿行气之力。三诊时湿热证情大减，苔转薄白，脉转弦细，故去杏仁、泽泻，加焦三仙以助运化之力。

（5）四诊时湿热已清，对于湿热已去之时，因脾虚不能骤复，肝郁亦需调理，故用逍遥散加减，疏肝解郁，健脾养血，从本论治。脾虚得补，肝郁得解，则诸症自愈。

【学习小结】

慢性脾胃病的治疗，根据涉及肝、脾、胃在病理上的相互关系，总的治法是"脾宜健，肝宜疏，胃宜和"，但在用药上要根据三个脏腑偏盛、偏虚及其病理演变，随证治之。

【课后拓展】

1. 熟记《中医基础理论》中脾、胃、肝之间的生理、病理关系。

2. 查阅香砂温中汤的方药组成、来源和功用。

3.查阅文献资料，了解中医学对本病的认识、研究前沿和进展。

4.通过对本病的学习，写出学习心悟。

5.参考阅读：王海军，李郑生.李振华脾胃病学术思想及临证经验探讨[J].中华中医药学刊，2013，31（8）：1642-1646.

第二节　胃　痞

胃痞是指以自觉心下痞塞，胸膈胀满，触之无形，按之柔软，压之无痛为主要症状的病证。按部位可将痞满分为胸痞、心下痞等。心下即胃脘部。本节主要讨论胃脘部出现上述症状的痞满，又可称胃痞。

根据痞满的临床表现，西医学的慢性胃炎（包括浅表性胃炎和萎缩性胃炎）、功能性消化不良、胃下垂等疾病，若以上腹胀满不舒为主症时，可参照本节内容辨证论治。

【辨治思路】

《伤寒论》中明确指出："但满而不痛者，此为痞。"李振华教授认为，本病的主要病理基础是脾胃气虚。脾虚则土壅木郁，脾虚失其健运，不能正常输布津液，导致胃失和降。另外，气属阳，有温煦、推动作用，脾胃气虚，则胃腑失于荣养，脾胃运化水谷、调畅气机之功能受损，导致聚湿、生痰、气滞、血瘀、食滞、肝郁等，形成以中焦虚为病理基础，以脾虚、肝郁、胃滞为本病的病理特点。根据脾主运化、升清，胃主受纳、降浊的生理特性，治疗上应以健脾、疏肝、和胃为基本原则。

胃痞的病理实质是脾虚，而气滞、食积、痰湿、血瘀则是在此基础上产生的病理产物，临床论治贵在变通，需随其偏盛而加减用药。肝郁气滞所致脘胁胀甚者，加盐小茴香、醋郁金、佛手等疏肝理气；食积而胃胀、纳差者，加焦三仙、炒鸡内金等健脾消食；痰湿较甚者，加薏苡仁、泽泻、苍术、猪苓等健脾祛湿；血瘀较甚而致舌质暗、有瘀斑，脘胁刺痛者，加刘寄奴、醋延胡索、丹参等活血化瘀通络；久病而致气阴两虚者，加太子参、炒白术、白芍、盐知母等益气养阴。本病的治疗不可单治其标，忽治其本，否则会导致脾更虚，邪滞愈甚。另外因胃痞脾虚证的治疗是慢性过程，需长期服药，故温燥、寒凉、滋腻之品应中病即止，不可过用。

【典型医案】

病例1 张某，男，51岁，教师。2005年7月9日初诊。

[主诉] 胃脘胀满2年半。

[病史] 患者自诉由于工作原因常深夜进食。自感身心疲惫，且睡眠不佳，入睡困难，2003年元月始感胃脘部胀满，食量下降，未予重视，持续至2003年8月症状较前明显，自购复方鸡内金片、西沙必利等药间断服用，症状时轻时重。12月24日至河南省中医学院一附院就诊，行电子胃镜检查，诊断为慢性萎缩性胃炎、幽门螺杆菌（弱阳性）。先后给予中药汤剂（具体药物不详）及西药阿莫西林、甲硝唑、硫糖铝、西沙必利等药口服，按医嘱服完疗程停药后，症状基本消失，病情稳定。今年6月，因工作压力增大，导致疾病复发，继服以上药物效果不显而来诊。

[现症] 胃脘部胀满，时有隐痛，饭后上腹部不适感加重，食欲不振，每日主食不超过100g，胃脘得温则舒，便溏日1～2次，周身乏力，精神疲惫，面色不华，形体瘦弱，舌质淡，舌体胖大，舌苔白腻，脉沉弦。

> 问题
>
> （1）本病例当诊断为何病？何证型？
>
> （2）本例治法是什么？
>
> （3）该患者当如何辨证施治？

[治疗过程]

初诊方药：炒白术10g，茯苓12g，陈皮10g，旱半夏8g，醋香附10g，砂仁12g，厚朴20g，盐小茴香10g，炒乌药10g，桂枝5g，炒白芍10g，炒枳壳10g，木香6g，沉香3g，泽泻15g，炒薏苡仁25g，吴茱萸6g，刘寄奴

15g，甘草 3g。20 剂，水煎服。嘱：忌食生冷、肥甘，注意情志舒畅，适当活动。

二诊：7 月 30 日。胃脘隐痛消失，脘腹胀满及周身乏力较前减轻，纳差好转，大便日一次，不成形。舌质淡，舌体胖大，苔薄白腻，脉沉弦。上方加焦三仙各 10g，炒莱菔子 15g。30 剂，水煎服。

三诊：9 月 3 日。腹胀及周身乏力较前大减，饮食大增，偶有胃脘隐痛，畏食生冷。舌质淡红，舌体胖大，舌苔薄白，脉弦细。上方加盐知母 10g 以防温燥伤津，醋延胡索 10g，丹参 15g 以活瘀通络。30 剂，水煎服。

随访：10 月 21 日患者专程来述，药尽诸症消失，现饮食、精神、体力均已恢复，亦未再复查胃镜。

问题

（4）本病用方的方义是什么？

（5）二诊中为何加焦三仙各 10g，炒莱菔子 15g？

（6）三诊中为何加盐知母 10g，醋延胡索 10g，丹参 15g？

病例 2　王某，女，77 岁，干部。2005 年 6 月 18 日初诊。

［主诉］间断胃脘不适 6 年。

［病史］1999 年夏季因工作紧张，饮食不规律，始感胃脘部胀满不适，食欲下降，食量减少，未予重视，翌年病情加重，乃自购"胃必治""健胃消食片"等药服用约 2 个月，病有好转。停服药后病情时轻时重，影响生活。2002 年 9 月经市级医院确诊为慢性浅表性胃炎，按常规治疗，病情无明显改善。2004 年 4 月底，经省人民医院电子胃镜检查提示慢性萎缩性胃炎，口服胶体次枸橼酸铋、阿莫西林、胃蛋白酶，病情有所好转，依照医嘱停服后 1 月余，病情再次加重，继服上药效果不显。2005 年 9 月再次复查胃镜，提示慢性萎缩性胃炎。

［现症］胃脘满闷不舒怕凉，不能进凉食，纳差，不思饮食，周身乏力，大便干结，劳累、心情不舒或稍有饮食失宜则病证加重。望之面色少华，神情倦怠，舌质淡，体稍胖大，边有齿痕，舌苔稍白腻；脉沉细弦。

问题

（1）本病例当诊断为何病？何证型？

（2）本例治法是什么？

[治疗过程]

初诊方药：炒白术 10g，茯苓 12g，陈皮 10g，旱半夏 8g，醋香附 10g，木香 6g，厚朴 10g，炒乌药 10g，炒枳壳 10g，沉香 3g，醋郁金 10g，刘寄奴 15g，桂枝 5g，炒白芍 10g，盐小茴香 10g，砂仁 6g，焦三仙各 12g，甘草 3g。20 剂，水煎服。嘱：情志舒畅，饮食及生活规律，忌食油腻辛辣，勿过劳。

二诊：7 月 5 日。大便每日一次，质软排便通畅，胃脘胀满及纳差好转，口干。舌质淡，体稍胖大，边有齿痕，苔稍黄腻，脉沉细弦。上方加盐知母 12g，炒莱菔子 15g。30 剂，水煎服。

三诊：8 月 9 日。胃脘胀满感、口干消失，食欲增强。食凉菜、水果时仍感胃脘不适。舌质淡，体稍胖大，边有齿痕。舌苔薄白，脉沉细。上方加太子参 15g。30 剂，水煎服。

随访：9 月 17 日，患者电话述症状均已消失；9 月 15 日复查胃镜见胃黏膜红白相间，呈片状分布，提示为慢性浅表性胃炎，因不愿再服中药，故嘱按说明书用量服用香砂六君子丸、逍遥丸、理中丸，每日各服 1 次，以资巩固。2006 年元月 12 日又电话随访，述又坚持服用丸剂 2 个月，现一切正常，平时生活遵从医嘱，病未复发。

问题

（3）本病用方的方义是什么？

（4）二诊中为何加盐知母 12g，炒莱菔子 15g？

（5）三诊中为何加太子参 15g？

（6）本案的病机及治则特点是什么？临床上，对该患者的治疗一般需多长时间？

病例 3　季某，女，47 岁，教师。2005 年 5 月 21 日初诊。

［主诉］间断上腹部胀满 20 余年。

［病史］20 年前因饮食不节，加之劳累及情志不畅致上腹部胀满疼痛，伴恶心呕吐，在当地县医院治疗，先后服用中药汤剂 30 余剂（具体用药不详）及香砂养胃丸、三九胃泰冲剂、丽珠得乐、复方胃友片、维酶素片等，症状时轻时重，2004 年 4 月 17 日胃镜检查提示为：慢性萎缩性胃炎，返流性食管炎（Ⅰ度）。

［现症］胃脘胀满，时有胃痛，泛酸，纳少，乏力。面色较萎黄，舌体胖大，舌质淡红，边有齿痕，舌苔薄白，脉沉细弦。

> 问题
>
> （1）本病当诊断为何病，何证型？
>
> （2）其治法是什么？
>
> （3）试述该病的病因病机？

［治疗过程］

初诊方药：党参 12g，炒白术 10g，茯苓 12g，陈皮 10g，姜半夏 8g，醋香附 10g，厚朴 10g，炒乌药 10g，木香 6g，沉香 5g，盐小茴香 10g，吴茱萸 3g，桂枝 5g，刘寄奴 15g，砂仁 8g，豆蔻 10g，醋郁金 10g，炒白芍 12g，甘草 3g。30 剂，水煎服。嘱：饮食规律，忌食肥甘厚味、辛辣、生冷之品，注意腹部保暖及保持心情舒畅。

二诊：6 月 28 日。胃脘胀满好转，饮食量稍有增加，20 天来胃痛未作，前日因生气又发胃痛，余症依然。舌体胖大，舌质淡红，边有齿痕。舌苔薄白，脉沉细弦。上方加醋延胡索 10g，干姜 8g。30 剂，水煎服。

三诊：8 月 6 日。饭后偶有胃脘胀满及泛酸，其余时间胃胀胃痛已消失，饭量增至每日主食 250g 左右，身体较前有力。舌体胖大，舌质淡红，舌苔薄白，脉沉细。上方加焦三仙各 10g，煅瓦楞子 15g。30 剂，水煎服。

四诊：9 月 10 日。诸症基本消失，饭量已达每日 300g 左右。舌体稍胖大，舌质淡红，舌苔薄白，脉沉细。2005 年 9 月 5 日周口市中医院电子胃镜检查示：慢性浅表性胃窦炎。嘱其服用浓缩香砂六君子丸，每次 8 粒，每日 3 次，坚持服用 3 个月。

> 问题
>
> （4）本病用方的方义是什么？
>
> （5）二诊中为何加醋延胡索、干姜？
>
> （6）三诊中为何加焦三仙、煅瓦楞子？
>
> （7）本案与其他患者治疗的不同之处在哪里？

病例 4 王某，男，54 岁。1987 年 4 月 3 日初诊。

［主诉］胃满腹胀 10 年余。

［病史］10 年前因情志不畅出现胃满腹胀。以后常因饮食失宜或情志不畅症状加重。1986 年 4 月电子胃镜检查及病理活检提示：胃黏膜萎缩性胃炎伴轻度肠上皮化生，诊断为萎缩性胃炎。

［现症］胃满腹胀，时轻时重，喜温喜按，饮食减少，食后胀满，下午及夜间尤甚，大便溏，日行 1～2 次，四肢倦怠乏力。形体消瘦，面色无华，皮肤干燥，舌质淡，苔薄白，舌体胖大，边有齿痕，脉弦细无力。

> 问题
>
> （1）患者胃满腹胀，发病涉及哪几个脏腑？
>
> （2）试分析本案的病因病机并辨别本案证型。
>
> （3）本案应采取什么治疗原则？

［治疗过程］

初诊方药：党参 12g，炒白术 10g，茯苓 10g，陈皮 10g，姜半夏 8g，醋香附 10g，砂仁 8g，厚朴 10g，炒乌药 19g，丁香 5g，干姜 10g，焦三仙各 15g，甘草 3g。25 剂，水煎服。嘱：忌食生冷、辛辣、油腻之物。

二诊：5 月 5 日。胃满腹胀减轻，饮食增加，精神好转，大便正常。舌质淡红，舌体肥大，脉象弦细。去辛燥之丁香，加川芎 10g。上方共服 40 余剂，饮食正常，诸症消失，体重增加 2kg。电子胃镜及胃黏膜病理活检提示慢性浅表性胃炎。

> 问题
>
> （4）如何理解处方配伍？
>
> （5）二诊去丁香加川芎的意义是什么？
>
> （6）患者病愈后预防调护应注意哪些方面？

病例 5　王某，女，56 岁。2006 年 3 月 27 日初诊。

[主诉] 胃脘胀满半年，加重伴疼痛 2 月。

[病史] 患者自诉由于经常出差外地，饮食起居不规律，致胃脘胀满已近半年，因工作忙碌，自购健胃消食片、山楂丸、吗丁啉等药服用，自觉胀满好转。两个月前因与人聚餐饮用冰镇啤酒而致胃脘胀满加重，服上述药物效果不佳。

[现症] 胃脘胀满，饭后加重，时有隐痛，纳呆，乏力，胃脘喜暖，饮食温热食品觉胃脘舒适。舌体正常，舌质淡红，舌苔稍白腻，脉细弦。

> 问题
>
> （1）根据病史及症状判断疾病的虚实寒热。
>
> （2）本病治疗原则为何？

[治疗过程]

初诊方药：炒白术 10g，茯苓 12g，砂仁 8g，豆蔻 10g，陈皮 10g，姜半夏 8g，厚朴 10g，醋香附 10g，炒乌药 10g，木香 6g，沉香 3g，甘松 10g，炒莱菔子 15g，桂枝 5g，盐小茴香 10g，焦三仙各 15g，甘草 3g。10 剂，水煎服。嘱：饮食有节，忌食生冷及不易消化食品。

二诊：4 月 9 日。胃脘胀满减轻，偶有胃脘隐痛，食量稍增，上方去甘松、炒莱菔子、豆蔻，继服 15 剂。

三诊：5 月 3 日。胃脘隐痛基本消失，食量增加，食后仍有轻微胃脘胀满感，周身渐感有力。舌体正常，舌质淡红，舌薄白，脉沉细。可见脾胃虚弱，中寒不运，中焦气滞的病理状态已有改善，故症状减轻，治疗时日尚短，故应遵原方药继服 15 剂。

随访：5 月 26 日患者电话告知，上药已服完，胃痛等症消失而痊愈。现进食凉菜胃脘仍有轻微胀满感，余无不适。因将去外地出差，故要求服成药，嘱服用香砂六君子丸以坚持治疗。

问题

（3）如何理解初诊处方的配伍？

（4）二诊辨证调方依据为何？

（5）本案与《中医内科学》痞满篇痰湿中阻证和脾胃虚弱证有何区别？

病例 6 张某，男，50 岁。2005 年 8 月 30 日初诊。

[主诉] 间断胃脘胀满隐痛 8 年，加重 4 年。

[病史] 8 年前因工作紧张劳累，饮食无规律，胃脘经常胀满隐痛，当时未予重视，亦未服药治疗。4 年前因生气致胃脘胀满，隐痛加重。2001 年 5 月在郑州空军医院胃镜检查确诊为慢性萎缩性胃炎，经多家医院治疗，服用中药汤剂（用药不详）、养胃冲剂、维酶素、吗丁啉、丽珠得乐、甲硝唑、阿莫西林等药有短时之效，饮食稍有不宜或情志波动，病证即加重。2005 年 7 月 21 日郑州空军医院电子胃镜检查见胃黏膜呈灰色，皱襞变细，黏膜下血管透见如树枝状。提示慢性萎缩性胃炎。

[现症] 胃脘胀满，饭后尤甚，偶有短时隐痛，食欲不佳，饮食量少，喜食温热食品。大便溏薄，日 2 次，周身乏力，懒于活动。形体消瘦，面色无华，神情倦怠，舌体胖大，舌质淡，苔薄白，脉细弦。

问题

（1）分析本案病因、病机、辨证分型。

（2）本病治疗方法为何？

（3）慢性萎缩性胃炎胃镜下诊断标准是什么？

［治疗过程］

初诊方药：党参 12g，炒白术 10g，茯苓 10g，陈皮 10g，姜半夏 8g，醋香附 10g，砂仁 8g，厚朴 10g，炒乌药 10g，丁香 5g，干姜 10g，焦三仙各 12g，甘草 3g。25 剂，水煎服。嘱：忌食辛辣、油腻、生冷及不易消化食物，饮食有规律，自我调节情志。

二诊：9 月 26 日。胃脘胀满减轻，饮食增加，精神好转，大便不成形，日 1 次。舌体胖大，舌质淡。苔薄白。脉细弦。主症有所好转，为脾虚肝郁之病机已有改善，药证相符，仍遵原治则处方用药。大便减少为日 1 次，仍不成形，加炒薏苡仁 30g。继服 25 剂。

三诊：10 月 24 日。胃脘胀满基本消失，饮食基本恢复正常，身感有力，常外出散步，体重增加 1kg，大便日 1 次，成形。舌体胖大，舌质淡红，舌苔薄白，脉弦。上方去丁香、神曲，党参加量至 20g。30 剂，水煎服。

随访：药后胃脘胀满等症消失而痊愈。12 月 29 日患者来诊，诉 11 月 25 日服完三诊药后，又自持处方去药店购药，坚持 1 天服半剂，以求巩固。

问题

（4）处方中选用的主方是什么？如何理解处方配伍？

（5）三诊调方依据是什么？

【问题解析】

病例 1

（1）本病是以患者自觉心下痞塞，胸膈胀满，触之无形，按之柔软，压之无痛为主要症状的病证，故当诊断为胃痞，其证型为肝郁脾虚，胃失和降，中阳不振，痰湿阻滞。病位在胃，与肝脾两脏相关。

（2）其治法以温中健脾，疏肝解郁，和胃降气，燥湿化痰为主。

（3）本例因长期饮食劳倦所伤，脾胃受损，且终日考虑学生成绩及升学问题，压力颇大，过思伤脾，思则气结，致肝郁气滞，不得疏泄，横逆犯胃乘脾。肝胃不和，肝郁脾虚而胃纳呆滞，满闷不适；脾胃气虚，纳化无力，故食后症状加重，食量减少；中气不足，气血亏虚，上荣于面，温煦全身，故精神疲惫，面色不华，周身乏力；脾虚不能运化水湿，湿停痰生，则舌苔白腻。舌质淡，体胖大皆脾胃虚弱，脾阳不振之象。

（4）方义分析：方中炒白术、茯苓、炒薏苡仁、陈皮、姜半夏、甘草健脾补气，燥湿化痰；醋香附、木香、炒枳壳、厚朴疏肝解郁，除痞调中；沉香、炒乌药、盐小茴香、吴茱萸辛香温通，降气止痛；桂枝温经通阳，合白芍一散一收，有缓急止痛之效；砂仁醒脾和胃，化湿行气；刘寄奴苦泄温通，行散止痛。纵观本方，体现了行补、通补的原则。

（5）二诊时患者脾气渐充，纳化渐至有常，故脘腹胀满好转，胃脘隐痛消失。脾气渐旺，气血生化有源，形体得养，则周身乏力好转。上方加焦三仙各10g，炒莱菔子15g，以增和胃促运、下气宽中之力。

（6）三诊时患者病情得以控制，主症基本消失，复查胃镜结果显示：浅表性胃炎。在有效治则方药基础上，加盐知母10g以防温燥伤津，醋延胡索10g，丹参15g以活瘀通络。

病例 2

（1）本病以胃脘部痞满为主证，故当诊断为胃痞，其证型为肝郁脾虚，胃失和降，中阳不振。

（2）其治法为疏肝理气，健脾温中，通降和胃。李振华教授用自拟的经验方香砂温中汤加味。

（3）本案李振华教授以经验方香砂温中汤治之。药以炒白术、茯苓健脾益气以促运化；脾虚失运每致痰湿凝聚，故加陈皮、旱半夏、甘草取二陈汤义燥湿化痰，理气和中；醋香附、厚朴、炒乌药、木香、炒枳壳疏肝理气，调中除痞；炒乌药、沉香行气散寒，温降调中；气滞日久，经络必致不畅，故用醋郁金、刘寄奴苦泄行散，活血通络，且取刘寄奴芳香醒脾开胃，消食化积之功；桂枝温运脾阳，温化痰饮，合白芍使桂枝辛散而不致伤阴；盐小茴香理气和胃，温中祛寒；砂仁、焦三仙醒脾开胃，消食化积。诸药共奏疏肝理气、健脾温中、通降和胃之功。

（4）二诊时排便通畅，胃脘胀满及食欲好转，表明脾胃有健运之象，积滞渐化，大肠传导之职复常，口干、苔稍黄为方药稍嫌温燥，故以上方加知母12g滋阴润燥，以防阴伤；莱菔子15g下气宽中，加强消痞除胀之力。

（5）三诊时诸症消失，食欲转强，食生冷仍觉胃脘不适，为脾虚尚未完全复常，中焦仍有寒象，故遵原治则，上方加太子参15g增益气健脾之力。

（6）本例初因繁劳思虑，饮食失宜，致肝郁脾虚，中阳不运，胃失和降，痰湿阻滞，治宜疏肝健脾，温运中焦，消食和胃，燥湿化痰。本案胃痞由萎缩性胃炎所致，其病理特点多为脾虚、肝郁、胃实，治疗当以脾宜健、肝宜疏、胃宜和为原则，但需随其偏盛而加减用药，因病程已久，故当坚持服药半年左右。

病例3

（1）本病以胃脘部痞满为主证，诊断为胃痞；其证型为脾虚肝郁，中寒不运。

（2）其治法为健脾益气，疏肝理气，温中散寒。

（3）本例患者初因饮食不节，加之情志不畅及劳累而罹患胃疾，经中西医治疗病情时轻时重。肝郁胃滞日久，累及于脾，脾阳受损，中寒不运，中焦升降失常，故胃脘胀满，时有疼痛；脾虚纳化功能呆钝，故食欲不振，食量减少；脾胃受损，食少运迟，故上泛酸水；中气久虚，精微不化，故身体乏力。舌脉所现为脾虚肝郁之象。

（4）方义分析：本方药以党参、炒白术、茯苓健脾益气，以促运化；陈皮、半夏、醋香附、川厚朴、炒乌药、木香、沉香疏肝消痞，温降调中；盐小茴香、吴茱萸、桂枝散寒止痛，和胃止酸；刘寄奴、砂仁、豆蔻醒脾开胃，行气温中；醋郁金行气解郁，活血止痛；白芍、甘草调理肝脾，缓急止痛，诸药为伍，共为健脾益气，疏肝理气，温中散寒，制酸止痛之剂。因其胃病日久已达20年，脾虚、肝郁、胃滞较重为其特点；治疗上以香砂温中汤为主方，方中加沉香、刘寄奴重在疏肝顺降胃气，加吴茱萸、干姜重在温中散寒降逆，加党参意在健脾益气为其特点。

（5）二诊时患者脾虚肝郁之病机已有改善，故胃脘胀满减轻，食纳略增。生气后胃痛又作，为肝气犯胃，气滞瘀血；泛酸未减为中阳尚未振奋，仍以上方加醋延胡索 10g, 干姜 8g 以活血止痛, 温中祛寒。

（6）三诊时患者脾气得健, 中阳已复, 故病情大为好转, 食后偶有轻微胃脘胀满、泛酸, 上方加焦三仙各 10g, 煅瓦楞子 15g, 加强消食制酸之力。

（7）四诊时患者病机基本消除, 诸症消失, 虽然胃镜检查结果提示由慢性萎缩性胃炎逆转为慢性浅表性胃窦炎, 但由于本案患者病程日久, 病久本虚, 故嘱其服香砂六君子丸益气健脾、温中和胃以巩固疗效, 防止复发, 这是与其他患者治疗的不同之处。

病例 4

（1）本病痞满（慢性萎缩性胃炎）, 乃饮食所伤、情志失调, 导致肝郁脾虚, 胃失和降。其病位在胃, 与肝、脾密切相关。

（2）患者因饮食所伤、情志失调, 导致肝郁脾虚, 胃失和降。其病位在胃, 脾虚肝郁为病发之本, 饮食或情志所伤为发病之标。本例所现舌脉诸症均为脾胃气（阳）虚兼肝气郁结之证。

（3）对其治疗, 在脾虚肝郁为发病之本这一基础上, 脾胃气（阳）虚者宗东垣之说甘温补益之。但须强调疏肝理气, 注意兼证, 务使肝气条达, 脾土敦厚, 胃气和降, 则痞满自愈。故采取温中健脾, 疏肝解郁之法治之。

（4）本案治疗以香砂六君子汤为基础方。以党参、炒白术、茯苓、甘草益气补中健脾养胃；陈皮、半夏、砂仁理气宽中, 行气化湿；醋香附、厚朴、炒乌药、丁香、干姜疏肝理气, 温中助阳；山楂、神曲、麦芽助脾健胃, 消食和中, 共为健脾疏肝、温中行气之剂, 患者坚持服药, 终获良效。

（5）二诊时患者胃满腹胀减轻, 饮食增加, 精神好转, 大便正常。可见脾虚渐复, 肝郁渐疏, 故去辛燥之丁香, 但因患者面色无华, 皮肤干燥, 脾主肌肉四肢, 以香砂六君子汤加味健脾益气, 化生气血以滋养肌肤, 加川芎以行气活血。

（6）患者应节制饮食, 同时饮食清淡, 忌肥甘厚腻及生冷、辛辣之品；注意精神调摄, 保持乐观开朗, 心情舒畅；慎起居, 适寒温, 注意腹部保暖；适当参加体育锻炼, 增强体质。

病例5

（1）本例患者因平时工作忙碌，饮食不节，以致脾胃虚弱，纳化功能失常，中焦气滞，胃脘胀满，不欲饮食；饮用寒凉，伤及中阳，故胃脘喜暖，饮食温热而觉舒适；脾虚不能化生精微以充四肢，故体倦乏力。舌质淡，苔稍白腻，脉沉细为寒湿内蕴，脾胃气虚之象。

（2）本案患者脾胃虚弱，中寒不运，中焦气滞，以致寒湿内蕴，治需健脾和胃，温运中阳，温化寒湿，理气除胀。

（3）痞满虽病在胃，与脾密切相关，脾胃同居中焦，最易相互影响。胃病日久，累及脾脏，脾之阳气受损，运化失职，清气不升，浊气不降，中焦升降失常，不得流通，故作胃痞。所以治胃痞在和胃降气的同时，应重视健脾益气法的运用。本案以香砂温中汤加减，药以炒白术、茯苓、砂仁、豆蔻、陈皮、半夏健脾益气、燥湿化湿；脾以运为健，运脾可调气，以厚朴、醋香附、炒乌药、木香、沉香、甘松、莱菔子理气和胃、解郁止痛；桂枝、盐小茴香温经通阳、祛寒止痛；焦三仙和胃消食；甘草调和诸药。诸药共奏健脾和胃，温运中阳，温化寒湿，理气除胀之功效。在本案的治疗中体现了健脾有助于化湿，化湿有利于健脾；补中寓通，通中寓补等诸种原则。

（4）二诊时患者胃脘胀满减轻，偶有胃脘隐痛，食量稍增，可知脾土稍充，寒得温煦，中焦气滞渐疏，脾胃纳化功能有复常之象，故胀满减轻，饮食较前好转，腻苔已去为中焦之湿已化，故去化湿之豆蔻，理气除胀之甘松、莱菔子，继服以观疗效。

（5）患者因饮食不节，以致脾胃虚弱，纳化功能失常，痰浊内生，又因饮用寒凉，伤及中阳，使痰浊寒化。气虚为阳虚之渐，阳虚为气虚之甚。本案因脾胃气（阳）虚，且治疗除健脾益气外，需以桂枝通阳祛寒；因痰从寒化，除燥湿化痰外，需治以温化寒痰之法。

病例6

（1）本例患者因饮食无规律，加之情志刺激，导致肝郁脾虚。脾虚纳运失司，则致胃满腹胀，饮食减少，食后胀满尤甚。脾虚日久，寒从中生，则见脘腹喜温，大便溏薄；脾胃气弱，气血生化不足，形神失养则见面色无华、神情倦怠、四肢无力。舌脉所现，皆脾胃阳虚、肝郁气滞之象。

（2）由于本案由情志、饮食致肝郁脾虚，中阳不足，故治以健脾疏肝，温中和胃之法。

（3）参照中华中医药学会脾胃病分会《慢性萎缩性胃炎中医诊疗共识意见》（2009版），慢性萎缩性胃炎胃镜诊断标准为：①胃黏膜失去正常黏膜的橘红色，可见黏膜红白相间，以白为主。②黏膜皱襞变平甚至消失，黏膜血管显露。③黏膜呈颗粒状或结节样。

（4）方以香砂温中汤加减。药取党参、炒白术、茯苓、甘草益气补中健脾养胃；陈皮、半夏、砂仁理气宽中，行气化湿；醋香附、厚朴、炒乌药、丁香、干姜疏肝理气，温中助阳；山楂、神曲、麦芽助脾健胃，消食和中。由于本案由情志、饮食致肝郁脾虚，中阳不足，故治疗在疏肝健脾的基础上还以干姜、炒乌药温运中阳，疏肝理气，使肝气得疏，脾气得健，中阳温运而诸症渐消。

（5）三诊时患者胃脘胀满基本消失，饮食基本恢复正常，可见肝郁已解，中寒已散，脾复健运之职。故去丁香、神曲，党参加量至20g，加强培补之力以巩固疗效。

【学习小结】

导致胃痞的因素有多种，大致可分为内因、外因、不内外因。内因者，素体脾虚；外因者，多为外感六淫；不内外因者，内伤饮食。外感寒邪或湿热、嗜食肥甘厚味、饮食不节等都可影响脾胃的运化功能，日久则损伤脾胃，导致脾胃虚弱。情志失调则为不内外因，长期情志抑郁，忧思伤脾；或者暴怒伤肝，肝的疏泄条达功能失常，肝气横逆乘脾犯胃，最终导致脾胃升降失常。另外，气行则血行，气滞则血瘀。痞满久治、失治导致气机长期郁滞不通，终至脉络瘀滞。胃痞临床上以虚证为多见，尤其是脾胃气虚。胃痞久病失治则耗气伤阴而发为气阴两虚证，治疗上除了健脾疏肝和胃，还要注意养阴药物的运用。胃病"七分调理，三分治疗"，除了运用药物治疗外，平时的生活调护亦尤为重要。要尽量保持正常的饮食起居，适度的锻炼身体，调畅情志，饮食要以清淡为主，少食肥甘厚味，注意固护脾胃，使其功能正常发挥。

【课后拓展】

1. 了解慢性萎缩性胃炎的中西医诊断标准。

2. 了解西医学对本病的认识、研究和进展。

3. 通过对本病的学习，写出学习心悟。

4. 参考阅读：王园满，徐永利.李郑生主任中医师治疗慢性萎缩性胃炎经验［J］.中医研究，2014，27（12）：41-43.

第三节　呕　吐

呕吐是指胃失和降，气逆于上，迫使胃中之物从口中吐出的一种病证。一般以有物有声谓之呕，有物无声谓之吐，无物有声谓之干呕，临床呕与吐常同时发生，故合称为呕吐。

根据本病的临床表现，呕吐可以出现于西医学的多种疾病之中，如神经性呕吐、急性胃炎、胃黏膜脱垂、幽门痉挛、幽门梗阻、贲门痉挛、十二指肠壅积症等。其他如肠梗阻、急性胰腺炎、急性胆囊炎、尿毒症、心源性呕吐、颅脑疾病，表现以呕吐为主症时，亦可参考本节辨证论治，同时结合辨病处理。

【辨治思路】

隋·巢元方《诸病源候论·呕吐候》指出："呕吐之病者，由脾胃有邪，谷气不治所为也，胃受邪，气逆则呕。"说明呕吐的发生是由于胃气上逆所致。呕吐不外分虚实两端，实证因外邪、食滞、痰饮、肝气等邪气犯胃，以致胃气痞塞，升降失调，气逆作呕。虚证为脾胃气阴亏虚，运化失常，不能和降。亦有因脾胃素虚，复因饮食所伤，而出现虚实夹杂之证。

病变脏腑主要在胃，还与肝、脾密切相关。若脾气（阳）素虚，痰饮内生，阻碍中焦气机，以致胃气上逆，则形成痰饮内阻证；或肝气郁结，横逆犯胃，胃气上逆，形成肝气犯胃证；或患病日久，伤脾失运，致脾胃气（阳）虚，纳运无力，胃虚气逆，则成脾胃气（阳）虚证；胃阴不足，胃失濡降，则成胃阴耗伤证。李振华教授在临床治疗呕吐时，谨守"健脾、疏肝、和胃"之法，佐以解表、消食、化痰、解郁等法和胃降逆。脾气充足、肝气调达、胃滞已消，兼夹之邪既去，则胃气自降，呕吐自止。

【典型医案】

病例 1　胡某，女，37 岁。1993 年 8 月 6 日初诊。

［主诉］恶心呕吐，胃脘胀痛 1 周。

［病史］1 周前因过食生冷，导致胃脘胀痛，继之恶心，食入即吐，发热，体温在 37.5～38℃。当地医院按急性胃炎治疗 1 周，曾用维生素 C、维生素 B_6、庆大霉素等，效果不佳，而前来就诊。

［现症］恶心呕吐，胃脘胀痛，纳呆食少，嗳气，恶寒发热。面色无华，形体消瘦，表情痛苦，言语无力。舌质淡，体胖大，苔白腻，脉滑数。

> 问题
>
> （1）本案患者既有外感症状，又有内伤症状，可判断出证型是什么？
>
> （2）根据证型归纳出治疗原则是什么？可用方药是什么？

［治疗过程］

初诊方药：藿香 15g，炒白术 10g，茯苓 15g，陈皮 10g，半夏 8g，厚朴 10g，砂仁 8g，木香 6g，葛根 15g，佛手 12g，薏苡仁 30g，炒枳壳 10g，焦三仙各 12g，甘草 3g，生姜 10g。3 剂，水煎服。嘱：避风寒，调饮食，忌生冷油腻之品。

二诊：1993 年 8 月 9 日。体温恢复正常，胃脘胀痛大减，呕吐未作，能进少量稀粥，舌质淡，体胖大，苔白稍腻，脉滑。去葛根，加佩兰 10g 加强化湿之力，3 剂，水煎服。

三诊：1993 年 8 月 12 日。纳食好转，胃已不痛但稍胀、嗳气消失，余无特殊不适。舌质淡红，体稍胖大，苔薄白，脉沉细。上方加党参 10g，醋郁金 10g。3 剂，水煎服。

> 问题
>
> （3）如何理解处方配伍？
>
> （4）二诊时体温恢复如常，呕吐渐止说明什么？
>
> （5）三诊调方依据是什么？
>
> （6）呕吐患者应如何服药？饮食又当如何？

病例 2　王某，女，22 岁。1993 年 2 月 18 日初诊。

[主诉] 间断性呕吐 1 年余。

[病史] 1991 年 12 月因工作不佳，心情不畅，遂出现嗳气，呕吐伴腹痛。当时未治疗。以后呕吐渐频繁发作，生气时加重，在郑州市人民医院治疗，西医诊断为肠套叠，用维酶素、得乐冲剂等药治疗，症状没有控制，前来就诊。

[现症] 呕吐，腹痛便秘，纳差，时有嗳气，语言无力，面色无华，形体消瘦。舌质淡红，苔微黄，脉弦。

> 问题
>
> （1）《景岳全书·呕吐》指出："呕吐一证，最当详辨虚实。"本案属虚实哪端？
>
> （2）此例是否属阳明腑实证？可否用承气汤类方剂？
>
> （3）为何患者生气时呕吐加重？
>
> （4）简要说明此案理法方药？

[治疗过程]

初诊方药：炒白术 10g，茯苓 15g，橘红 12g，半夏 8g，醋香附 10g，砂仁 8g，厚朴 10g，盐小茴香 10g，炒乌药 10g，炒枳壳 10g，盐知母 10g，丁香 5g，柿蒂 15g，枳实 10g，竹茹 12g，火麻仁（捣）30g，甘草 3g。10 剂，水煎服。嘱：调情志，节饮食。

二诊：2月28日。嗳气已除，呕吐减少，腹痛腹胀减轻，舌质淡红，苔薄，脉弦。上方去竹茹、枳实、柿蒂、火麻仁，加丹参15g，红花9g，继服10剂。

三诊：3月10日。诸症消失，腹部X线提示：未见肠套叠，病获痊愈。为巩固疗效，防止复发，改为香砂六君子汤，继服10剂，以健脾和胃，巩固疗效。

问题

（5）治疗此患者所选为何方？如何理解其处方配伍？

（6）如何理解二诊中加减用药？

病例3 邵某，男，22岁。1992年3月24日初诊。

[主诉] 间断性干呕4年余。

[病史] 平素饮食无规律，喜进冷食，于1988年元月开始时常干呕，未经治疗，之后病情加重，干呕发作频繁，在济源市人民医院经B超检查诊断为：慢性胆囊炎；胃镜检查为：慢性浅表性胃炎。服三九胃泰、利胆片、胃复安片、雷尼替丁胶囊等中西药治疗，效果不佳，病情时轻时重，遂来求诊。

[现症] 现时发干呕，凉食后加重，四肢喜温，腹胀，嗳气，体倦乏力。面色不荣，形体消瘦，精神不振。舌质淡，舌边有齿痕，苔薄，脉沉细。

问题

（1）根据患者症状判断患者脾胃功能如何？

（2）本案证型是什么？治疗原则为何？

（3）干呕与反胃如何鉴别？

[治疗过程]

初诊方药：炒白术10g，茯苓15g，陈皮10g，半夏8g，醋香附10，厚朴10g，砂仁8g，盐小茴香10g，炒乌药10g，丁香5g，柿蒂15g，桂枝6g，吴茱萸5g，甘草3g。3剂，水煎服。嘱：忌食生冷油腻。

二诊：3月30日。干呕发作减少，嗳气、腹胀减轻，舌脉同前。上方加盐知母10g，天花粉10g。5剂，水煎服。

三诊：4月5日。干呕又减，腹胀、嗳气消失，口渴减轻，舌脉同前，大便略干。腑以通为用，大便通有助于胃气下降，故上方加火麻仁20g以润肠通便，继服15剂。

四诊：4月20日。干呕已无，诸证均除，大便正常，病获痊愈。

问题

（4）初诊的主方是什么？如何理解处方配伍？

（5）二诊与初诊相比脾胃功能如何？

病例4　张某，男，41岁。1993年11月1日初诊。

[主诉]恶心呕吐，不思饮食6天。

[病史]十二指肠球部溃疡病史11年余，曾经中西药物治疗，病情时轻时重，终未痊愈，每在秋末冬初之际加重。今年10月病情再次复发，6天前突然出现恶心呕吐，不思饮食，甚时水入即吐。胃镜提示：十二指肠球部溃疡，伴幽门水肿，不完全梗阻。在当地医院曾用青霉素、维生素B_6、维生素C及液体支持疗法，效果不佳。

[现症]恶心呕吐，脘闷腹胀，食少纳呆，身倦乏力，面色萎黄，形体消瘦，表情痛苦。舌质淡暗，体胖大，边有齿痕，苔白腻，脉弦滑。

问题

（1）此案呕吐的病性是什么？

（2）简要分析脘闷腹胀，食少纳呆，身倦乏力，面色萎黄的原因？

（3）简要阐明其病机及遣方用药？

[治疗过程]

初诊方药：炒白术10g，茯苓20g，薏苡仁30g，泽泻12g，桂枝5g，橘红10g，半夏8g，木香6g，豆蔻10g，佛手12g，厚朴10g，炒枳壳10g，藿香15g，甘草3g，生姜5g。3剂，水煎服。嘱：流质饮食，忌生冷油腻辛辣之品。

二诊：11月4日。恶心呕吐减，已能进稀粥，脘闷腹胀亦有好转，舌脉同前，效不更方，继服4剂。

三诊：11月8日。恶心呕吐得以控制，已能进半流质饮食，脘腹胀闷大减，舌质淡暗，体胖大，边见齿痕，苔白腻，脉弦滑。方中去藿香，加焦三仙各12g。6剂，水煎服。

四诊：11月15日。诸症消失，纳食正常，舌质淡红，体胖大，苔薄白，脉沉细。继服香砂六君子汤加减，处方：党参10g，炒白术10g，茯苓15g，陈皮10g，半夏8g，醋香附10g，砂仁8g，厚朴10g，炒枳壳10g，醋郁金10g，醋延胡索10g，刘寄奴12g，海螵蛸10g，甘草3g。

五诊：1994年1月23日。上方略有加减又服60剂，精神饮食均好，面色红润，体重增加，嘱其注意饮食调理并复查胃镜。

问题

（4）说出所选方剂及配伍寓意？

（5）三诊为何去藿香？

（6）为何更方为香砂六君子汤加减？

【问题解析】

病例1

（1）《古今医统大全·呕吐哕门》指出："无病之人，卒然而呕吐，定是邪客胃腑。在长夏暑邪所干，在秋冬风寒所犯。"此患者由于饮食不节，过食生冷，复感风寒，损伤脾胃，使脾胃升降失常，运化失职，湿浊阻滞中焦，胃气上逆，故恶心呕吐，胃脘胀痛。风寒外束则恶寒发热。故本案证型为外感风寒，内伤饮食。

（2）治疗原则：解表化湿，温中理气。可用藿香正气散加减治疗。

（3）方中藿香芳香化浊，疏散表邪；炒白术、茯苓、薏苡仁，甘草化湿健脾；半夏、陈皮、生姜和胃降逆止呕；本方不同于藿香正气散的是用葛根代紫苏，葛根既发汗解表、解肌退热，又可醒脾健脾；因本案有嗳气、腹胀、纳差等食滞症状，故弃大枣用焦三仙以消食导滞，加木香、炒枳壳、厚朴行气消胀；此外李振华教授治脾胃病喜用佛手、砂仁以疏肝郁，行气滞，和脾胃，止疼痛，体现了肝胃、肝脾同治的治疗特点。

（4）二诊时患者呕吐止，已能进食，发热恶寒已无，胃胀痛减轻，说明表邪已解，湿浊渐化，脾胃功能渐复，故去解肌退热之葛根，加佩兰加强化湿之力。

（5）三诊时寒湿已祛，脾胃尚虚，加党参以益气健脾，加醋郁金以疏肝解郁，调整脾、胃、肝三脏腑功能，促其恢复。

（6）在临床治疗呕吐患者时，服药应在早饭后，少量频服为佳，以减少胃的负担。根据患者情况，以热饮为宜，且加入生姜为引，以免格拒难下，逆而复出。呕吐频繁时，仅进流食；待呕吐渐止，可半流质饮食。呕吐症状缓解后2日可清淡饮食。

病例 2

（1）患者因情志抑郁，肝气郁结，肝失条达，横逆犯胃而致呕吐，故初起为实证；后反复发作且病程较长，病机演变为脾虚肝郁胃滞，故属虚实夹杂证。

（2）木旺克土，日久损伤脾胃，土壅亦致木郁甚，如此脾胃更虚，故每遇情志不舒，则更易克伐脾土。

（3）"痞、满、燥、实"乃阳明腑实证的四大主证，此案虽有腹痛便秘，是因虚致实，属本虚标实之证，故不可承气汤类，切忌犯虚虚实实之戒。

（4）本案患者因情志所伤，肝郁乘脾，木郁土壅，胃、肠通降失常，气机阻闭，故见腹胀、腹痛。久则累及脾运，致脾胃虚弱，故见脾虚诸症。属脾虚肝郁之呕吐，治以健脾益气，疏肝和胃，方选香砂六君子汤加减。

（5）西医的肠套叠，相当于中医之"腹痛""呕吐""反胃""关格"，常以痛、吐、胀、闭为四大症，治疗多以通里攻下为主法。然不可墨守成规，李振华教授注重辨证论治。故方用香砂六君子汤健脾益气和胃，其中炒白术、茯苓、甘草健脾益气；半夏降逆止呕；陈皮、砂仁理气降逆；本方用于此，即可补虚，又能行气，还可和胃止呕，可谓一举三得。醋香附、盐小茴香、炒乌药疏肝理气，和中止痛。盐知母滋阴柔肝以治肝郁；加丁香、柿蒂、竹茹以增降逆止呕之力。本证因实致虚，虚实夹杂，必不耐攻伐，故用较大量火麻仁以润肠通腑，加厚朴、枳实、炒枳壳助其缓下，以行气除痞消胀。

（6）二诊时嗳气已除，呕吐、腹痛、腹胀减轻，说明肝郁得疏，脾气得健，气滞渐除，腑气得通。上方去竹茹、柿蒂、枳实、火麻仁，因"不通则痛"，故加丹参15g，红花9g，活血化瘀以止痛。

病例3

（1）《素问·举痛论》云："寒气客于肠胃，厥逆上出，故痛而呕也。"汪机《石山医案》认为，脾胃喜温而恶寒，脾胃有伤，非甘温之剂不能补。此患者为饮食无节，过食生冷，损及脾胃，中焦虚寒，浊阴上逆而致干呕，诸症皆为脾胃阳虚表现。

（2）根据病因病机，可将本案辨为脾胃气（阳）虚证，宜温中健脾，降逆止呕。

（3）干呕与反胃，同属胃部病变，其病机都是胃失和降，气逆于上，而且都有呕吐的临床表现。但反胃系脾胃虚寒，胃中无火，难以腐熟食入之谷物，以朝食暮吐，暮食朝吐，终致完谷尽吐出而始感舒畅。干呕以有声无物为特征，因胃气上逆所致，有感受外邪、饮食不节、情志失调和胃虚失和的不同，临诊之时，是不难分辨的。

（4）本案以李振华教授经验方香砂温中汤加减，药以炒白术、茯苓健脾化湿；陈皮、半夏、砂仁和胃止呕；丁香、柿蒂、桂枝温胃降逆；尤其以吴茱萸既温中止呕，又暖肝降逆，专治浊阴上逆之呕吐。醋香附、厚朴、炒乌药、盐小茴香既可温中散寒，行气除胀，又可疏肝理气，和胃降逆。此方集健脾、温中、疏肝、和胃、降逆诸法则，体现了脾宜健、肝宜疏、胃宜和的学术思想。

（5）二诊时患者干呕发作减少，嗳气、腹胀减轻，说明中焦得温，脾胃得健，脾升胃降渐趋正常。

病例4

（1）李振华教授认为脾胃病辨证之要，在于辨别疾病的寒热与虚实性质，而后对证施治。四诊合参，本证属脾胃虚寒、痰湿中阻证，为本虚标实、虚实夹杂之证。

（2）患者发病已久，脾胃虚弱，运化失司，湿停痰聚，阻于中焦，脾胃升降失常，而见恶心呕吐、脘闷腹胀、食少纳呆；脾虚不运，气血生化乏源，见身倦乏力，面色萎黄。

（3）本案为脾胃虚寒，痰湿中阻证。李振华教授曾讲："辨证是关键，只要辨准证，就可应万变，不能以西医的化验结果指导中医治疗。"方用经验方香砂温中汤以温中健脾，和胃降逆为主，合用五苓散健脾以化痰湿，取其标本同治。

（4）香砂温中汤乃李振华教授自拟经验方，药物组成为炒白术、茯苓、陈皮、半夏、醋香附、砂仁、川厚朴、炒枳壳、醋郁金、桂枝、白芍、木香、甘草。本方以通为主，以补为次。先以调理肝、脾、胃，使气血调和，诸证缓解，后再加重益气健脾，以达巩固。方中陈皮、半夏、茯苓、砂仁、厚朴以消食和胃为主，佐以疏肝解郁理气之醋香附、炒枳壳、醋郁金，炒白术、茯苓配桂枝、白芍、木香、甘草健脾理中，调和气血。此有不同于五苓散原方的是弃猪苓而加薏苡仁、增茯苓量，意在由《伤寒论》利水渗湿之途转到健脾化湿上来。加用藿香芳香化湿且止呕逆。

（5）长期应用芳香之品易化燥伤阴，且恶心呕吐基本消失，故方中去藿香，加焦三仙各12g以健脾胃、增饮食。

（6）李振华教授通过研读历代医案文集，并结合多年临证经验，提出"脾本虚证，无实证，胃多实证，脾虚为气虚，甚至阳虚无阴虚，胃有阴虚证"，故以香砂六君子汤基础制定出以通为主、以补为次的香砂温中汤；现患者已邪去症消，再施以参、芪等益气健脾而达扶正。故用香砂六君子汤加减以健脾益气，收敛生肌，巩固疗效。

【学习小结】

从以上病案可以看出，李振华教授治疗呕吐病时，认为其病理多为本虚标实证，本虚以脾气虚、脾阳虚为主，标实多表现在肝、胃二脏，且常反复发作，多虚实甚至寒热错杂。正如《内经》所说："实在阳明，虚在太阴"，及李杲提出"善治病者，唯在调理脾胃"之说。故李振华教授在治脾胃病时，根据慢性脾胃病气（阳）虚占90%以上的临床经验，自拟了肝脾胃同治的李氏香砂温中汤，用于治疗各种慢性脾胃病之气（阳）虚者，疗效显著。

【课后拓展】

1. 找出《伤寒论》与《金匮要略》中有关呕吐的论述，并背诵。
2. 查阅相关资料，查阅西医学对本病的认识、研究和进展。
3. 通过对本病的学习，写出学习心悟。

第四节　呃　逆

呃逆，是指气逆上冲，喉间呃呃连声，声短而频，不能自制为特征的疾患。轻者偶然发作，持续数分钟，可不治而愈。本节所述呃逆是指病位以胃、膈为主，以呃逆为主症的疾患。西医学认为呃逆是因膈肌痉挛所致。本病既可单独发生，也可在胃肠神经官能症、胃炎、胃扩张、肝硬化晚期，以及某些大手术后等疾病中继发出现。

【辨治思路】

呃逆的病因有内因与外因两方面，外因多由感受外邪所致，如寒邪客胃，凝滞气机，胃失和降，气逆动膈而致呃逆。内因多由饮食所伤，情志郁怒，肝肾阳虚，胃阴不足所致，如饮食生冷或过食辛热厚味，以致寒积于胃或胃中燥热；或情志不舒，肝气郁结，横逆犯胃，或郁久化火，痰火互结，致使胃失和降而气逆动膈；或年高体弱或久病大病等致肝肾阳虚，胃虚失和，清气不升，浊气不降；或胃阴不足，润降失常均可致胃失和降，气逆动膈而发生呃逆。

辨证时结合其寒热虚实，并以呃逆病的兼证为据，并结合舌脉象辨析之。一般以理气和胃，降逆止呃为基本原则，实者注重祛邪，并视寒热之别，选用温降、清降之法；虚者重在扶正，并视阳虚阴虚之异，分别合用温补、滋阴之法。

【典型医案】

病例 高某，男，41 岁。1993 年 12 月 11 日初诊。

[主诉] 阵发性呃逆，伴呕吐 4 天。

[病史] 患者半月前以风湿性关节炎住入县医院，使用抗生素类药物及中药清热解毒、通利关节之剂治疗，膝关节灼热红肿症状虽好转，但引起腹胀，食欲不振。4 天前出现呃逆，呃声连连，不能自制。1993 年 12 月 10 日县医院胃镜检查提示：慢性食管炎；慢性浅表性胃炎。四天来曾使用维生素 B_1、维生素 B_6、谷维素、安定、华蟾素、山莨菪碱等药物治疗，效果不佳。

[现症] 呃逆频作，其声连连，腹胀，纳差，时有呕吐，面色少华，表情痛苦，形体较胖，大便溏薄。舌质淡，体胖大，苔白腻。

问题

（1）此病与干呕有何不同？

（2）患者治疗风湿性关节炎时，为何会出现腹胀，食欲不振？

（3）《本草纲目》指出呃逆病"有寒有热，有虚有实，其气自脐下冲上，作呃呃声"。说明此案的虚实寒热偏重。

（4）本案辨为何证？

[治疗过程]

初诊方药：炒白术 10g，茯苓 15g，橘红 10g，半夏 8g，木香 6g，砂仁 8g，厚朴 10g，枳实 10g，佛手 10g，藿香 15g，丁香 5g，柿蒂 15g，焦三仙各 12g，甘草 3g，生姜 5 片。3 剂，水煎服。嘱：忌食生冷油腻之品及寒凉药物。

二诊：12 月 14 日。呃逆、呕吐止，腹胀大减，纳食增加，舌质淡红，苔薄白，脉沉细。守方去藿香；加炒乌药 10g，党参 10g。6 剂，水煎服。

三诊：12 月 20 日。精神、饮食均好，无明显不适症状。嘱其治疗关节炎时配服香砂养胃丸以健脾和胃。

> 问题
>
> （5）本案选用的主方是什么？如何理解处方配伍？
>
> （6）二诊为何去藿香，加炒乌药、党参？

【问题解析】

病例

（1）《景岳全书·呃逆》曰："哕者，呃逆也……干呕者，无物之吐，即呕也。"干呕指呕吐时有声无物，胃气上冲而致，与呃逆之喉间呃呃连声，声短而频，不能自制不同。

（2）因患者膝关节灼热红肿而过用清热解毒之药及使用抗生素，苦寒之药最易伤脾胃，阳气受损，脾胃纳运失常，痰湿内生，阻滞气机而见此症。

（3）患者因过服寒药伤及脾胃之阳，结合大便溏、舌质淡、体胖大，可知其病性属寒、属虚；后因脾胃虚弱，运化失司，痰湿中阻，而为本虚标实、虚实错杂之证。

（4）依据病因、症状、脉象，四诊合参，辨为脾胃虚寒，痰湿中阻，胃气上逆证。

（5）综合分析，紧扣病机，立温中健脾，和胃降逆之法，以自拟香砂温中汤加减治之，收效甚佳。药以炒白术、枳实健脾行气，消补兼施；橘红、半夏、茯苓取二陈汤燥湿化痰，且半夏、生姜为名方"小半夏汤"，配砂仁专以和胃止呕；木香、厚朴温中理气；有言藿香为"治脾胃呃逆，为最要之药"，故加藿香醒脾和中；佛手苦温通降，理气快膈；丁香、柿蒂伍用出自《济生方》"柿蒂汤"，二者一散一敛，一升一降，相互制约，相互为用，故温中散寒，和胃降逆，止呃逆甚妙。

（6）二诊时患者呃逆、呕吐止，可略减和胃止呕之品，故去藿香，加炒乌药、党参10g，以增益气温中疏肝之力。临床上关节炎患者多长期服用非甾体抗炎药，其胃肠道的不良反应明显，故李振华教授嘱患者治疗关节炎时配服香砂养胃丸以健脾和胃，培补后天。

【学习小结】

　　呃逆发病在膈，但与脾胃、肝、肺、肾等脏腑有关，因饮食不节、情志不遂、久病体虚等致使胃气上逆动膈而成，治疗多以理气和胃、降逆止呃为法，分清虚实寒热，辨证论治，标本兼顾。肺为华盖，位居膈上，主肃降，其经脉还循胃口、上膈，故肺气宣降失常，亦影响胃气和降，故遣方时加桔梗、杏仁、枇杷叶等来宣通肺气，则有助于胃气和降；亦有呃逆反复发作，久治不愈者，此为气机不畅日久，久病入络，血行瘀阻，可加刘寄奴、莪术等调理气血之药。

　　此病无论因饮食不节而致，抑或因情志不遂、久病体虚，病机终会演变为脾虚肝郁，故李振华教授治疗此类疾患时，常以香砂六君子汤为基础，加丁香柿蒂散、旋覆代赭汤等降逆止呃等方药，并酌加用疏肝和胃之药，如炒乌药、盐小茴香等；若痰湿重者，加薏苡仁、泽泻等；若兼有胸闷气短，可加瓜蒌、薤白、檀香以宽胸理气；若气滞血瘀明显者，可加莪术、刘寄奴等。

【课后拓展】

1. 检索治疗呃逆的历代方药。
2. 理解并背诵《景岳全书·呃逆》与《丹溪心法·呃逆》篇。
3. 查阅西医学对本病的认识、研究和进展。
4. 通过对本病的学习，写出学习心悟。

第五节　噎膈

　　噎膈，是指饮食吞咽之时，哽噎不顺，饮食不下，或食入即吐的病证。"噎"，塞也，指吞咽之时，哽噎不顺；"膈"，指胸膈阻塞，饮食不下，格拒不入，或食入即吐。"噎"虽可单独出现，但又每为"膈"的前兆，因此噎膈并称。相当于西医学的食道癌、贲门癌、贲门痉挛、食道炎、食道神经官能症等疾病。

【辨治思路】

噎膈总病机为气、痰、瘀相互交结阻隔于食道、胃脘所致。李振华教授认为痰来源于脾胃，气来源于肝，饮食伤胃，痰湿内生；情志不舒，则气机不畅，湿亦阻滞气机，气滞则血瘀，终致痰、气、瘀阻隔于食道、胃脘。噎膈的病位虽在食道，但与脾胃肝密切相关。治疗时辨别轻重、虚实、标本缓急，初起标实者治以祛邪为主，据气滞、痰阻、瘀血偏重之不同，治以开郁行气、化痰散结、活血化瘀之不同治法；后期以本虚为主或虚实并重者，治以扶正为主或攻补兼施。据阴虚、阳虚之异，治以滋阴、温阳不同之法。

【典型医案】

病例 刘某，女，26岁。1974年3月8日初诊。

[主诉] 吞咽困难1年余。

[病史] 1973年春节饮酒时，误将一杯25%烧碱溶液喝下，遂引起食管溃破，口吐鲜血约150mL，呕吐，不能咽水，壮热烦渴，体温39.5℃。经当地医院抗生素输液治疗，病情得到控制，但遗留吞咽困难，不能吃硬食。胃镜检查提示：食管中段约2.5cm黏膜糜烂，收缩功能极差，建议转院治疗。即到河南医学院一附院，X线摄片提示：食管狭窄，建议手术治疗。患者深感畏惧而来求诊。

[现症] 吞咽困难，汤水可下，口干欲饮，大便干结。舌质红，苔薄少津，脉弦细。

> 问题
>
> （1）患者发病时为何吐大量鲜血，且伴有呕吐、壮热烦渴？
>
> （2）简要解释现症中口干欲饮，大便干结，舌质红，苔薄少津，脉弦细的机理？

[治疗过程]

初诊方药：辽沙参21g，麦冬15g，石斛15g，生白芍21g，葛根12g，丹参24g，牡丹皮10g，生地黄15g，当归12g，炒枳壳12g，天花粉12g，甘草

6g。3 剂，水煎服。

二诊：3 月 11 日。吞咽稍利，咽干大减，能吃馒头，但需饮水冲下。上方加炒桃仁 10g，继服 10 剂，吞咽基本正常，口已不干，舌体有津，大便质软。嘱再服 6 剂，以善其后。两年后随访，饮食完全恢复正常。

问题

（3）如何理解此案的遣方用药？

（4）二诊中为何加炒桃仁？

【问题解析】

病例

（1）《辞海》载："氢氧化钠……具有强腐蚀性，易溶于水，同时强烈放热。"可见其为大热之性，患者误服，热邪灼伤脉络，腐蚀食管，血液外溢，故口吐鲜血、呕吐；大热之物，最能伤津耗液，热盛津伤，故壮热烦渴。

（2）患者经过及时抢救，使食管疮疡得以愈合，但已损之阴津未复，食管失于润养，气血瘀滞，失其缩张，吞咽不利，尤其吞咽硬食困难。脾胃开窍于口，与大肠相连，津液受损，升清输布无源，见口干欲饮，舌质红，苔薄少津；阴津不能濡养肠道，传导失司，而见大便干结。

（3）本案属阴虚内热，气血瘀滞之噎膈。李振华教授依据自己多年临床经验，以清热养阴、活血通络为法，自拟药方，方中用辽沙参、麦冬、石斛、生地黄、葛根、天花粉养阴生津；丹参、牡丹皮、当归活血化瘀。气机通畅，则瘀血可行，并佐以炒枳壳宽中下气。是病虽前贤无所记载，但运用中医的辨证施治理论深入分析，亦能收到满意疗效。

（4）此案患者吞咽不利责之于津伤与瘀血，咽干大减，但仍吞咽不利，缘活血化瘀力度不够，故加炒桃仁增强祛瘀之功。

【学习小结】

噎膈一病，早期仅有吞咽之时哽噎不顺，全身症状不甚明显，中晚期则进行性吞咽困难，食常复出，甚则胸膈疼痛，滴水难入，属于本虚标实之证，辨证时分清本虚与标实之别，标实当辨气结、痰阻、血瘀三者之不同；本虚则有阴虚、阳虚之异。李振华教授临证时，见多数患者有脾虚的症状，治疗多从脾胃着手，培补后天，使"正气存内，邪不可干"。然临证时来求治者亦有食道癌、喉癌等恶性肿瘤患者，且多数已行手术，且后续有放化疗治疗，对机体元气损伤更甚，此时行中药调理，培养后天以养元气，能提高患者的生活质量及生存时间。

【课后拓展】

1. 如何理解朱丹溪在《脉因证治·噎膈》中的"血液俱耗，胃脘亦槁"？
2. 查阅相关资料，查阅西医学对本病的认识、研究和进展。
3. 通过对本病的学习，写出学习心悟。

第六节　痢　疾

痢疾是以大便次数增多，腹痛，里急后重，痢下赤白黏冻为主症，是夏秋季常见的肠道传染病。可见于西医学中的细菌性痢疾、阿米巴痢疾，而临床上溃疡性结肠炎、放射性结肠炎、细菌性食物中毒等出现类似上述所述痢疾的症状者，也属本病范畴。

【辨治思路】

痢疾一病，有急性、慢性之分，急性痢疾者，多由外感时邪或饮食不节（洁），以致寒湿、湿热或疫毒湿内蕴肠腑，使腑气壅滞，气滞血阻，气血与邪气相搏结，夹糟粕积滞肠道，脂络受伤，腐败化为脓血而致本病的发生。在辨证上，当审痢疾之久暴，察虚实主次，识寒热偏重。治疗上应根据其病证的寒热虚实，而确定治疗原则：热痢清之，寒痢温之，初痢实则通之，久痢虚则补之，寒热交错者清温并用，虚实夹杂者攻补兼施。同时，还当配合调气和血之法，正如刘河间提出的"调气则后重自除，行血则便脓自愈"。

【典型医案】

病例1　刘某，男，50岁。1991年10月15日初诊。

[主诉] 大便不爽、里急后重半月。

[病史] 半月前因腹痛绵绵，排便次数增多，便中有黏液，里急后重，在当地医院诊断为细菌性痢疾。用西药治疗后得以好转，但未能根治。便常规检查示：便中有红细胞、白细胞，但未培养出细菌。

[现症] 患者形体消瘦，倦怠懒言，四肢欠温；大便稀薄，便之不爽，便中夹有黏液，里急后重，左下腹绵绵作痛，腹胀，食欲欠佳。舌体胖大，舌质淡，舌尖红，苔秽腻，脉沉细。

问题

（1）患者现症见便次增多，便中夹有黏液、里急后重，如何分析？

（2）试根据患者症状，鉴别痢疾与泄泻。

（3）简要解释目前患者的病机及治则？

[治疗过程]

初诊方药：党参15g，炒白术10g，茯苓15g，干姜10g，龙眼肉6g，陈皮10g，薏苡仁20g，泽泻10g，白芍10g，当归10g，苍术10g，甘草3g。5剂，水煎服。嘱：忌生冷油腻之品及寒凉药物，宜清淡易消化饮食。

二诊：10月20日。大便已成形，便次减少，便中黏液减少，腹痛、腹胀及下坠感减轻，余无明显改善。舌质淡，体胖大，苔薄白，脉沉细。处方：党参10g，炒白术10g，泽泻10g，茯苓15g，陈皮10g，干姜10g，桂枝6g，薏苡仁20g，白芍15g，焦三仙各12g，砂仁8g，炒莱菔子10g，制附子10g（先煎）。5剂水煎服。

三诊：10月26日。大便成形，黏液消失，日行1～2次，腹痛、腹胀及下坠感缓解，食欲增加，自觉四肢温度增加。舌质淡，体胖大，苔薄白，脉沉细。给予附子理中丸2盒，每服6g，早晚各1次，温开水送下。

> 问题
>
> （4）此案处方中基础方是什么？简要说出其配伍寓意。
>
> （5）二诊加制附子用意何在？三诊时为何继服附子理中丸？

病例2 钟某，女，41岁，农民。2005年8月30日初诊。

[主诉]大便带有黏冻伴里急后重时常发作11年。

[病史]1994年夏季麦收时因一次过食生冷菜肴，致腹痛，痢下呈黏条状，便意未尽感，即去当地卫生院静滴及口服西药（具体不详）治疗，症状消失，后因饮食原因致病情时发时愈，曾到当地县、市医院多次治疗，口服中药汤剂及中成药补脾益肠丸、健脾丸、健胃消食片等，西药口服小檗碱、痢特灵、柳氮磺胺吡啶等，病情始终未能痊愈。2005年4月22日，经郑州市肛肠医院结肠镜检查，提示为慢性溃疡性结肠炎。

[现症]大便日行3～4次，大便前小腹疼痛，有里急后重感，便中伴有黏胨，乏力，时常头晕，面色萎黄。舌质淡，舌体胖大，边有齿痕，舌苔白腻。脉沉细。

> 问题
>
> （1）本病例当诊断为何病？何证型？
>
> （2）本病治法是什么？

[治疗过程]

初诊方药：炒白术15g，苍术10g，茯苓15g，炒薏苡仁30g，陈皮10g，半夏8g，醋香附10g，木香6g，厚朴10g，炒乌药10g，砂仁8g，盐小茴香10g，吴茱萸5g，桂枝5g，诃子12g，白芍12g，甘草3g。15剂，水煎服。

二诊：9月16日。大便次数日3次，仍不成形，黏胨稍减少，腹痛及里急后重感减轻，腰骶部有温热感，仍身体发困无力。舌质淡，体胖大，边有齿痕，苔白腻，脉沉细。原方继服20剂。

三诊：10月8日。大便日1次，不成形，黏胨、腹痛及里急后重感基本消失，身体较前感觉有力。1周前出现食欲不振，食量减少，大便中伴有少量不消化食物。舌质淡，舌体胖大，边有齿痕，苔薄白，脉沉细。处方：炒白术 15g，苍术 10g，茯苓 15g，炒薏苡仁 30g，陈皮 10g，半夏 8g，党参 15g，木香 6g，炮姜 8g，炒乌药 10g，砂仁 10g，盐小茴香 10g，吴茱萸 5g，桂枝 5g，诃子 12g，神曲 10g，麦芽 15g。25 剂，水煎服。

四诊：11 月 6 日。大便日 1 次，基本成形，余症消失。舌质淡，舌体稍胖大，边有齿痕，苔薄白。脉沉细弦。以三诊原方每日半剂，继服 30 剂，以求巩固。

问题

（3）本病用方的方义是什么？

（4）二诊中为何原方继服？

（5）三诊时为何更方，其治疗的原则是什么？

（6）四诊时为何以原方每日半剂治疗？

（7）本案的用药特色是什么？

（8）"温中止痢汤"的方药组成及常用的临床加减有哪些？

【问题解析】

病例 1

（1）痢疾乃肠澼之属，多因外感暑湿、疫毒时邪，内伤饮食生冷，损伤肠胃而成。本证属寒湿蕴结肠道，气血阻滞，肠道传化失职，而成脾阳不振之证。脾阳不振，无以运化水湿，寒湿留滞肠中，而见便下黏液；脾虚清阳不升，夹内生之痰湿下趋于肠道，而见大便日行数次；正气欲祛邪外出，而湿邪黏滞不爽，加之脾胃气虚推动无力，故有里急后重之感。

（2）痢疾与泄泻：两者均多发于夏秋季节，病变部位在胃肠，病因亦有相同之处，症状都有腹痛、大便次数增多。但痢疾大便次数虽多而量少，排赤白脓血便，腹痛伴里急后重感明显而泄泻大便溏薄，粪质清稀，或如水，或完谷不化，而无赤白脓血便，腹痛多伴肠鸣，少有里急后重感。正如《景岳全书》所说："泻浅而痢深，泻轻而痢重，泻由水谷不分，出于中焦，痢以脂血伤败，病在下焦。"

（3）结合患者病史、症状、舌脉证，其病机为脾阳不振，寒湿内蕴，属于痢疾之虚寒痢。治疗当以温中健脾、运化寒湿为法。

（4）处方以四君子汤合理中丸加味。药以干姜、炒白术、桂枝、茯苓、苍术、甘草温中健脾，化湿和胃；白芍养血敛阴，缓急止痛；当归活血，使"行血则便脓自愈"；陈皮理气，使"调气则后重自除"；泽泻利水，取"利小便即所以实大便"。诸药合用，共奏温中健脾、运化寒湿、调气行血之功。

（5）二诊时患者诸症减轻，舌苔薄白，表明湿邪已祛，气滞得解。然大便仍不成形，四肢欠温，为脾虚中阳不足，纳化失常，清阳不升的表现。又恐脾虚日久累及于肾，故二诊加制附子温肾阳以健脾阳。三诊时患者诸症基本消失，脾阳渐复，然恐泻痢日久，中气不足，故嘱继服附子理中丸调理善后。

病例 2

（1）本病以大便带有黏冻伴里急后重为主证，故当诊断为痢疾，其证型为脾气亏虚，寒湿内蕴。

（2）其治法为健脾益气，温中祛寒，燥湿止痢。

（3）方义分析：李振华教授以自拟经验方温中止痢汤治之，药用炒白术、苍术、茯苓、炒薏苡仁健脾益气化湿；陈皮、半夏、醋香附、木香、厚朴、炒乌药、砂仁理气燥湿止痛；盐小茴香、吴茱萸、桂枝祛寒理气通阳；诃子涩肠止痢；白芍、甘草缓急止痛，全方共奏健脾益气、祛寒通阳、理气燥湿、涩肠止痢之效。

（4）二诊时诸症减轻，腰骶部有温热感，为药已中的，然大便仍不成形，身困无力。病久难以速效，故原方继服20剂。

（5）三诊时诸症基本消失，表明湿邪已去大半，气滞得解。食欲不振，大便中有食物残渣，为脾虚仍存，脾气不足，中寒不运，纳化失常的表现。故调整方药以加强补脾温中之力，兼以消食健胃为原则。

（6）四诊时病状消失，为脾虚得补，中阳得温，胃纳得健，湿邪已去，久疾基本痊愈。患者因心存畏惧，不愿再行肠镜检查。故三诊时以原方每日半剂，继服 30 剂，以求巩固。

（7）本案治疗除用健脾燥湿，理气收涩药物外，重点用桂枝、吴茱萸、炮姜，等辛温大热之品，温脾阳而祛年久之寒湿，尤其用温守之力独强之炮姜配合诸药，方能治愈年久痼疾之虚寒湿痢。

（8）"温中止痢汤"是李振华教授治疗脾气亏虚，寒湿内蕴型痢疾的常用效方，主药组成：炒白术 10g，茯苓 15g，陈皮 10g，半夏 8g，醋香附 10g，砂仁 8g，甘草 3g。若脾胃虚寒者加桂枝、吴茱萸、苍术、薏苡仁；里急后重者加诃子肉；肝郁腹胀者加盐小茴香、炒乌药、木香、厚朴；便中有黏液者加干姜；便中带血者加地榆炭等。

【学习小结】

痢疾发病，病在大肠，与脾、胃、肝、肾密切相关。痢疾的辨证，以虚实寒热为纲。要抓住痢下脓血、里急后重和腹痛这三大主症，结合其他脉证进行辨证。祛除邪滞，调和气血为治疗痢疾的基本原则。实证、热证以清利湿热或解毒为主，忌用收涩之品；虚证、寒证，以温中补虚为主，调理脾胃肝为要，适当收涩固脱止痢。虚实夹杂者应攻补兼施。但在整个过程中都应注意顾护胃气。

【课后拓展】

1. 找出"行血则便脓自愈，调气则后重自除"的出处，并解释自己对此论述的理解。

2. 熟读李杲的《脾胃论》。

3. 查阅相关资料，查阅西医学对本病的认识、研究和进展。

4. 通过对本病的学习，写出学习心悟。

5. 参考阅读：李振华，李郑生.中医脾胃病学［M］.北京：科学出版社，2012.

第七节　泄　泻

泄泻是指排便次数增多，粪质稀薄，甚至清稀如水样，其中尤以粪便稀薄为重要特征。大便稀薄，时作时止，来势犹缓者称"泄"；大便直下，如水倾注，来势较急者称"泻"。

泄泻可见于多种疾病，凡属消化器官发生功能或器质性病变导致的腹泻，如急性肠炎、炎症性肠病、肠易激综合征、吸收不良综合征、肠道肿瘤、肠结核等，或其他脏器病变影响消化吸收功能以泄泻为主症者，均可参照本节进行辨证论治。

【辨治思路】

《景岳全书·泄泻》云："泄泻之本，无不由于脾胃。"该病基本病机核心则为脾虚湿盛，急性泄泻以湿盛为主，慢性泄泻以脾虚为主；在辨证上，当辨清虚、实、寒、热和证候特点，治疗原则为运脾化湿。急性泄泻多以湿盛为主，重在化湿，佐以分利，再根据寒湿和湿热的不同，分别采用温化寒湿与清化湿热之法。慢性泄泻以脾虚为主，当以健脾。肝气乘脾者，宜抑肝扶脾；肾阳虚衰者，宜温肾健脾；中气下陷者，宜升提；久泄不止者，宜固涩等。李振华教授治疗泄泻，以临床辨证为准绳，依据临床症状，在上述治疗原则的基础上灵活辨证施药。

李振华教授认为本病患者多有脾虚的特征，望之形体消瘦、面色萎黄、倦怠神疲，伴有头晕耳鸣、双目昏花、睡眠差、急躁易怒等肝火旺之象，肠道吸收能力差，治疗以健脾为主。用药须平和，应注意纯用甘温易助热，过用寒凉清热易伤脾，过早用固涩之品易闭门留寇，过用淡渗利湿易耗伤津液，并且药量宁少勿多。临床上常遇到用健脾止泻药物（大多为药食同源的药物）仍腹泻不止的患者，若稍减药量，甚或一剂药分两天服，腹泻则会逐渐缓解，效果明显。

【典型医案】

病例 1　刘某，女，48 岁。2005 年 3 月 11 日初诊。

[主诉] 大便时溏时泻 15 年余。

[病史] 15 年前因经常饮食不节致大便时溏时泻，虽长期服用多种药物（氟哌酸、黄连素等）治疗，但病情时轻时重，反复发作，且每因饮食不调或劳累使病证加重。1995 年曾服中药及使用中药灌肠（具体药物不详），但终未痊愈。2004 年 10 月因饮食生冷致病情加重，经省人民医院纤维结肠镜检查提示：肠黏膜充血水肿明显，有散在糜烂，诊断为"慢性结肠炎"。

[现症] 黎明前腹痛肠鸣，大便溏薄，甚或完谷不化，日 3～5 次。食少腹胀，肛门下坠，畏寒肢冷，身倦乏力。望之面色萎黄，呈慢性病容，形体消瘦。舌质淡，体胖大，苔薄白，脉细弱。

问题
（1）本病例当诊断为何病？何证型？
（2）本例治法是什么？

[治疗过程]

初诊方药：肉豆蔻 10g，吴茱萸 5g，补骨脂 12g，党参 12g，炒白术 10g，茯苓 20g，炒白芍 10g，生黄芪 15g，柴胡 6g，升麻 6g，薏苡仁 30g，诃子肉 12g，砂仁 8g，陈皮 10g，泽泻 10g，干姜 5g，制附子 10g（先煎），炙甘草 6g，生姜 3 片，红枣 5 枚。12 剂，水煎服。嘱：忌生冷、油腻及不易消化食物，勿劳累。

二诊：3 月 25 日。腹胀，畏寒肢冷减轻，大便日行 1～2 次，仍溏薄，于黎明之时仍需排便，左下腹胀痛。舌质淡，体胖大，苔薄白，脉细弱。加赤石脂 12g。12 剂，水煎服。

三诊：4 月 8 日。大便时而成形，时而溏薄，日行 1 次，多在晨起后排便，已无下坠感，饮食增加，腹胀大减，仍时感左下腹疼痛。舌质淡红，舌苔薄白，脉细弱。去柴胡、升麻、泽泻。30 剂。水煎服。

四诊：5月9日。大便成形，日1次，诸症消失，饮食正常，面色红润，体重增加3kg。舌质淡，舌苔薄白，脉细。继服香砂六君子丸、四神丸善后巩固。

问题

（3）本病用方的方义是什么？

（4）二诊中为何加赤石脂12g？

（5）三诊中为何去柴胡、升麻、泽泻？

（6）患者泄泻已消失，为何继服香砂六君子丸、四神丸？

病例2 刘某，女，41岁。1990年5月21日初诊。

［主诉］泄泻10余年，加重5年。

［病史］患者自1975年开始泄泻，服多种抗生素1月余，泄泻停止。后每到夏季或休息不好，过于劳累即泄泻、腹部胀痛，虽间断应用中西药物，但泄泻未愈。1985年冬季因出差野外而受寒，出现水泻，时轻时重持续至今，重时日7～8次，轻时1～2次，近日大便每日5次。

［现症］泄泻，左下腹部疼痛，肠鸣，肛门有下坠感，畏寒肢冷，食少腹胀。面色萎黄，呈慢性病容，按之腹部柔软，左下腹压痛明显。舌质淡红，舌体胖大，苔薄腻色白，脉沉细无力。

问题

（1）本病例当诊断为何病？何证型？

（2）本例治法是什么？

（3）该患者当如何辨证施治？

［治疗过程］

初诊方药：黄芪15g，党参12g，炒白术10g，茯苓18g，桂枝5g，白芍10g，柴胡6g，升麻6g，薏苡仁30g，诃子肉12g，砂仁8g，陈皮10g，泽泻12g，炮姜5g，制附子10g（先煎），炙甘草6g，生姜10g，大枣5枚。7剂，水煎服。嘱：避风寒，忌食生冷、油腻食品。

二诊：5月28日。水泻停止，大便日1～2次，有时成形，有时便溏，腹胀减轻，左下腹仍有胀痛，肠鸣，舌脉同上，上方加赤石脂15g。7剂，水煎服。

三诊：6月6日。大便日1次，肛门下坠感消失，腹胀大减，饮食增加，但左下腹仍时有疼痛，苔薄白，脉沉细有力。治在原方基础上去固涩之赤石脂，加煨肉豆蔻10g，五味子10g，补骨脂10g，吴茱萸5g。10剂，水煎服。

四诊：6月16日。左下腹已不痛，大便正常，饮食如常人，面色较红润，体重增加2.5kg，已恢复正常工作，嘱服四神丸以巩固疗效。

> 问题
>
> （4）本病用方的方义是什么？
>
> （5）二诊中为何加赤石脂？
>
> （6）三诊中为何去固涩之赤石脂，加煨肉豆蔻、五味子、补骨脂、吴茱萸？

病例3　张某，女，36岁，业务员。2005年5月15日初诊。

[主诉]腹泻3年，加重2个月。

[病史]2002年因食生冷油腻食物而致泄泻，经常服用思密达、氟哌酸、黄连素等多种药物治疗，泄泻可止，但以后饮食稍有不慎则泄泻即复发，并伴有腹部胀痛、喜暖畏寒等症，虽经常应用中西药物治疗，但泄泻终未彻底痊愈。两个月前因出差感寒，复因饮食偏凉出现泄泻，时轻时重持续至今，重时日3～5次，轻时1～2次，严重时呈水泻。2001年11月曾在省某医院做结肠镜检查，见降结肠黏膜充血水肿明显，诊断为"慢性结肠炎"。

[现症]大便日4次，时如水样，左下腹部冷痛，肠鸣，腹部喜暖畏寒，左下腹压痛明显，便后肛门有重坠感，四肢不温，食少腹胀。面色萎黄，形体消瘦，舌体胖大，舌质淡红，苔薄白，脉沉细弱。

> 问题
>
> （1）本病例当诊断为何病？何证型？
>
> （2）本病治法是什么？

[治疗过程]

初诊方药：黄芪15g，党参12g，炒白术15g，茯苓15g，炮姜10g，制附子10g（先煎），桂枝6g，柴胡6g，升麻6g，炒薏苡仁30g，诃子肉12g，砂仁8g，陈皮10g，泽泻12g，车前子15g，炙甘草6g。7剂，水煎服。嘱：避风寒，忌食生冷、油腻食品。

二诊：5月22日。水泻停止，大便日1～2次，有时稀溏，便后已无下坠感，腹胀、腹部怕凉减轻，仍有胀痛，肠鸣，饮食较前增加。舌质淡红，舌体胖大，苔薄白，脉沉细弱。上方继服10剂。

三诊：6月2日。大便日2次，基本成形，肛门下坠感消失，腹胀大减，饮食增加，但左下腹仍时有疼痛，但肠鸣消失，肢体已温。舌体稍胖大，舌质淡，舌薄白，脉沉细。上方去泽泻、车前子，再服10剂。

四诊：6月12日。大便日2次已成形，仍未再有下坠感、腹胀、腹痛、肠鸣等症，饮食恢复，肢体已温。舌体稍胖大，质淡红，苔薄白，脉沉细。以附子理中丸合补中益气丸巩固治疗。

> 问题
> （3）本病用方的方义是什么？
> （4）二诊中为何效不更方？
> （5）三诊中为何去泽泻、车前子？

病例4 李某，男，67岁。2007年1月16日初诊（电话）。

[主诉] 直肠癌切除术后24天，午后发热、汗出、腹泻便溏9天。

[病史及现症] 患者因大便变细、排便习惯改变一个月，经该院结肠镜检查诊断为"直肠癌"，于2006年12月16日入院，23日在全麻下行直肠癌低位前切除术，术后第3天曾出现精神亢奋，躁动不安，体温38.8℃，急诊CT示：腔隙性脑梗死，经对症处理次日缓解。术后第四天开始逐渐恢复饮食，手术创口如期拆线。术后大便日2～3次，为糊状稀便。2007年1月8日（术后第14天），受凉后出现恶寒发热，此后每天下午或傍晚出现中度发热，体温多在38～39℃波动，发热前感觉轻度恶寒，手足冷，随后发热，持续

4～6小时逐渐下降，伴汗出透衣。发热时伴轻度疲倦，口苦咽干，喜热饮却量不多，无鼻塞流涕、咳嗽咳痰、咽痛及无关节痛。发热时胃纳欠佳，热退后能吃大半碗稀饭，大便每天3～7次，为糊状稀便，无黏液血、腹痛及里急后重。小便通畅，色稍黄，无尿频尿急尿痛，无腰痛。睡眠较浅，多梦，平素性情急躁易怒。舌淡红，舌苔根部薄黄腻，脉象：左侧弦数，右侧浮数。曾用左氧氟沙星、清开灵静脉点滴，发热时柴胡注射液肌注，用小柴胡汤加清热除湿之品治疗1周，仍午后发热不退，即电话请李振华教授会诊。

问题

（1）本案患者表里同病，分析其病因病机并辨证论治。

[治疗过程]

初诊方药：炒白术10g，茯苓15g，猪苓10g，泽泻15g，桂枝5g，炒苍术10g，陈皮10g，厚朴10g，柴胡10g，黄芩10g，葛根15g，炒薏苡仁30g，木香5g，吴茱萸5g，焦三仙各10g，大枣5枚，生姜3片，甘草3g。6剂，水煎服，每日2剂，6小时服药1次。

二诊：1月20日。电话告知服药后排便稀溏，但排便后自觉爽快，精神好转，发热渐低，体温38℃左右，仍午后发热，舌苔根部薄黄腻，上方加黄连6g，木香10g。5剂，水煎服。

三诊：1月27日。电话告知近几日大便次数减少，日1～2次，基本成形，发热减退，偶有午后低热，恶寒口苦咽干消失。食欲好转。自服上方2剂，诸症消失而出院。

问题

（2）初诊处方由何方组成？功用是什么？

（3）二诊因何加黄连、木香？

（4）湿与热之间的关系是什么？湿热起病，如何治疗？

（5）泄泻患者饮食应注意哪些方面？

【问题解析】

病例 1

（1）本病以黎明之前腹痛肠鸣，应时而泻，肛门重坠，身倦肢冷等为主证，故当诊断为泄泻（五更泻），其证型为脾肾阳虚，中气下陷。

（2）其治法为温补脾肾，益气升阳。

（3）方义分析：方中以党参、炒白术、茯苓等药健脾益气，黄芪、柴胡、升麻升阳举陷，以肉豆蔻、吴茱萸、补骨脂等药取四神丸义以温肾暖脾，收涩止泻。由于利湿有助于健脾，故本方取泽泻利湿以助脾运，尤其以白芍炒用以安脾止泻独具特色。

（4）二诊时患者腹胀、畏寒肢冷减轻，为脾肾之阳有渐复之象；大便次数减少，为中气渐充，脾胃运化吸收功能较前好转，但便质仍溏薄，于黎明之时仍需排便，左下腹胀痛，为久病不已，阴寒极盛，非短时可以温化消散；脾胃虚弱仍须补运以待来日。故治法如前，以上方加赤石脂12g甘温调中，固涩下焦，以增药力。

（5）三诊时患者多在晨起后排便，五更泻已消失，呈间断性便溏，日行1次，肛门已无下坠感及排便急迫感，此脾肾之阳愈益回复，湿邪已去大半，中气下陷已显著复升。饮食增加，腹胀大减表明脾胃已可纳运，故去升提中气之柴胡、升麻及利湿之泽泻。

（6）四诊时患者虽诸症已失，但不可骤撤其药，为防复发，继服香砂六君子丸、四神丸以巩固疗效，患者坚持服用丸剂，并注意慎饮食、防外寒等，使病已十五余年的泄泻得以痊愈，且疗效巩固。

病例 2

（1）本病以大便次数增多，粪质稀薄主证，故当诊断为泄泻，其证型为脾肾阳虚，气虚下陷。

（2）其治法为温肾健脾，益气升阳。

（3）慢性结肠炎属"久泻""五更泻"范畴，病因主要责之于内伤饮食、情志失畅，或外感寒湿、湿热之邪，导致脾胃受损，纳运升降失常，清浊不分而成泄泻，此正如张景岳所说："脾胃受伤，则水反为湿，谷反为滞，精华之气不能输化，乃至合污下降，而泻痢作矣。脾强者滞去即愈。"本例泄泻初始治疗未愈，缠绵日久，脾肾虚弱。水谷不化，清阳下陷，劳倦伤脾，故劳累后泄泻，时轻时重，肛门有下坠感；无以运化水湿，水走肠间，故腹胀且痛，肠鸣；无以生化精微，气血化源不足，则面色萎黄，消瘦乏力；脾胃不和，运化无权，则食少；泄泻日久，脾虚血少，肾失充养，命门火衰，失于温煦，则畏寒肢冷，综观诸症及舌脉，当为脾肾阳虚，气虚下陷。

（4）方义分析：方中以黄芪、党参、炒白术、茯苓、甘草、大枣、薏苡仁、泽泻健脾益气、升阳利湿；附子、炮姜、生姜、桂枝补火助肾阳、温经通络、散寒止痛；柴胡、升麻、诃子肉升阳举陷、涩肠止泻；白芍、甘草缓急止痛。诸药共成健脾温肾、升阳止泻之剂，再佐以陈皮、砂仁理气化湿，使全方补不碍邪，利不伤正，而达肾阳得复、脾运得健、寒湿得散、湿化气畅之功。

（5）二诊时水泻已止，脾胃虚弱，中气下陷，命门火衰之病机已有改善。投药已效，时日尚短，且左下腹仍有胀痛，肠鸣，为增强疗效，故加用赤石脂甘温调中，固涩肠道。

（6）三诊时左下腹仍时有疼痛，为脾肾虚寒本质仍存，治在原方基础上去固涩之赤石脂，加煨肉豆蔻10g，五味子10g，补骨脂10g，吴茱萸5g。以加强温肾健脾、涩肠止泻之力，则沉疴可愈。

病例3

（1）本病以大便次数增多，时如水样为主证，故当诊断为泄泻，其证型为脾肾阳虚，气虚下陷。

（2）其治法为温肾健脾，益气升阳。

（3）方义分析：本案泄泻日久，以脾肾阳虚，气虚下陷为病机特点，治以健脾温肾，升提中气为法则。方中以党参、炒白术、茯苓、甘草、薏苡仁、健脾益气利湿；附子、炮姜、桂枝温肾助阳、散寒止痛；黄芪、柴胡、升麻、诃子升阳举陷、涩肠止泻；泽泻、车前子分利水湿；再以少量陈皮、砂仁理气化湿，使全方补不碍邪。诸药共成健脾温肾、升阳止泻之剂，以使肾阳得复、脾运得健、寒湿得散、湿化气畅，而泄泻得止。

（4）二诊时水泻停止，腹胀、腹部怕凉等症减轻，为脾胃虚弱，中气下陷，命门火衰之病机已有改善。服药效佳，故暂不更方。

（5）三诊时诸证基本消失，可见脾胃功能逐渐恢复，由于利湿太过恐伤阴液，故去泽泻、车前子。

病例 4

（1）患者直肠癌术后 20 多天，反复发热，汗出，恶寒，便溏，腹泻，无黏液血，无腹痛，无里急后重，术后体虚受凉后出现恶寒发热，经治疗后每于午后发热，舌淡红，舌苔根部薄黄腻，脉象：左侧弦数，右侧浮数。经辨证为脾虚湿阻，外感寒湿。治以健脾和中利湿，解表散寒，方用柴苓汤加味。

（2）该方由胃苓汤加柴胡黄芩葛根组成。胃苓汤系平胃散合五苓散合方，《古今名医方论》述平胃散"治湿淫于内，脾胃不能克制"。《伤寒论》曰："中风发热，六七日不解而烦，有表里证，渴欲饮水，水入则吐者，名日水逆，五苓散主之。"胃苓汤见于《丹溪心法》，功能健脾和中利湿。本例术后脾虚湿盛，湿盛则濡泻，外感寒湿，则表里同病，见发热，汗出，恶寒，腹泻便溏，治疗当表里同治，用柴苓汤加味，其中柴胡、黄芩、葛根、桂枝解表散寒除湿，胃苓汤健脾和中利湿。

（3）二诊加黄连而成香连丸，清热燥湿止泻，切中病机，故诸症渐解而痊愈。

（4）脾虚生湿，湿郁化热。湿热互结，缠绵难愈。治湿当以温药和之，助脾运以化湿。清热宜苦寒燥湿清热。因脾气虚则生湿，湿为阴邪，但阻滞气机又可化热。湿热蕴结，湿为阴邪，热为阳邪，病理阴阳寒热矛盾交错，病难速已。治疗上祛湿当以温药，清热宜用苦寒，但用清热药宜中病即止，过则苦寒损伤脾气脾阳，热减宜及时加入健脾利湿之品，以治其本。同时佐以疏肝理气，气行则湿行，湿去则热无所存。

（5）急性泄泻患者要给予流质或半流质饮食，忌食辛辣炙煿、肥甘厚味、荤腥油腻食物；某些对牛奶不耐受者宜禁食牛奶。若泄泻而耗伤胃气，可给予淡盐汤、饭汤、米粥以养胃气。若虚寒腹泻，可予淡姜汤饮用，以振奋脾阳，调和胃气。腹泻缓解后饮食宜清淡、富营养、易消化，可使用一些对消化吸收有帮助的食物，如山楂、山药、莲子、扁豆、芡实等。避免进食生冷不洁及忌食难消化或清肠润滑食物。

【学习小结】

泄泻之病机关键为脾虚湿盛，《医宗必读》有"无湿不成泻"之说。脾虚则运化水湿失司，水谷清浊不分而下导致泄泻。治以健脾促运为主，脾健则湿去，湿去则泻止。但在病机转化的过程中，应把握病机的动态转化，并在健脾的基础上对证治疗。

【课后拓展】

1.治泻九法是什么？来源何处？

2."健脾"与"运脾"的区别与联系是什么？

3.查阅西医学对本病的认识、研究和进展。

4.通过对本病的学习，写出学习心悟。

5.参考文献：李严严，李郑生，李海婷.李郑生教授治疗肠易激综合征经验［J］.中医研究，2014，27（1）：36-38.

第三章　肝胆系病证

第一节　胁　痛

胁痛是以一侧或两侧胁肋部疼痛为主要临床表现的一类病证，"两侧自腋而下，至肋骨之尽处，统名曰胁"。胁痛的发生与肝胆疾病密切相关，故《医方考》曰："胁者，肝胆之区也。""胁痛有内伤外感之辨……有寒热表证者，方是外感，如无表证，悉属内伤。但内伤胁痛者十居八九。"在此基础上历代医家将胁痛的病因进一步归纳为肝气郁结、痰饮内停、瘀血阻滞、肝肾亏虚等。本病相当于西医学的急慢性肝脏炎症、肝硬化、肝癌、胆囊炎、胆石症、胰腺炎、肋间神经痛等。

【辨治思路】

李振华教授认为，胁痛之病主要责之于肝胆，然又与中焦脾胃，以及下焦肾脏密切相关，临证时当首辨虚、实，再分气、血。盖因肝主疏泄，人体气机的调达全赖肝之疏泄，若情志拂郁，肝失疏泄，肝气郁结；或中焦脾胃气虚，失其健运，水湿停而化热，肝胆失其调达；或久病劳欲，精血暗耗，以致肝肾阴虚不能滋润濡养；或气机不畅日久为郁，水湿痰饮停滞；或气行不畅，瘀血内停，阻于胁肋部，均可导致胁痛的发生。临证可根据患者胁痛性质对其证候进行初步判断，证属肝气郁结者多表现为胁肋部胀痛且游走不定；瘀血阻络者多刺痛，痛处不移；肝阴不足者其痛多隐隐作痛，绵绵不休。治疗上对实证患者用药时应注意以"通"字立法，调气、治血、清利湿热，尤其应注意加入疏肝理气之品以治其本；而虚证属中焦气虚者治以健脾疏肝，而对于证属肝阴不足患者当以养阴柔肝治之，可适当加入行气理气之品，然理气药多香燥，更易伤人阴津，临证时不可不注意。

【典型医案】

病例1　荆某，男，36岁。1993年2月12日初诊。

［主诉］间断性右胁隐痛2年余，加重1周。

［病史］慢性胆囊炎病史2年余，曾经中西药物治疗，病情时轻时重，每因情志不遂或饮食不调而疼痛加剧。1周前因酒食过量致病情复发，经B超检查提示：胆囊壁毛糙、增厚，诊断为慢性胆囊炎急性发作，为求进一步治疗今来门诊求治。

［现症］胁肋部窜痛，头晕目眩，心急烦躁，口干口苦，失眠梦多，纳差腹胀，嗳气，面色萎黄，形体消瘦，大便干结。舌质红，体胖大，苔薄黄，脉弦细数。

问题

（1）该患者出现胁痛的病因病机如何？

（2）如何理解患者口干口苦、心烦急躁、大便干等症？

（3）该患者可采取何种治法？选用哪些方剂？

［治疗过程］

初诊方药：当归12g，白芍15g，炒白术10g，茯苓15g，柴胡5g，醋郁金10g，醋延胡索10g，川楝子12g，牡丹皮6g，炒栀子10g，砂仁8g，厚朴10g，炒枳壳10g，甘草3g。7剂，水煎服。嘱：畅情志，调饮食，忌烟酒。

二诊：2月19日。诉胁肋部窜痛症状减轻，稍感心急烦躁，失眠梦多症状减轻，仍感口干口苦，舌质红，苔薄黄，脉细数。上方加竹茹、菊花各

10g。9 剂，水煎服。

三诊：2 月 28 日。头晕目眩，口干口苦，心急烦躁症状消失，大便正常，日行 1 次，胁痛大减，仍感饮食欠佳，夜寐差。舌质淡红，体胖大，苔薄白，脉弦细。上方去炒栀子、竹茹、菊花；加醋香附 10g，焦三仙各 12g，首乌藤 30g。12 剂，水煎服。

四诊：3 月 12 日。诸症消失，精神，饮食均好，无特殊不适。嘱其继服逍遥丸 3 个月，以巩固疗效。

问题

（4）处方中选用的主方是什么？如何理解处方配伍？

（5）二诊中为何加竹茹、菊花？三诊为何去炒栀子、竹茹、菊花？

（6）如何理解李振华教授炒枳壳伍醋郁金，醋延胡索配川楝子的用药配伍？

病例 2 赵某，男，37 岁。1992 年 9 月 27 日初诊。

［主诉］胁肋窜痛两月余。

［病史］两月前大量饮酒后出现胃脘疼痛，腹胀，恶心，其后出现胁肋部窜痛，B 超检查提示：慢性胆囊炎。乙肝五项：HBsAg、HBeAg、HBcAb 均阳性，肝功无异常。后服用肝必复、乙肝灵冲剂等药物，症状无明显好转，为求进一步治疗，今特来门诊求治。

［现症］胁肋窜痛，腹胀，纳差，恶心，口干苦，心急烦躁，多梦，头晕。面色无华，形体较胖，大便溏薄，日 2 次。舌边尖红，体胖大，边见齿痕，苔黄腻，脉弦滑。

问题

（1）患者胁痛的病因病机为何？

（2）该患者胁痛的病因病机与病例 1 中患者有何异同？

（3）该患者胁痛应采取何种治法？可选用哪些方剂？

［治疗过程］

初诊方药：陈皮 10g，半夏 8g，茯苓 15g，炒枳壳 10g，竹茹 10g，杏仁

10g，薏苡仁 30g，豆蔻 8g，厚朴 10g，炒白术 10g，柴胡 6g，醋郁金 10g，醋延胡索 10g，川楝子 12g，甘草 3g。6 剂，水煎服。嘱：忌生冷、油腻、辛辣及烟酒。

二诊：10 月 4 日。诉胁痛、腹胀、恶心减轻，纳食增加，大便成形，日行一次，其他症状同前，舌边尖红，体胖大，边见齿痕，苔薄白，脉弦。上方去杏仁，加炒栀子 10g。12 剂，水煎服。

三诊：10 月 16 日。胁痛大减，腹胀、恶心消失，口干口苦、头晕、心急烦躁、失眠症状减轻。舌质淡红，苔薄白，脉弦细。处方：当归 12g，白芍 15g，炒白术 10g，茯苓 15g，柴胡 10g，醋郁金 10g，醋香附 10g，醋延胡索 10g，川楝子 12g，菊花 10g，砂仁 8g，龙骨 15g，炒枳壳 10g，甘草 3g。12 剂，水煎服。

四诊：10 月 28 日。劳累或情志不遂时稍感胁痛，其他症状消失，舌质淡红，苔薄白，脉弦细。去龙骨、炒枳壳，加枸杞子 15g，板蓝根 15g。10 剂，水煎服。守上方随证略有加减，又服两月余，精神、饮食、睡眠均好，无特殊不适，停药观察。

问题

（4）如何理解本案的处方配伍？

（5）三诊中所用方药较前法有何异同？

（6）三诊中为何加龙骨，如何理解？

病例 3　贺某，女，42 岁。1993 年 8 月 10 日初诊。

[主诉] 右胁隐痛 5 个月。

[病史] 患者 1992 年 12 月因急性黄疸型肝炎住院治疗 1 月余，后肝功能恢复正常。5 个月前劳累后出现右胁隐痛，伴头晕目眩，心急烦躁。复查肝功无异常，B 超检查提示：肝脏表面不光滑，回声增强，粗糙不均匀；脾脏肿大，脾缘达肋下 2.5 cm。乙肝五项示：HBsAg、HBeAg、HBcAb 均阳性。服用肌苷、云芝肝泰等药物治疗，效果不佳，今特来门诊求治。

[现症] 右胁隐痛，遇劳加重，头晕目眩，心烦急躁，失眠梦多，口干咽干。面色萎黄，形体消瘦，精神倦怠。舌质红，舌体瘦小，苔薄白，脉弦细。

问题

（1）患者胁痛的病因病机为何？与病例1中患者病机有何异同？

（2）该患者可采取何种治法？可选用哪些方剂？

[治疗过程]

初诊方药：当归10g，白芍15g，蒸首乌20g，枸杞子15g，五味子10g，柴胡5g，山药20g，茯苓12g，醋郁金10g，川楝子12g，醋延胡索10g，牡丹皮10g，炒栀子10g，甘草3g。10剂，水煎服。嘱：畅情志，勿劳累，忌辛辣之品。

二诊：8月21日。头晕目眩、心急烦躁症状减轻，仍睡眠差，口干咽干，舌质红，苔薄白，脉弦细。上方去牡丹皮，加菊花10g，盐知母12g，首乌藤30g。12剂，水煎服。

三诊：9月14日。胁痛有所减轻，头晕、心急烦躁再减，口干咽干消失，睡眠好转。舌质红，苔薄白，脉弦细。处方：当归10g，白芍15g，蒸首乌20g，枸杞子15g，柴胡5g，山药20g，茯苓12g，醋郁金10g，川楝子12g，醋延胡索10g，盐知母12g，菊花10g，首乌藤30g，穿山甲10g，鳖甲15g，炒桃仁10g，甘草3g。12剂，水煎服。（注：穿山甲于2020年6月成为国家一级保护野生动物，2020版药典已经禁止入药，可用土鳖虫、水蛭、莪术等代替，下同。）

四诊：10月8日。胁痛大减，头晕未作，睡眠好，舌质淡红，苔薄白，脉弦细。上方去盐知母、菊花、首乌藤，加醋香附10g。24剂，水煎服。

五诊：10月27日。诸症消失，精神饮食，睡眠佳，无特殊不适。舌质淡红，苔薄白，脉弦细。当归10g，白芍15g，炒白术10g，茯苓15g，柴胡5g，醋郁金10g，醋香附10g，醋延胡索10g，枸杞子15g，山茱萸15g，炒桃仁10g，鳖甲10g，青皮10g，甘草3g。15剂，水煎服。

问题

（3）如何理解本案的处方配伍？

（4）三诊中为何加穿山甲、炒桃仁等？

（5）治疗过程中李振华教授是如何使用清肝泻火之品的？

（6）五诊中为何加青皮？

病例 4　李某，男，30 岁。1993 年 3 月 21 日初诊。

[主诉] 右胁隐痛 1 年余。

[病史] 患者 1 年前因家中琐碎小事大怒后出现右胁隐隐作痛，以后每遇生气或疲劳后疼痛加剧。在洛阳市第一人民医院检查，诊断为慢性乙型肝炎，服用灭澳灵、舒肝利胆片等药物治疗，病情时轻时重，为求进一步治疗求治于门诊。

[现症] 胁痛隐隐，以右胁为重，生气或劳累后加重，头晕目眩，失眠梦多，腰膝酸软，口干咽燥，五心烦热。舌红少苔，脉细。

问题

（1）患者胁痛的病因病机如何？

（2）该患者可采取何种治法？可选用哪些方剂？

[治疗过程]

初诊方药：当归 10g，白芍 15g，山药 30g，茯苓 12g，柴胡 6g，醋郁金 10g，青皮 10g，川楝子 12，板蓝根 30g，山茱萸 15g，蒸首乌 20g，枸杞子 15g，丹参 15g，砂仁 5g，甘草 3g。20 剂，水煎服。嘱：调畅情志，忌食生冷、油腻、辛辣之品。

二诊：4 月 12 日。服上方后，胁痛症状大减，头晕目眩、咽干口燥症状减轻，仍感睡眠较差。舌质红，苔薄，脉细。上方去蒸首乌，加首乌藤 30g 养心安神。30 剂，水煎服。

三诊：5 月 20 日。未诉胁痛，余无不适，精神可，饮食正常，面色红润。舌淡红，苔薄，脉弦。上方加炒白术 10g，继服 1 个月以资巩固。

随访：后追访半年无复发。

问题

（3）如何理解本案的处方配伍？

（4）方中为何使用蒸首乌？

（5）如何理解方中丹参与砂仁的配伍？

病例 5　王某，男，33 岁。1992 年 8 月 15 日初诊。

［主诉］胁肋部疼痛半年余。

［病史］患者 1992 年春节期间，因过食生冷、油腻及过量饮酒，出现胃脘疼痛，伴腹胀，恶心。3 天后又因与人生气，致胃脘及胁肋部窜痛，至医院经 B 超检查示：慢性胆囊炎。此后半年在多家医院治疗，常服清肝利胆口服液及中药清肝利胆汤剂治疗，病情无明显好转，腹胀，纳差，脘胁窜痛等症状更甚，为求进一步治疗，前来求治。

［现症］脘胁窜痛，腹胀，纳差，嗳气，恶心欲呕，形体消瘦，身倦乏力。大便稀溏，日行 2～3 次。舌质淡暗，边见齿痕，体胖大，苔白腻，脉弦滑。

问题

（1）患者胁痛的病因病机如何？

（2）该患者可采取何种治法？可选用哪些方剂？

［治疗过程］

初诊方药：炒白术 10g，茯苓 15g，陈皮 10g，半夏 8g，醋香附 10g，砂仁 8g，厚朴 10g，炒枳壳 10g，柴胡 6g，醋郁金 10g，醋延胡索 10g，佛手 12g，焦三仙各 12g，薏苡仁 30g，甘草 3g。7 剂，水煎服。嘱：饮食有节，忌食生冷、油腻、辛辣之品，戒烟酒，畅情志。

二诊：8 月 22 日。脘胁窜痛大减，其他症状亦有所减轻，大便溏薄，日行一次。舌质淡暗，体胖大，边见齿痕，苔白稍腻，脉弦滑。效不更方，继守上方 12 剂。

三诊：9 月 4 日。腹胀，嗳气，恶心症状消失，大便成形，脘胁窜痛未作，仍感身倦乏力。舌质淡红，苔薄白，脉弦细。上方去佛手，加党参 10g。10 剂，水煎服。

四诊：9 月 16 日。诸症消失，上方继服 20 剂，以巩固疗效。

五诊：10 月 5 日。患者无特殊不适。舌质淡红，苔薄白，脉弦细。处方：当归 10g，白芍 12g，炒白术 10g，茯苓 15g，柴胡 6g，醋郁金 10g，醋延胡索 10g，醋香附 10g，厚朴 10g，砂仁 8g，炒枳壳 10g，枸杞子 15g，甘草 3g。
30 剂，水煎服。

问题

（3）如何理解本案的处方配伍？

（4）为何以香砂六君子汤为主方治疗胁痛？

（5）治疗后期为何以逍遥散善后？

病例 6 贺某，男，33 岁。2005 年 7 月 5 日初诊。

［主诉］右胁胀痛 4 月余。

［病史］因经商事有不遂，2005 年 2 月下旬始感右胁胀痛，时或牵引背部，2005 年 6 月 21 日河南省军区医院 B 超：胆囊壁增厚，毛糙，提示慢性胆囊炎。服清肝利胆口服液、舒胆胶囊、胆宁片等药，疼痛稍有减轻，上月初又因情志不舒致病证复发。

［现症］右胁胀痛加重，伴胸脘胀闷，食后尤甚，纳差嗳气，厌食油腻，身倦乏力，大便溏薄，日两次。面色萎黄，形体消瘦，右胁部按之有压痛。舌质淡，舌苔白腻，舌体胖大，边有齿痕，脉滑弦。

问题

（1）本病例当诊断为何病？何证型？

（2）本病治法与方药是什么？

（3）该患者当如何辨证施治？

［治疗过程］

初诊方药：党参 15g，炒白术 12g，茯苓 15g，青皮 10g，半夏 8g，木香 6g，砂仁 8g，厚朴 10g，醋郁金 10g，柴胡 6g，醋延胡索 10g，川楝子 12g，炒乌药 10g，焦三仙各 12g，甘草 5g。15 剂，水煎服。嘱：调节情志，饮食清淡，避免劳累。

二诊：7 月 21 日。胁肋胀痛大减，胸脘胀闷、纳差嗳气亦有所减轻，仍大便溏薄。舌质淡，舌苔白腻，舌体胖大，边有齿痕，脉滑弦。肝气郁结之象已有疏解，脾胃尚未充健，湿蕴中焦，故去柴胡，川楝子，加薏苡仁 30g，泽泻 10g 以健脾利湿。15 剂，水煎服。

三诊：8 月 7 日。胁痛基本消失，大便成形，日一次，腹胀嗳气消失、纳食正常，仍感乏力。舌质淡，舌苔薄白，舌体胖大，脉弦。脾健肝疏，中焦湿邪已除。久病正气未复，故感乏力，去泽泻，加生黄芪 15g 以益气扶正。25 剂，水煎服。

四诊：9 月 4 日。诸症消失，病获痊愈。舌质淡，苔薄白，舌体胖大，脉弦。2005 年 8 月 30 日河南省军区医院检查 B 超提示：胆囊壁光滑。处方：香砂六君子丸 3 盒，每服 5g，日 3 次。

随访：12 月 16 日电话随访，知患者一切正常，病未复发。

问题

（4）本病用方的方义是什么？

（5）二诊中为何去柴胡，川楝子，加薏苡仁，泽泻？

（6）三诊中为何去泽泻，加生黄芪？

【问题解析】

病例 1

（1）患者慢性胆囊炎两年，病情时轻时重，经久不愈，肝气失于疏泄条达，气机不畅，气阻络闭，故每因情志不遂发为胁痛。胁痛一病当责之肝胆，但与脾胃密切相关。此患者由于胁痛日久不愈，肝气横逆，"木旺乘土"，致脾胃气虚，脾虚失运，"土壅木郁"，以致虚则愈虚，滞则愈滞，病情缠绵难愈。

（2）患者以肝气失于疏泄条达为病机基础，肝气郁结，气郁化火上炎，故见头晕目眩，口干口苦；热扰心神，则心急烦躁，失眠，而其大便干结亦为热盛伤津之象。

（3）该患者四诊合参诊为肝郁脾虚证。治疗当从疏肝健脾之法，然患者兼有气郁化火，故又当辅以清肝理气、活血止痛之品。方选丹栀逍遥散。

（4）本案主方选择丹栀逍遥散，丹栀逍遥散又名八味逍遥散，逍遥散疏肝解郁，养血健脾，是治疗肝郁脾虚、肝脾失调的名方，方中"炒白术、茯苓者，助土德以升木也；当归、芍药者，益荣血以养肝也……独柴胡一味，一以为厥阴之报使，一以升发诸阳"，又合《内经》"木郁达之"之理。然肝郁血虚日久化火，单纯使用逍遥散不足以平其火热，故加牡丹皮清血热，炒栀子清肝火，诸药合用，共奏疏肝理气，健脾益气，清热养血之功。

（5）二诊患者诉胁痛减轻，然仍感口干口苦，心急烦躁，舌质红，苔薄黄，脉细数，故加竹茹、菊花增强清热、平肝、除烦之功。三诊时肝郁化热征象得解，故去清热之炒栀子、竹茹、菊花，辅以健运中焦善后。

（6）李振华教授强调"治疗胁痛要不忘气血"。方中炒枳壳伍醋郁金，醋延胡索配川楝子正是这一观点的体现，炒枳壳行于气分，以理气消胀为主；醋郁金既入气分，又走血分，以行气解郁散瘀为要。二药伍用，气血并治，增强行气活血、解郁止痛之力。而金铃子散（醋延胡索配川楝子）理气止痛、行气活血，对于肝郁化火兼见热象者，用之常可获效。

病例 2

（1）患者有乙型肝炎病史，毒邪客于肝脏，肝络失和，肝失疏泄，气机升降失司，以致影响中焦脾胃运化，今大量饮酒更加重肝脏负担，肝络失和故见胁肋窜痛；酒为纯阳之品，大量饮用后易助热生湿，故见口干苦、心急烦躁等症；湿热阻于中焦，脾胃无力升清降浊，故见腹胀纳差、恶心、头晕、面色无华、大便溏薄等症；而其舌脉亦为肝脾失调，湿热蕴结之象。

（2）该患者病机为肝脾失调，湿热蕴结，病例1中患者的病机为肝郁脾虚，气郁化火证，两者均存在肝郁脾虚、肝脾失调的病机，然病例1中患者以气郁化火证象为主，本案则兼有湿邪，湿热蕴结证象较为明显。

（3）本案患者证属肝脾失调，湿热蕴结，故治法以健脾疏肝，清利湿热为主，方药可选三仁汤。

（4）本案首诊方药使用三仁汤合温胆汤加减。方中杏仁宣利上焦，豆蔻畅中焦之脾气，重用薏苡仁利水渗湿，使湿从小便去也。三药合用，宣上畅中渗下，使湿热之邪从三焦分消；而半夏、厚朴辛苦性温，既助行气化湿，又使寒凉而不碍湿。陈皮、炒枳壳理气；竹茹清胆和胃除烦；另伍用健脾益气，疏肝解郁，理气通络止痛之品，共奏清热祛湿，疏肝健脾之功。

（5）三诊时患者腹胀、恶心症状消失，余诸症减轻，表明湿热之邪已去大半，故改方为逍遥散方加减，治法以健脾疏肝为主。去健脾祛湿之陈皮、半夏、薏苡仁、豆蔻等。时胁痛、尚失眠，加当归、白芍养血柔肝，缓急止痛；龙骨平肝安神。

（6）三诊用龙骨一味，"龙骨入肝以安魂""收敛神气而镇惊"，李振华教授治疗心胆气虚之失眠常喜使用，且龙骨可以敛戢肝火，使肝气自不横恣。

病例 3

（1）本案患者既往有急性黄疸型肝炎病史，病后体虚，气血未复，加之劳累引起精血亏损，水不养木，肝阴不足，不能濡养肝之络脉，故见胁痛隐隐，遇劳加重；《金匮翼·胁痛统论》云："肝虚者，肝阴虚也，阴虚则脉细急，肝之脉贯膈布胁肋，阴虚血燥，则经脉失养而痛。"阴虚内热，虚火上炎故见心烦急躁，失眠梦多，口干咽干；阴津亏虚不能上荣头面故见头晕目眩，面色萎黄；舌质红，舌体瘦小亦为阴虚之象。本案病因病机以肝阴不足，失其濡润为主，与病例 1 肝郁脾虚，气郁化火病机截然不同。

（2）本案患者证属肝阴亏虚，故治疗当以滋阴养肝，柔肝止痛为主，方药可选一贯煎加减。

（3）本案中李振华教授以经验方疏肝养阴汤治之，方中当归、白芍养血柔肝，缓急止痛；首乌、枸杞子、五味子滋养肝阴，使肝体得养，其中首乌蒸用失去泄下作用，而专补精血；牡丹皮、炒栀子清肝泻火，使肝气得舒；柴胡、醋郁金合山药、茯苓疏肝健脾，继之则随症加减。本案患者治疗以滋阴养肝为法，然并非一派养阴滋腻药，而是在此基础上佐用疏调气机、通络止痛之品，因滥补无益，反酿湿、助热、蕴毒，窒肝之体，滞肝之用。李振华教授重视调理肝脾，通和气血，调和阴阳，而使一身气机条达，血脉舒展，肝脏安和。

疏肝养阴汤由当归 10g，白芍 15g，枸杞子 15g，柴胡 5g，醋郁金 10g，牡丹皮 10g，炒栀子 10g，甘草 3g 组成，李振华教授常以此方加减治疗肝阴亏虚，肝气郁滞所引起的病证。胁痛者常加川楝子、醋延胡索；肝阴虚甚加五味子、山茱萸；肝郁脾虚加山药、茯苓等。

（4）三诊患者仍感胁痛，此为肝之脉络不通也，且患者脾大，故以穿山甲、鳖甲、炒桃仁活血祛瘀，散结通络。

（5）初诊患者心烦急躁，咽干口干，舌质红，故以牡丹皮、炒栀子清热凉血，直折其火；二诊去苦寒之牡丹皮，加甘寒之菊花既清肝火，又防苦寒太过；三诊心烦症状较前减轻又去苦寒之炒栀子；至四诊则去盐知母、菊花，至此清肝泻火之品弃尽，仅以疏肝健脾，养阴通络之品继服以资巩固。

（6）五诊患者诸症消失，取方以逍遥散加减以调理肝脾，巩固疗效。方中青皮一味，偏于肝胆气分，能疏肝理气，消积化滞，凡肝气为病，累及脾胃，症见胁肋疼痛者李振华教授每多选用。

病例4

（1）肝藏血，肾藏精，精血互生，肝血的化生有赖于肾中精气的气化，肾精的充盛亦有赖于肝血的滋养，精血盛则同盛，衰则同衰，故称为"精血同源""肝肾同源"。本案患者平素喜怒，心情郁闷，致使肝郁气滞，日久化火，耗伤肾阴；肾阴亏虚，精不化血，以致肝阴不足，肝脉失养，故胁痛隐隐；劳则伤肾，恼怒伤肝，愈使肝肾更虚，每遇生气或劳累而加重。舌红少苔，脉细，皆为肝肾阴虚之象。

（2）本案患者胁痛证属肝肾阴虚，故治疗当以滋阴养肝，理气止痛，方药可选一贯煎及滋水清肝饮加减。

（3）本案中首诊以滋水清肝饮加减治之，滋水清肝饮滋阴养血，清热疏肝，用于治疗肾水不足、肝郁化火证，方以六味地黄丸滋养肾阴，以丹栀逍遥丸清肝疏肝，其中当归、白芍养血柔肝，与柴胡同用，补肝体而助肝用，使血和则肝和，血充则肝柔。另伍用青皮、醋郁金、川楝子疏肝理气止痛；山药合茯苓益气养阴以助中焦之健运。

（4）李振华教授强调治脾胃病用药宜清灵，切忌呆补，应补中有运，方无"腻胃"之虞，熟地黄甘温，性黏腻，有碍脾胃健运，凡痰多、气滞等均非所宜，故以蒸首乌代之以补益精血，并配伍山茱萸、枸杞子滋养肝肾。

（5）方中丹参与砂仁伍用，一则活血，一则行气，体现了气血并治的用药特点，"气为血之帅，血为气之母"，气血同治而胁痛自止。

病例 5

（1）本案患者病起于饮食不节，加之与人生气，郁怒伤肝，肝气不舒，影响中焦脾胃运化，致使形成肝郁脾虚、胆气不利之证。脾虚而不运，食气不消，升降失常，故腹胀、纳差、恶心；肝气不舒，胆气不利，胁络气机郁滞，则脘胁窜痛；初始治疗因过用寒凉药物，更伤脾气，而症状不减且加重，脾虚清气不升，化生内湿，则大便稀溏，其舌脉亦为脾虚兼有寒湿之象。

（2）本案患者以脾虚肝郁为基本病机，故治疗宜采用健脾疏肝，利胆和胃之法，可选四君子汤合柴胡疏肝散加减。

（3）本案患者为脾虚肝郁，胆气不利证。治疗应谨守病机，李振华教授用香砂六君子汤加减以治之，方中以六君子汤健脾益气，燥湿化痰，使补而不滞，因患者腹胀故暂不予参芪之属；醋香附合柴胡、醋郁金、醋延胡索以疏肝利胆止痛，然理气之品中李振华教授又喜用佛手，因其温通，疏肝解郁，理气和中，《本草便读》曰其："理气快膈，惟肝脾气滞者宜之。"厚朴、炒枳壳、薏苡仁行气祛湿，配焦三仙消食和胃，全方共奏健脾祛湿，疏肝利胆之功。

（4）香砂六君子汤为李振华教授治疗肝郁脾虚，中阳不运，痰湿阻滞的常用方。本案采用香砂六君子汤加减，方中炒白术、茯苓健脾益气，以促中焦运化；陈皮、半夏燥湿化痰、理气和中；醋香附、炒枳壳、厚朴、佛手疏肝理气；醋郁金、醋延胡索理气止痛；砂仁、焦三仙醒脾开胃。共奏疏肝理气、健脾温中、通降和胃之功。本案患者证属肝郁脾虚兼有寒湿，故用本方，体现了"有是证用是方"的思想。

（5）本案患者病起于饮食不节，加之忧思恼怒，以致形成脾虚肝郁证，经治疗主要脾虚症状消失，故用逍遥散方化裁以善后。

病例 6

（1）本病以右胁胀痛为主证，故当诊断为胁痛，其证型为脾虚肝郁，湿邪内蕴。

（2）治法为健脾祛湿，疏肝理气，通络止痛。

（3）本例胁痛因事有不遂，致肝气郁结，肝脉不畅，气机失和而胁痛。

气滞日久致血行不畅，胁络痹阻，不通则痛。又因木郁克土，损伤脾胃，脾胃虚弱，无以运化水湿，湿蕴中焦，气机升降失常；再者脾虚气血化源不足，气血亏虚，血虚无以养肝，使肝胆亦失疏泄条达，气阻络痹而致胁痛。其所现胁肋胀痛，胸脘胀闷为肝郁络阻之象；纳差、嗳气、厌食油腻为木郁克土，脾胃失其纳运之征；身倦乏力、面色萎黄、形体消瘦为脾胃虚弱，气血生化之源不足之象；大便溏薄，舌体胖大，苔白腻，边见齿痕，脉弦滑，均为肝郁脾虚，湿阻络瘀之虚中夹实证。

（4）方义分析：方用自拟健脾利胆通络汤加减治之。药取党参、炒白术、茯苓健运脾土，一则振奋中焦气血化生之源，二使运化水湿功能复常；柴胡、青皮、木香、厚朴、川楝子、炒乌药疏肝止痛，化湿调中，使三焦气机通畅，肝郁解则胁痛止；醋郁金、醋延胡索活血止痛，解郁利胆；焦三仙助脾健胃、消食化积；肝苦急，急用甘草之甘以缓之，且有调和诸药之意。由于本病为肝脾同病，故治疗亦肝脾同治。

（5）二诊时肝气郁结之象已有疏解，脾胃尚未充健，湿蕴中焦，故去柴胡、川楝子，加薏苡仁 30g，泽泻 10g 以健脾利湿。

（6）三诊时脾健肝疏，中焦湿邪已除，久病正气未复，故感乏力，去泽泻，加生黄芪 15g 以益气扶正。

【学习小结】

胁痛之证主要责之于肝胆，然又与中焦脾胃、下焦肾脏关系密切。临证时应注意首辨脏腑虚实，再分清在气、在血，一般实证居多，然虚证亦不少见。实证治疗总以疏肝理气，活血通络，清热利湿等为主；虚证又当以滋阴柔肝、缓急止痛立法。具体临证时由于患者多为复杂兼证，单一证型极少，故当谨守病机，察其气血虚实多少，合理施用药物以治之。

【课后拓展】

1. 复习胁痛的辨证分型及治法相关内容。

2. 哪些经脉循胁肋部而过？复习之。

3. 参考阅读：

（1）王芩 . 张景岳对胁痛的辨证论治经验［J］. 时珍国医国药，2006（1）：126.

（2）魏民，储载农，于峥，等 . 中医治疗胁痛集萃［J］. 中国中医基础医学杂志，2008（10）：759-760.

第二节　黄　疸

　　黄疸是人体感受湿热疫毒之邪，以致湿热蕴于中焦，湿阻气机，脾胃肝胆功能失调，胆液不循常道，溢于肌表，引起的以身目黄染、小便黄为主要临床表现的一种病证。《素问·平人气象论》云："溺黄赤，安卧者，黄疸……目黄者曰黄疸。"《金匮要略》更是将黄疸分为黄疸、谷疸、酒疸、女劳疸和黑疸等五疸，分而论述其不同病因病机。本病相当于西医学的肝细胞性黄疸、阻塞性黄疸、溶血性黄疸、急慢性肝炎、肝硬化、胆囊炎、胆石症、消化道肿瘤等以黄疸为主要表现的疾病。

【辨治思路】

　　李振华教授认为，黄疸之病主要责之于肝胆，其病最主要的致病因素为湿邪，而湿邪的产生又与中焦脾胃虚弱密切相关。外感湿邪或嗜食肥甘厚味以致痰湿内生，湿浊阻滞中焦，肝之疏泄失常，或痰饮、结石等病理因素阻于胆道，致胆液不循常道，溢于肌表，故见发黄。黄疸的性质与感邪时机体脾胃阳气盛衰密切相关，若其人素体阳盛，则湿从热化，湿热内蕴中焦，发为阳黄；若其人素体中阳不足，则湿从寒化，寒湿为患，发为阴黄；对于阳黄之证还应注意区分病证中湿热的多少及偏重。该病的治疗总以祛湿利小便为主，临证时还应依据黄疸的性质及湿热的偏重多少确定使用的方药及药量。此外尚有急黄一证，急黄多为感受时邪疫毒所致，治疗时应在清热利湿基础上，配合凉血解毒药物，早治防变。

【典型医案】

病例1 李某，女，72岁。1990年7月15日初诊。

［主诉］身目黄染2周，加重伴昏迷3天。

［病史］（其子代诉）患者于2周前无明显诱因出现身目黄染，腹胀，不能进食，体温38℃。急送至郑州某省级医院，使用西药治疗（具体不详），病情仍逐渐加重，全身黄染，并出现腹部胀大，肝功能检查显示：血清总胆红素为90μmol/L。3天前患者逐渐出现嗜睡、昏迷。目前诊断为急性肝衰竭、肝昏迷、中度腹水。已下病危通知书，其子救母心切遂请李振华教授会诊。

［现症］昏迷，呼之不应，目睛黄染，面部及全身黄染，腹部胀大，体温37.2℃，小便黄，量少，舌质红绛，舌体胖大，舌苔薄黄，脉象洪数。

> 问题
> （1）该患者出现黄疸的病因病机如何？
> （2）该患者可采取何种治法？选用哪些方剂？

［治疗过程］

初诊方药：犀角10g（现用水牛角代替，下同），黄连10g，金银花15g，板蓝根30g，茵陈30g，牡丹皮10g，玄参15g，醋郁金10g，石菖蒲10g，滑石18g，甘草3g。配合服用安宫牛黄丸，早晚各1丸。（因患者昏迷不能吞咽，均用鼻饲喂药）

二诊：7月16日。患者服上药后，早晨苏醒，神志较清，面色黄疸稍有下降，小便量增加，舌质红绛，舌苔黄，脉数，体温36.5℃。处方：炒白术10g，茯苓20g，泽泻15g，猪苓10g，茵陈18g，醋香附10g，醋郁金10g，石菖蒲10g，牡丹皮10g，玄参12g，黄连6g，滑石18g，生薏苡仁30g，甘草3g。3剂，水煎服。

三诊：7月20日。患者神志清楚，腹水已去大半，腹部柔软，全身黄疸较前减轻，患者有饥饿感，可少量进食，小便微黄，舌质淡红，舌体不胖大，舌苔薄稍黄。处方：当归 10g，白芍 12g，炒白术 10g，茯苓 18g，柴胡 5g，泽泻 15g，茵陈 12g，醋香附 10g，醋郁金 10g，豆蔻 10g，太子参 15g，炒枳壳 10g，厚朴 10g，甘草 3g。7 剂，水煎服。

四诊：7 月 29 日。患者精神好，已可下床活动，饮食基本恢复正常，经医院检查腹水消失，黄疸继续减轻。舌质淡红，苔薄白，脉象弦缓。上方去太子参、茵陈、豆蔻、泽泻，加党参 15g，砂仁 8g，再进 10 剂。

随访：半年后随访，病痊愈未再复发。

问题

（3）处方中选用的主方是什么？如何理解处方配伍？

（4）二诊、三诊用药与首诊有何异同？

（5）如何理解"治黄必活血，血活黄易却"？

（6）如何理解"温病三宝"的功效异同？

病例 2　黄某，男，43 岁。2005 年 3 月 29 日初诊。

［主诉］周身皮肤黄染，小便黄 3 月余。

［病史］患者患有乙型病毒性肝炎 10 年，平素每日少量饮酒。2004 年 12 月初出现腹胀，纳差，厌食油腻，周身困乏，至 12 月中旬全身出现黄染。查肝功能示：血清总胆红素 50μmol/L，谷丙转氨酶 440U/L，谷草转氨酶 350U/L。乙肝五项：HBsAg、HBeAb、HBcAb 均阳性。诊断为慢性乙型肝炎（活动期），入住郑州市某医院治疗 50 天，服用丹茵合剂及中药（茵陈、大黄、丹参等）、肝泰乐等药物效果不佳而出院。

［现症］腹胀以下午为甚，胸脘满闷，全身乏力，恶心，日进主食 150g 左右，厌油腻，小便黄，巩膜、面部及身体皮肤黄染，腹部隆起。舌体稍胖大，舌质淡红、边有齿痕，苔稍黄腻，脉濡缓。腹部叩诊呈鼓音。实验室检查：2005 年 3 月 16 日肝功能化验结果：血清总胆红素 67μmol/L，直接胆红素 41.3μmol/L，间接胆红素 25.7μmol/L，谷丙转氨酶 480U/L，谷草转氨酶 400U/L。

问题

（1）本病例当诊断为何病？何证型？

（2）本病治法是什么？

（3）该患者当如何辨证施治及治疗的原则是什么？

［治疗过程］

初诊方药：茵陈 12g，炒白术 10g，茯苓 15g，泽泻 12g，桂枝 6g，醋香附 10g，醋郁金 10g，厚朴 10g，砂仁 6g，木香 6g，焦三仙各 15g，青皮 10g，甘草 3g。10 剂，水煎服。嘱：卧床休息，饮食清淡，忌食辛辣、生冷、油腻及饮酒。

二诊：4 月 10 日。腹胀基本消失，饮食增加，日食 500g 左右，周身较前有力，面色黄、小便黄减轻，舌体稍胖大，舌质淡红，苔稍黄腻，脉缓。2005 年 4 月 9 日肝功能化验结果：血清总胆红素 32μmol/L，直接胆红素 19.2μmol/L，间接胆红素 12.8μmol/L，谷丙转氨酶 125U/L，谷草转氨酶 97U/L。去醋香附、青皮，加太子参 15g，藿香 10g。10 剂，水煎服。

三诊：4 月 20 日。诸症继减，身黄、小便黄已退，唯多食仍感腹胀，下午身感困乏。舌质正常，苔薄白，脉缓。2005 年 4 月 9 日肝功能化验：血清总胆红素 16μmol/L，直接胆红素 9.4μmol/L，间接胆红素 6.6μmol/L，谷丙转氨酶 35U/L，谷草转氨酶 33U/L。上方去茵陈，处方：四君子汤加味。党参 15g，炒白术 10g，茯苓 20g，泽泻 12g，醋郁金 12g，厚朴 10g，砂仁 6g，丹参 20g，青皮 10g，醋延胡索 10g，甘草 3g。30 剂，水煎服。

四诊：5 月 21 日。诸症消失，饮食恢复病前食量，四肢有力，已恢复工作。肝功检查各项仍正常。舌质正常，苔薄白，脉象正常。2005 年 5 月 19 日肝功能化验结果：总胆红素 14μmol/L，直接胆红素 8.3μmol/L，间接胆红素 5.7μmol/L，谷丙转氨酶 25U/L，谷草转氨酶 23U/L。处方：四君子汤加味。党参 15g，炒白术 10g，茯苓 15g，泽泻 12g，桂枝 5g，广木香 6g，砂仁 6g，厚朴 10g，醋延胡索 10g，醋郁金 10g，甘草 3g。10 剂，水煎服，每日半剂。

随访：黄疸等诸病证消失，肝功正常而病情稳定。

问题

（4）本病用方的方义是什么？

（5）二诊中为何去醋香附、青皮，加太子参 15g，藿香 10g？

（6）三诊中为何去茵陈，以四君子汤加味治疗？

（7）四诊为何以日服半剂治疗？

病例 3

李某，男，62 岁。1985 年 9 月 5 日于河南某省级医院会诊。

［主诉］由昏睡转入昏迷 12 天。

［病史］（住院医师代诉）患者长期糖尿病、高血压、慢性肝炎病史。今年 8 月出现腹水，诊断为肝硬化合并腹水，经用各种西药治疗不见好转且日渐危重。现周身皮肤黄染，由昏睡转入昏迷，已 12 天未解大便，近两日未解小便，体温稍高，血压基本在正常范围，院方已下病危通知，家属要求用中药抢救，遂邀李振华教授会诊。

［现症］昏迷，呼之不应，周身皮肤黄染明显，面色青黄，大小便仍未解，不能进饮食。舌质红，舌体肿大，苔黄腻、缺津，脉象滑数。

问题

（1）会诊时该患者如何诊断？

［治疗过程］

初诊方药：桃仁承气汤加味。具体药物：炒桃仁 10g，生大黄 10g，枳实 10g，厚朴 10g，茵陈 15g，芒硝 10g（冲）。嘱：上药 1 剂，水煎鼻饲，如用药 3 小时后大小便通，则明晨神志渐清，再调药物治疗。

二诊：9 月 6 日第二次会诊：家属代诉病情，上药服用 3 小时后，患者大小便已解，当晚进二煎，次日天明患者神志清醒，但仍不能进食。舌苔腻微黄，舌体胖大，舌质偏红，脉象弦滑。处方：茵陈四苓散加味。炒白术 10g，茯苓 20g，猪苓 10g，泽泻 15g，茵陈 12g，醋香附 10g，醋郁金 10g，柴胡 6g，玉米须 20g，豆蔻 10g，炒桃仁 10g，甘草 3g。7 剂，水煎服。

三诊：9月14日第三次会诊：腹水、黄疸大减，大小便正常，已能进食，并日渐增多，精神好转。脉象弦滑，舌质淡红，舌苔白腻，舌体稍胖大。热象大减，上方加桂枝6g以通阳利水，助膀胱之气化。14剂，水煎服。

四诊：9月28日第四次会诊：腹水、黄疸消失，饮食尚可，精神好转，已可下床少量活动。脉象弦细，舌苔薄白，舌质淡红。处方：当归10g，炒白芍12g，炒白术10g，茯苓15g，柴胡6g，醋香附10g，砂仁8g，醋郁金10g，鳖甲15g，青皮10g，炒薏苡仁20g，太子参15g，厚朴10g，甘草3g。

随访：连服月余，饮食精神佳，黄疸、鼓胀基本痊愈，出院调养。5年后追访，黄疸、鼓胀病未再复发。

问题

（2）对于本病李振华教授在治疗上是如何分析其病情及治疗的？

（3）初诊的治法及方解？

（4）二诊时李振华教授是如何分析病情及立法用药的？

（5）三诊患者病情有何变化，如何立法用药的？

（6）四诊当如何分析病情及立法用药？

（7）对于本病的治疗有哪些注意事项？

【问题解析】

病例1

（1）当夏之时，暑湿当令，患者老年女性，素体不足，感受暑湿，湿热内蕴，蕴积化毒，热毒炽盛，充斥三焦，内入营血，发为黄疸病。热毒内燔，故见发热；胆汁为热邪所迫，不循常道，溢于肌肤，下注膀胱，故身目黄染，小便黄，并逐渐加重；湿热蕴结中焦，气机不利，水液输布失常，留滞体内，故腹胀，腹水，小便量少；热入营血，蒙蔽清窍，故嗜睡，昏迷；舌体胖大，舌质红绛，舌苔薄黄，脉象洪数，皆为正虚热毒亢盛之象。

（2）本证属正虚热壅，邪毒留恋，温病此证进展迅速，危在旦夕，急则治其标，治疗以清热解毒，凉血透窍为主，方药可选犀角散加减，配服安宫牛黄丸。

（3）李振华教授选用犀角散加减，方中犀牛角、黄连清热凉营解毒，金银花、板蓝根增强犀牛角清热解毒之功；茵陈清热利湿退黄；醋郁金凉血利胆退黄；牡丹皮、玄参清热凉血；菖蒲、滑石渗水利湿，通利小便，配合安宫牛黄丸治疗热毒炽盛，湿热蒙蔽心神，神志时清时昧。李振华教授临证体会对于高热、烦渴、热入营血之昏迷，非直入心肝、泻火解毒、清心凉血之犀角不能解，可用 6g 左右，多次煎服。

（4）首诊处方配伍大量清热解毒、凉血开窍之品是针对热毒内陷心营所用的救急之法。二诊患者神志较清，虽仍有湿热蕴蒸，但已无热扰心营之象，故改以茵陈四苓散利湿化浊，另配以牡丹皮、玄参继续清其血分之热。三诊患者神志清楚，腹水已去大半，有饥饿感是病情好转，胃气将复之象，故治疗仍以利湿退黄为主，少量使用太子参以助中焦脾气，李振华教授强调此时不可予人参、黄芪以防壅塞，若需补气以太子参为宜；炒枳壳、厚朴行气理气，寓补于运。

（5）湿邪是黄疸的主要病理因素，湿为有形之邪，最易阻滞气机，气机不畅，郁而化热，气机阻滞亦可形成血瘀，同时气不行则湿亦不化。因此，治疗黄疸应注意使用理气行气、活血化瘀之品，使气行则血行，气行则湿化，湿化则热无所存。

（6）温病"三宝"为至宝丹、紫雪丹、安宫牛黄丸，其中紫雪丹长于镇痉息风，主要用于患者躁扰不宁，肝风内动者；若见热邪内陷心包，患者出现谵语或昏愦不语则宜用至宝丹；而安宫牛黄丸长于清热解毒，多用于热毒内陷心包，热毒深重．神昏谵语等症。

病例 2

（1）本病以白睛、小便黄及肌肤黄染为主证，故当诊断为黄疸，其证型为阳黄，湿热黄疸、湿重于热。

（2）本病治法为健脾和胃，化湿清热，理气退黄。

（3）本例罹患黄疸已 3 月有余，经治效果不显，且因过服寒凉药物，脾阳受损，湿着留滞，胆液被阻，外溢肌肤而发黄，其色晦暗不华；湿困中宫，纳化失司，故脘闷腹胀，食少恶心，厌油腻，周身乏力。舌有齿痕、苔稍黄腻，脉弦滑，皆为阳黄，湿盛于热之象。病机为脾失运化，湿热阻于中焦，肝失疏泄，胆液外溢，下注膀胱。其发病因素以湿为主，如《金匮要略·黄疸病脉证并治》曰"黄家所得，从湿得之"，治疗当遵"祛湿当以温药和之"及李振华教授提出的"治湿当重健脾"的原则。

（4）方义分析：本方中药取炒白术健脾益气，使水湿不致停聚；桂枝辛温助阳，助膀胱气化，使气行则水行；又因黄疸的消失与小便的通利与否密切相关，小便利则湿邪得以下泄而黄自退，"诸病黄家，但利其小便"，故以茯苓、泽泻淡渗利湿，通利小便；茵陈、醋郁金清肝利胆退黄；醋香附、青皮、厚朴、广木香疏理气机；砂仁、焦三仙温通行滞，化湿和胃；甘草调和诸药。诸药为伍，共奏健脾温中、祛湿清热、利胆退黄之效。

（5）二诊时临床症状及肝功能均好转，说明脾气渐旺，胃气渐和，湿热渐化，故去理气祛瘀之醋香附、青皮，加气阴双补之太子参15g，益气而不过燥，藿香10g芳香以化中焦之湿。

（6）三诊时患者食多仍腹胀，下午身感困乏，脾虚仍未恢复，仍应以初诊方加减，黄疸已退可去茵陈，而以四君子汤加味治疗。

（7）四诊时诸症消失，肝功能检查各项指标正常，为防复发，予健脾益气和胃，疏肝理气通络之剂，日服半剂，以资巩固。

病例3

（1）本病病机复杂，病情严重，会诊时患者集鼓胀、黄疸、昏迷三重证于一身，故诊断为鼓胀、黄疸、昏迷。

（2）患者原有糖尿病、高血压、慢性肝炎病史，长期服药未愈，导致肝郁脾虚日久，湿阻气机化热，蕴结中下二焦，以致出现腹水、黄疸、大小便不通、舌苔黄腻缺津，甚至12日未大便，两日未小便。湿热更盛，蒙蔽清窍，而转入昏迷，在治疗上，根据病机转化的四个阶段分别予以辨证施治。

（3）初诊治以荡涤热结，理气活血，以急下存阴，用加味桃仁承气汤。方中大黄荡涤肠胃为主药，芒硝助大黄泄热通便。湿热结甚，腑气不通，则用枳实、厚朴、炒桃仁行气散结、活血消瘀除满；茵陈清肝利胆退黄，服后3

小时左右而大小便解。但本方为峻泻药，非湿热互结之实证，不宜应用，大便通亦不可再用。

（4）二诊服药后大小便通，神志清醒。根据腹水胀满有黄疸，舌苔腻而微黄，舌体胖大，质偏红，判断证系肝郁气滞化热未尽，脾虚较甚，故用加味茵陈四苓散以健脾利水、疏肝清热治之。本方为《金匮要略》茵陈五苓散经方加以发挥。方中以苦、甘、温之炒白术健脾燥湿以绝化生水湿之源；茯苓、猪苓、泽泻、玉米须甘淡渗湿；豆蔻芳香祛湿，共达健脾利水之效；柴胡、醋香附、醋郁金、茵陈疏肝解郁、行气利胆清热；共奏疏肝理气、健脾利水、清热利胆之作用而收效。

（5）三诊时李振华教授根据腹水、黄疸大减，大小便正常，饮食好转等征象，考虑热象已清，故加辛温之桂枝，温命门火而助膀胱之气化，以温阳化气、通阳利水，祛湿务尽而达消除腹水与黄疸的目的。

（6）四诊时腹水、黄疸消失，饮食可，脾胃好转，脉象弦细，舌质淡红，证已转为肝阴不足，肝脾失调，以疏肝健脾，理气活血之法，用加味逍遥散治之。本方为《太平惠民和剂局方》逍遥散方之发挥。该方有疏肝理气，调和营血之功用。方中当归、白芍、鳖甲滋阴养肝、疏肝散结；柴胡、醋香附、醋郁金、青皮入肝以行气解郁；太子参、炒白术、茯苓、炒薏苡仁、砂仁、厚朴健脾和胃；甘草调和诸药，使标本兼治以收功。

（7）鼓胀病湿热蕴结证为难治之重病。湿热互结以致昏迷实证，除急救可用苦寒之大黄、芒硝荡涤热结、急下存阴外，一般宜慎用。热结解则可按病机之变化辨证用药，危症解后以疏肝健脾为主，尤以健脾为要。健脾利湿当以温药和之，忌用苦寒之品以伤脾，同时切勿局限一方而失辨证用药。上方均为临床常用之名方，据症加减，常收满意之效。

【学习小结】

黄疸以身目黄染、尿黄为主要特征，多为感受时邪、湿热疫毒，饮食劳倦，或结石、积块瘀阻所致，湿邪是黄疸最重要的致病因素。黄疸的基本病机是湿浊阻滞，脾胃肝胆功能失常，或结石、积块瘀阻胆道，致胆液不循常道，随血泛溢而成。黄疸辨治应首辨阴阳，阳黄多病程短，阴黄则病情缠绵难愈，而急黄病情危重，多生变证。治疗黄疸以祛湿利小便为治疗大法，注重健脾祛湿药物的应用，辅以健脾疏肝利胆，急黄则合用解毒凉血开窍。阳黄、阴黄、急黄虽病理性质不同，轻重有别，但可在一定条件下互相转化。若患者体质差，或感邪重，则阳黄可转为急黄；而阳黄日久，中阳虚衰，则湿从寒化可转为阴黄；阴黄迁延失治，复感外邪，湿郁化热，又可呈阳黄表现；而急黄若热毒炽盛，内陷心包，可出现神昏、谵语等急危重症。一般来说，阳黄预后较好，阴黄若久治不愈，化热伤阴动血，则可转变为鼓胀等重症，而急黄多伤阴耗血，预后不良。

【课后拓展】

1. 试述肝细胞性黄疸、阻塞性黄疸、溶血性黄疸有何异同？

2. 如何理解李振华教授治疗湿邪的几种方法？

3. 参考阅读：

（1）李振华. 临证疗治黄疸体会［J］. 中华中医药学刊，1991（2）：20.

（2）阎邵华.《伤寒论》对黄疸的治疗述略［J］. 中华中医药学刊，1994（2）：10.

第四章 肺系病证

第一节 感　冒

感冒是感受风邪或时行病毒，肺卫功能失调，以鼻塞、流涕、喷嚏、恶寒、发热、头身疼痛、全身不适为主要临床表现的一种外感病证。相当于西医学的普通感冒、流行性感冒、急性上呼吸道感染等疾病。

【辨治思路】

李振华教授认为，感冒因感受四时六淫邪气的不同和体质强弱的不同而出现不同的证候。临床常见的有风寒、风热、暑湿、秋燥等不同类型，体质虚弱者感邪后又可出现气虚感冒、阳虚感冒、血虚感冒、阴虚感冒等。体虚感冒者又以气虚感冒最为常见且缠绵难愈，补气健脾，升阳散邪为李振华教授常用的治疗方法，且获良好效果。

【典型医案】

病例　彭某，女，56岁。1992年11月1日初诊。

［主诉］反复感冒3个月。

［病史］患者3个月前因感冒而致咳嗽，迁延两周始愈，以后每遇风寒则

感冒，反复发作，经多方治疗，病情反重。

［现症］恶寒，不发热，鼻塞，流清涕，身倦无力，纳食不佳。舌质淡胖，苔薄，脉细弱。

> 问题
>
> （1）本病诊断为何病何证？
>
> （2）患者感冒迁延难愈，每遇风寒则感冒，反复发作，是什么原因？
>
> （3）本病气虚感冒有哪些主要表现？
>
> （4）患者恶寒、鼻塞，流清涕，舌淡苔薄，属于感受何种邪气？
>
> （5）患者不发热、恶寒、脉不浮而细弱，为什么？
>
> （6）患者身倦无力，纳食不佳，舌淡胖苔白，脉细弱，说明什么？

［治疗过程］

初诊方药：黄芪 30g，党参 10g，炒白术 10g，当归 10g，白芍 12g，桂枝 6g，泽泻 12g，防风 3g，柴胡 6g，白芷 10g，生甘草 3g。9 剂，水煎服。医嘱：避风寒，忌生冷、肥甘、辛辣之品。

二诊：11 月 10 日。感冒已愈，其他症状均消失，舌质淡红，苔薄，脉细。去柴胡、白芷，改生甘草为炙甘草，加砂仁 8g。10 剂，水煎服。

三诊：11 月 20 日。精神可，饮食好，病获痊愈。

随访：1 年后追访无复发。

> 问题
>
> （7）本病气虚感冒的治法是什么？
>
> （8）处方中选用的主方是什么？如何理解药物配伍？
>
> （9）处方是由哪几个方剂加减组合而成？各起什么作用？
>
> （10）二诊中为何去柴胡、白芷，改生甘草为炙甘草，加砂仁？
>
> （11）处方中用防风、泽泻有何作用？意义是什么？
>
> （12）综观本病证治疗，其确立治法和选用方剂的依据是什么？

【问题解析】

（1）诊断：感冒；气虚感冒，肺脾两虚。

（2）正气虚弱。《素问》曰"正气存内，邪不可干""邪之所凑，其气必虚"。由于正气不足，肺卫气虚，卫外不固，故感冒迁延难愈，反复发作。

（3）气虚感冒主要表现：患者感冒不发热、恶寒、流清涕、身困无力，舌淡脉弱。

（4）感受风寒邪气。气虚属阳气虚范围，不耐阴寒，故易感风寒而病发感冒。

（5）因患者正气虚弱。正气不足，抗邪无力，故不发热；气虚不能鼓邪外出，故脉不浮而细弱。

（6）说明患者兼有脾虚。脾虚纳运失常故纳食不香；脾虚气弱则身倦乏力，舌淡脉虚；脾虚湿邪内蕴则舌体胖大。

（7）治法：补气健脾，调和营卫，发散风寒。

（8）补中益气汤加减。方中重用黄芪，入脾肺二经，补中益气，升阳固表；配伍党参、炒白术补气健脾；"血为气之母"，气虚日久，营血亏虚，故用当归养血和营；桂枝伍白芍调营卫，和气血；并以少量柴胡引少阳清气上行；白芷解表，宣通鼻窍。小量防风祛风解表，与黄芪伍用，固表而不留邪，祛邪而不伤正；泽泻渗湿利水不伤阴，使邪从小便去。全方扶正祛邪，共奏补气健脾，调和营卫之功。

（9）本病所用处方以补中益气汤为主，合以玉屏风散、桂枝汤、四君子汤诸方加减化裁而成。补中益气汤补中益气，升阳固表；玉屏风散益气固表，御邪祛风；桂枝汤祛风散寒，调和营卫；四君子汤健脾益气。全方扶正祛邪，共奏补气健脾，调和营卫之功。

（10）风寒之邪已祛，故去解表之柴胡、白芷，改生甘草为炙甘草，以益气补中，缓和药性；加砂仁温中理气，合参、术以助脾胃健运，补气而不滞气，使生化有源，气机条畅，则体质强健，邪不可干。

（11）李振华教授方中两处点睛之笔为：小量防风祛风解表，与黄芪伍用，固表而不留邪，祛邪而不伤正；泽泻渗湿利水不伤阴，使邪从小便去。李振华教授言，外邪侵袭，须给邪以出路，切不可闭门留寇。本案在补法的基础上佐用了汗法和利小便法，使表邪从汗而解，从膀胱水道而出，防风、泽泻用意在此。

（12）《脾胃论》曰："内伤脾胃，乃伤其气；外感风寒，乃伤其形。伤其外为有余，有余者泻之；伤其内为不足，不足者补之。"患者因感冒迁延数周，损伤肺气，致肺卫气虚，卫外不固，风寒易于侵袭，故易感冒，病久脾气亦虚，而成肺脾两虚之证，治疗惟以甘温之剂，"补其中而升其阳"，则卫外得固，故用补中益气汤为主方加减治之。

【学习小结】

患者因感冒迁延数周，损伤肺气，以致感冒反复发作，致肺卫气虚，卫外不固，风寒侵袭而病感冒，加之久病脾虚，而成肺脾气虚证。治以甘温之剂，"补其中而升其阳"，则卫外得固，用补中益气汤为主方加减治之，合以玉屏风散、桂枝汤、四君子汤化裁，补气健脾，调和营卫，发散风寒。在补法的基础上佐用了汗法和利小便法，使表邪从汗而解，从膀胱水道而出；表解后加砂仁合参、术等调补脾胃，使脾胃健运，生化有源，体质强健，肺卫得固，"邪不可干"。收到良好效果。

【课后拓展】

1. 查阅"正气存内，邪不可干""邪之所凑，其气必虚"的来源出处，应如何理解和用于临床。

2. 阅读《脾胃论》，理解补中益气汤的立法、用药、功效、主治，体会李东垣"补土"学术思想。

3. 重温玉屏风散、桂枝汤、四君子汤，进一步理解其药物组成意义、功效、主治。

4. 重温《中医基础理论》，体会肺与脾的生理、病理联系和临床意义。

5. 通过对本病的学习，写出学习心悟。

第二节 咳 嗽

咳嗽是由外感六淫,侵袭肺系,或脏腑失调,内伤及肺,肺的宣降功能失常,肺气上逆,出现以咳嗽或伴有咳痰为主要表现的一种病证。一般以有声无痰为咳,有痰无声称嗽,统称作咳嗽。咳嗽既是具有独立性的证候,又是多种肺系疾病的一个症状。本节咳嗽指是以咳嗽为主要症状的病证。咳嗽常见于西医学的上呼吸道感染、急、慢性支气管炎、支气管扩张、肺炎等疾病。

【辨治思路】

李振华教授认为,咳嗽是内科常见病与多发病,尤其是慢性咳嗽在老年人中的发病率很高。外邪犯肺或脏腑功能失调,病及于肺,皆能致咳。正如《素问·咳论》所述:"五脏六腑皆令人咳,非独肺也。"五脏六腑之咳"此皆聚于胃,关于肺""咳嗽不止于肺,亦不离乎肺也"。其中咳嗽与脾的关系也尤为密切。咳嗽临床分外感、内伤二类。感受风、寒、燥、热外邪,形成外感咳嗽,治以宣肺祛邪;肺、脾、肾功能失调发为咳嗽,属于内伤咳嗽。辨证要分清外感、内伤及其寒热、虚实,以便诊疗。外感治以祛邪为主,因病在肺,故应宣肺祛邪;内伤病程一般较长,有先病在肺而影响他脏者,又有他脏先伤而及于肺者,临床以肺、脾、肾三脏功能失调发为咳嗽者多见。治应综合分析,辨明病机,正虚邪实者,当祛邪止咳,兼以扶正;正虚者,根据虚之所在着重扶正祛邪。内伤咳嗽中以脾虚生痰,痰浊犯肺所致较为常见。李振华教授临证根据"脾为生痰之源,肺为贮痰之器"之论,治疗常用六君子汤加味,健脾化痰,宣肺止咳。若痰热壅肺者,常用麻杏石甘汤加味,清宣肺热,降逆止咳。肺寒咳嗽者,则以自拟温肺止咳汤,疏风散寒,宣肺止咳。

【典型医案】

病例 1　张某，男，51 岁，工人。1992 年 2 月 22 日初诊。

［主诉］咳嗽，胸闷，气短 3 月。

［病史］3 月前因受凉而致咳嗽，咽痒，吐痰稀白，伴胸闷，气短。经胸片检查提示：慢性支气管炎。曾用青霉素、链霉素、螺旋霉素、博利康尼等西药治疗，疗效不佳。

［现症］咳嗽，咽痒，痰多色白质稀，胸闷，气短，腹胀，纳差。形体肥胖，面色无华。舌质淡，体胖大，苔白腻，脉弦滑。

> 问题
>
> （1）本病应诊断为何病何证？简述形成过程。
>
> （2）咳嗽分为外感咳嗽和内伤咳嗽两大类，患者属于何种咳嗽？
>
> （3）患者外感咳嗽是感受什么病邪造成的？从哪些表现判断？
>
> （4）患者有哪些脾虚痰湿的病理表现？

［治疗过程］

初诊方药：前胡 10g，黄芩 10g，干姜 5g，细辛 3g，五味子 12g，苏子 10g，桔梗 10g，杏仁 10g，麻黄 5g，生石膏 15g，陈皮 10g，半夏 8g，茯苓 15g，砂仁 8g，炙枇杷叶 10g，甘草 3g。6 剂，水煎服。

二诊：2 月 28 日。咳嗽，胸闷，气短大减，咽痒消失，仍痰多色白质稀，腹胀，纳差。舌质淡，体胖大，苔白腻，脉弦滑。守上方，去疏风宣肺、清热止咳之麻黄、生石膏、炙枇杷叶，加炙麻黄 5g，薏苡仁 30g，炒枳壳 10g。4 剂，水煎服。

三诊：3 月 4 日。咳嗽，胸闷，气短消失，腹胀，纳差大减。舌质淡红，体胖大，苔白稍腻，脉弦滑。党参 10g，炒白术 10g，茯苓 15，橘红 10g，半夏 8g，木香 6g，砂仁 8g，厚朴 10g，炒枳壳 10g，杏仁 10g，桔梗 10g，薏苡仁 30g，佛手 12g，甘草 3g。10 剂，水煎服。

随访：3 个月后电话随访，告知已痊愈。

问题

（5）本病证的治法是什么？

（6）初诊处方由哪两种方剂所组成？分析处方药物组成意义。

（7）二诊风寒得以疏散，肺气宣，中焦痰湿仍盛的表现是什么？又加用何药治疗？有何作用？

（8）三诊外邪得解，为什么要用健脾法？有何作用？选用方药是什么？

病例2 张某，女，53岁，工人。1992年11月10日初诊。

[主诉] 咳嗽，咳痰3周。

[病史] 慢性支气管炎病史4年余，每于秋末冬初之际发作。3周前因洗澡受凉致病情复发，当地医院胸片示慢性支气管炎合并感染，曾用百喘朋、强力安喘通、博利康尼、先锋霉素等药物治疗，效果不佳，遂来就诊。

[现症] 咳嗽，喉痒，咳吐稀白痰，胸闷气短，畏寒怕冷，面色少华，言语无力，纳可，二便正常。舌质淡，苔薄白，脉沉弱。

问题

（1）本病应诊断为何病何证？何以成为本虚标实、内伤外感夹杂之证。

（2）患者哪些症状表现为肺脾气虚？哪些症状表现为感受风寒？

（3）患者咳嗽常在什么季节发作？为什么？

[治疗过程]

初诊方药：前胡10g，黄芩10g，干姜5g，细辛3g，五味子10g，苏子10g，桔梗10g，杏仁10g，炙麻黄5g，陈皮10g，半夏8g，茯苓15g，炙枇杷叶10g，甘草3g。5剂，水煎服。（李振华教授自拟经验方温肺止咳汤）嘱：慎起居，避风寒，忌生冷之品。

二诊：11月15日。咳嗽，喉痒，吐稀白痰消失，仍感胸闷气短乏力，舌淡红，苔薄白，脉沉细无力。上方去细辛、炙麻黄、苏子、炙枇杷叶，仍胸闷气短，脉无力。加黄芪30g，党参15g，炒白术10g，防风10g。12剂，水煎服。

三诊：11 月 28 日。胸闷气短大减，身体较前有力，感食欲欠佳，舌脉同前。上方去前胡、黄芩，加焦三仙各 15g。8 剂，水煎服。

四诊：12 月 6 日。无明显不适，以上方为基础，随证略有加减，又服 30 余剂，精神、饮食均好，无明显不适。

随访：1 年后随访未复发。

问题

（4）本病证的治法是什么？

（5）初诊处方所用李振华教授自拟经验方温肺止咳汤由哪些药物所组成？常用于什么病证？

（6）分析初诊处方药物组成意义？

（7）二诊因何又如何加减？所加药物有何作用？

（8）三诊为何加焦三仙？有何意义？

病例 3 张某，男，51 岁。1986 年 2 月 26 日初诊。

［主诉］咳嗽，痰多 1 周。

［病史］1 周前因饮食不慎，过食生冷，加之饮酒，致咳嗽阵作，痰多，色白质稀，胸脘痞闷，食少纳呆，身倦乏力，用止咳化痰及抗生素等药物治疗效果不佳而来此诊治。

［现症］咳嗽，痰多色白质稀，胸脘痞闷，食少纳呆，身倦乏力，形体肥胖，舌质淡，苔白腻，舌体胖大，脉濡滑。

问题

（1）本病应诊断为何病何证？简述疾病形成过程。

（2）本病咳嗽有哪些症状表现？叙述产生机理？

（3）叙述本病证咳嗽与脾脏的关系。

［治疗过程］

初诊方药：党参 10g，炒白术 10g，茯苓 15g，橘红 10g，半夏 8g，木香

6g，砂仁 8g，厚朴 10g，杏仁 10g，苏子 10g，桔梗 10g，炒枳壳 10g，甘草 3g。6 剂，水煎服。医嘱：避风寒，戒烟，忌食油腻、甜食及辛辣食品。

二诊：咳嗽、胸闷大减，去苏子，加焦三仙各 12g，继服 6 剂。

随访：咳嗽、胸闷、吐痰等诸症消失。

> 问题
>
> （4）本病证的治法是什么？
>
> （5）本病证初诊李振华教授所用是何方剂？分析处方药物组成意义。
>
> （6）二诊因何又作何加减？所加药物有何作用？
>
> （7）本病证李振华教授治疗有何特色？

病例 4 连某，男，32 岁。1980 年 6 月 24 日初诊。

[主诉] 咳嗽，气喘 5 天。

[病史] 患者有肺病史，经常出现咳嗽，气喘，吐痰等表现。5 天前因劳作出汗，感受风寒，又出现咳嗽。

[现症] 咳嗽，吐稍黄涎沫痰，量多，喘息不得卧，咳甚则吐，口干，口渴。舌质红，苔黄燥，脉浮数。

> 问题
>
> （1）本病应诊断为何病何证？
>
> （2）本病证咳嗽是如何形成的？
>
> （3）叙述本病证咳嗽的症状表现与产生机理？

[治疗过程]

初诊方药：麻黄 9g，杏仁 6g，生石膏 30g，苏子 12g，葶苈子 12g，生桑白皮 9g，炙款冬花 9g，炙远志 9g，桔梗 9g，橘红 9g，炒枳壳 9g。2 剂，水煎服。医嘱：避风寒，慎起居，忌油腻生冷之品。

二诊：6 月 26 日。咳嗽减轻，不动不喘，走路仍喘，程度较前减轻。吐白痰沫，舌质稍红，苔薄白，脉弦。加辽沙参 24g。3 剂，水煎服。

三诊: 6月29日。基本无喘, 走路时气短, 咳嗽减轻, 夜间咳嗽。去麻黄、生石膏。3剂, 水煎服。经治诸症悉平。

> 问题
>
> (4) 本病证的治法是什么?
>
> (5) 本病证初诊处方用何方剂? 分析药物组成?
>
> (6) 二诊病情有何变化? 又作何加减? 所加药物有何作用?
>
> (7) 三诊病情有何变化? 又作何加减? 为什么?

病例 5 黄某, 男, 5 岁。2007 年 2 月 6 日初诊。

[主诉] 晨起咳嗽 4 月余。

[病史] (患者家属代诉) 患者天气转凉后出现晨起咳嗽, 白日不咳, 出汗及食凉后轻咳, 服用药物及输液治疗, 未见减轻且逐渐加重。

[现症] 晨起后咳嗽, 出汗及食凉后轻咳, 痰白较稠, 鼻塞, 纳可, 小便黄, 大便正常。舌质稍淡, 舌体稍胖大, 苔稍白腻, 脉缓。

> 问题
>
> (1) 小儿患咳嗽有何特点?
>
> (2) 本病应诊断为何病何证? 是如何形成的?
>
> (3) 本例小儿咳嗽病证可发生何转化?

[治疗过程]

初诊方药: 前胡 5g, 黄芩 5g, 杏仁 5g, 瓜蒌仁 5g, 盐知母 5g, 川贝母 5g, 辽沙参 8g, 荆芥 5g, 苏子 5g, 炙桑白皮 6g, 炙麻黄 4g, 炒枳壳 5g, 橘红 5g, 旱半夏 5g, 甘草 3g, 生姜 3 片。4 剂, 水煎服。医嘱: 注意保暖, 避风寒, 忌食生冷、油腻之品。

二诊: 2 月 10 日。服上方 4 剂后, 晨起咳嗽明显减轻, 出汗及受凉后仍轻咳, 鼻塞已无。舌脉同前。黄芪 8g, 前胡 5g, 黄芩 5g, 杏仁 5g, 瓜蒌仁 5g, 盐知母 5g, 川贝母 5g, 辽沙参 8g, 荆芥 5g, 苏子 5g, 炙桑白皮 6g, 炙麻黄 4g，炒枳壳 5g，橘红 5g，旱半夏 5g，甘草 3g。5 剂，水煎服。

> 问题
>
> （4）本病证的治法是什么？
>
> （5）分析本病证初诊处方药物组成。
>
> （6）二诊病情有何变化？又作何加减？加减药物意义何在？
>
> （7）针对小儿咳嗽久延不愈阴伤气虚，本病证李振华教授用药有何
>
> 经验？

【问题解析】

病例 1

（1）诊断：咳嗽，风寒袭肺证。本病咳嗽慢性支气管炎患者，咳嗽是因风寒袭肺，肺气不宣，肺窍不利，寒凝聚痰，痰阻中焦所致。

（2）患者属于外感咳嗽。

（3）本病是外感风寒之邪。起因受凉而致咳嗽，风寒袭肺。表现咳嗽，咽痒，痰多色白质稀，舌质淡，苔白等症状。

（4）脾虚痰湿的表现：腹胀，纳差，形体肥胖，面色无华，舌质淡，体胖大，苔白腻，脉弦滑。

（5）治则：疏风散寒，宣肺止咳。

（6）初诊：三拗汤合苓甘五味姜辛汤加减。三拗汤用麻黄散寒宣肺，其不去根节，为散中有收；用杏仁止咳化痰，以不去皮尖，为散中有涩；甘草不炙，乃取其清热解毒，协同麻、杏利气祛痰。苓甘五味姜辛汤中干姜温肺散寒以化饮，温脾运阳以化湿；茯苓健脾渗湿，以杜绝生痰之源；细辛温肺散寒，治其已聚之痰；五味子敛肺止咳，配合细辛一散一收，散不伤正，收不留邪，且防细辛耗散伤肺；甘草和中，调和诸药。李振华教授选其以宣肺解表，温化寒痰。

（7）二诊中焦痰湿仍盛表现：痰多色白质稀，腹胀，纳差。舌质淡，体胖大，苔白腻，脉弦滑。在上方所含二陈汤中陈皮、半夏、茯苓、甘草的基

础上，加炙麻黄、薏苡仁、炒枳壳。去麻黄而加炙麻黄，意在一方面可减少麻黄发汗的作用，另一方面蜂蜜具有润肺止咳功效，一举两得。薏苡仁、炒枳壳健脾祛湿，行气消胀。

（8）三诊外邪已解，治以健脾以绝生痰之源，以培土生金为法。处方香砂六君子汤加减。李振华教授认为咳嗽表证解后，湿痰内盛为主证，用香砂六君子汤加减以健脾行气化湿，使脾运湿祛，机体功能恢复正常。

病例2

（1）诊断：咳嗽，风寒袭肺证。"脾为生痰之源，肺为贮痰之器"，此病家患慢性支气管炎，咳嗽日久不愈，必有肺脾气虚，痰湿内生，上干于肺，加之肺气虚弱，卫外不固，每因感受风寒，内合于肺，使肺失宣肃而诱发，成为本虚标实、内伤外感夹杂之证。

（2）肺脾气虚：面色少华，言语无力，胸闷气短，畏寒，舌质淡，苔薄白，脉沉弱。感受风寒：咳嗽，喉痒，咳吐稀白痰，畏寒怕冷，舌质淡，苔薄白。

（3）本例咳嗽为慢性支气管炎合并感染，患者每于秋末冬初之际咳嗽发作，这是由于患者久病正气不足，肺脾气虚，卫外不固，不耐阴寒。秋末冬初之际，天气转寒，风寒外袭，肺失宣肃而发病。

（4）治法：疏风散寒，宣肺止咳。

（5）李振华教授自拟温肺止咳汤是由《金匮要略》治疗阳虚寒饮郁肺之"苓甘五味加姜辛半夏杏仁汤"加味而成。温肺止咳汤由干姜5g，细辛3g，五味子10g，苏子10g，桔梗10g，杏仁10g，炙麻黄8g，甘草3g组成。为李振华教授治疗肺寒咳嗽的常用效方。若痰多质稀者加陈皮、半夏、茯苓；痰多有哮鸣音者加射干等。

（6）方中干姜、细辛温肺散寒以化饮，配伍五味子敛肺气而止咳，散中有收，开中有合；麻黄散寒以解表，宣肺以止咳，炙用可加强止咳之力；杏仁、苏子降利肺气；前胡宣肺降气化痰，共用则宣降相济，肺气安和；陈皮、半夏、茯苓健脾气，化湿痰以治本；桔梗上行以化痰利咽，黄芩、炙枇杷叶清肺化痰，可防过燥劫伤肺阴。

（7）二诊咳痰已无，肺脏得温，寒饮已祛，故去细辛、炙麻黄、苏子、炙枇杷叶。仍胸闷气短，脉无力因气虚未复，故加黄芪、党参、炒白术、防风，以补肺健脾，益气固表。

（8）三诊胸闷气短大减，身体较前有力，感食欲欠佳。上方加焦三仙，以开胃消食。

病例3

（1）诊断：咳嗽，脾虚生痰，肺失宣降证。由于饮食不当，又兼受寒，致脾胃失和，健运失常，水谷不能化为精微上输以养肺，反而聚湿生痰、上贮于肺，肺气壅塞，上逆而发为咳嗽。

（2）症状表现：咳嗽，痰多色白质稀，胸脘痞闷，食少纳呆，身倦乏力，形体肥胖，舌质淡、苔白腻，舌体胖大，脉濡滑。症状产生机理：脾失健运，聚湿生痰、上贮于肺，肺气壅塞，肺气上逆而为咳嗽痰多；气虚无热，痰浊停肺，故痰涎色白而质稀；痰饮停留，胃失和降，气机不利，则胸脘痞闷、食少纳呆；脾气不足，形体失充，故身倦乏力；苔白腻、脉濡滑均为脾虚失运，痰湿内停所致。

（3）"脾为生痰之源，肺为贮痰之器。"《素问病机气宜保命集》："咳嗽谓有痰而有声，盖因伤于肺气，动于脾湿，咳而为嗽也。"《医林绳墨·咳嗽》："脾虚之症，嗽多稠痰，胸膈不利，大便溏泄，此脾湿动而生痰也。"患者由于饮食不慎，过食生冷，加之饮酒，损伤脾胃，脾胃失和，健运失常，水谷不能化为精微上输以养肺，反而聚湿生痰，上贮于肺，肺气壅塞，上逆而为咳嗽且痰多色白而质稀。

（4）治法：健脾化痰，宣肺止咳。

（5）处方：香砂六君子汤加味。由于脾为生痰之源，肺为贮痰之器，故以从源图治，方取四君子汤意，以党参、炒白术、茯苓、甘草健脾养气；取二陈汤意用橘红、半夏、茯苓、甘草燥湿化痰；木香、厚朴、炒枳壳、砂仁行气燥湿；杏仁止咳化痰，苏子降气行痰，使气降则痰不逆，桔梗开宣肺气以祛痰，三者合用，使痰得以化，气得以降，肺得以宣。

（6）二诊咳嗽胸闷大减，去苏子，加焦三仙，和胃健脾，增强脾胃健运功能，以巩固治疗。

（7）李振华教授治疗本病证用药针对其脾气虚弱、湿痰阻肺之病机，处方用香砂六君子汤加味，以健脾化痰，宣肺止咳。补行并用，治虚不忘实，祛邪兼顾虚，标本兼治，疗效巩固。

病例 4

（1）诊断：咳喘，痰热壅肺，肺失清肃证。

（2）本病证咳嗽（喘息性支气管炎）的形成是因患者肺中素有痰热，劳作出汗而感风寒，肺失清肃，气机上逆，导致咳喘。

（3）症状表现与机理：咳嗽，吐黄涎沫痰、量多，喘息不得卧，口干，口渴，舌质红，苔黄燥，脉浮数。由肺中素有痰热，复感风寒，痰邪壅肺，肺失清肃所致。

（4）治法：清宣肺热，降逆平喘。

（5）初诊处方：麻杏石甘汤加味。方中以麻黄宣肺平喘，生石膏清泄肺热，橘红、杏仁、葶苈子、炙款冬花，助麻黄以宣肺止嗽平喘，苏子、桔梗、炒枳壳宣肺利痰除痞，葶苈子辛、苦、大寒，泻肺下气行水，治疗痰热壅肺之重症，可消肿除痰。生桑白皮养阴清肺，炙远志安神定志。风热消除，肺气肃降，则咳嗽自平。

（6）二诊药后肺气降则咳喘减，痰热清则痰不甚黄，舌苔变薄白，表证解则脉弦不浮。热去伤阴，出现舌质稍红，加辽沙参，清热滋阴。

（7）三诊时诸症减，肺气阴虚则夜间咳嗽，气短，现表证解，当以扶正固本为要，故去麻黄、生石膏，巩固疗效。

病例 5

（1）小儿乃稚阴稚阳之体，御外功能较差，寒暖不知自调，外邪入侵，肺脏虚弱，致气郁不宣而咳；脾胃薄弱，易为生冷、积热所伤，使脾失健运，痰浊内生，上贮于肺，肺气壅塞，上逆为咳。

（2）诊断：咳嗽；风寒外束，痰湿蕴肺。患儿晨起咳甚，痰白，较稠，且近日鼻塞，综合舌脉象当属痰湿蕴肺，复感寒凉所形成。

（3）本例小儿咳嗽：痰湿蕴肺，遇外感引触，转从热化，则可表现为痰热咳嗽，转从寒化，则为寒痰咳嗽，临证须详辨其证。

（4）治法：止咳化痰，辅以解表。

（5）初诊方中杏仁、苏子、橘红、半夏降气化寒痰，前胡、黄芩、盐知母、桑白皮、川贝、瓜蒌仁化热痰，其中麻黄、桑白皮均炙用以发挥其宣肺而不过汗，荆芥解表，合生姜以温中散寒。咳嗽迁延不愈者，易耗气伤阴，故用辽沙参养阴清肺。处方采用化寒痰、清热痰并用之法，辅以解表。

（6）二诊服药4剂，晨起咳嗽减轻，说明方药对证。鼻塞已无，故守上方去生姜，以减解表散寒之力。仍有出汗及受凉后轻咳，为肺卫气虚，易感外邪的表现，故加黄芪益卫固表。继服以巩固疗效。

（7）咳嗽迁延不愈者，易耗气伤阴，用辽沙参养阴清肺；病久肺气虚弱，易感外邪，复诊加用黄芪补益肺卫之气，以巩固疗效。

【学习小结】

从以上病案可以看出，咳嗽是肺系疾患的主要证候，正如《景岳全书·咳嗽》所载："咳证虽多，无非肺病"，然其关系五脏六腑。究其咳嗽病因，不外外感、内伤二类。李振华教授诊治咳嗽首辨外感、内伤，强调要分清寒热虚实，在治肺的同时，也常从五脏调治，尤其是从脾治肺，健脾化痰，宣肺止咳。本病咳嗽五个病例，病例1、2属外感咳嗽，风寒袭肺，治以疏风散寒，宣肺止咳之法，用李振华教授自拟温肺止咳汤等为主治疗；病例3咳嗽由脾虚生痰，肺失宣降所致，治以健脾化痰，宣肺止咳之法，用香砂六君子汤加味治疗；病例4咳嗽属痰热壅肺，肺失清肃，治法清宣肺热，降逆平喘，用麻杏石甘汤加味治疗；病例5小儿咳嗽属痰湿蕴肺，复感寒凉所致，内伤又复外感，治以化痰止咳，解表散寒，内外并治之法，体现了李振华教授治咳之大法。

【课后拓展】

1.重温经典，阅读《素问·咳论》，加深对咳嗽的理解和认识。

2.阅读《金匮要略·痰饮咳嗽病脉证并治》，查阅"苓甘五味加姜辛半夏杏仁汤"条文，理解方证意义。

3.针对咳嗽"脾为生痰之源，肺为贮痰之器"写出学习心得。

4.通过对本病的学习，写出学习心悟。

第三节 哮 病

哮病是发作性痰鸣气喘疾病。发作时以喉中哮鸣有声，呼吸气促困难，甚至喘息不能平卧为主要临床特征。因哮必兼喘，故又称哮喘。哮病相当于西医学的支气管哮喘、喘息性支气管炎等疾病，其他肺部过敏性疾病所致的哮喘，亦可参照本病辨证论治。

【辨治思路】

李振华教授认为，哮病是发作性痰鸣气喘疾病，且反复发作，缠绵难愈。从病理上可将其归属于痰饮病中的"伏饮"证。由肺有伏痰，遇感引触而发，或感受风寒、风热外邪，或由内生痰湿、痰火等诱发。哮病是内科常见病之一，中医学对本病积累了丰富的治疗经验，方法多样，疗效明显，不仅可以缓解发作时的症状，且通过扶正治疗，达到祛除宿根，控制复发的目的。仲景所创许多方剂为后世治疗哮病所常用，如桂枝加厚朴杏子汤、麻杏石甘汤、射干麻黄汤、葶苈大枣泻肺汤等。哮病日久，损伤正气，脏腑损伤，致肺脾肾虚。根据脏腑之间的关系，李振华教授哮病常从脾治肺，培土生金。脾为肺之母，哮病日久，子盗母气，出现肺脾气虚证。故健脾益气，培土生金，使肺气充实是李振华教授治哮病常用的方法，自拟香砂温中汤为常用方药，并取得了良好的效果。

【典型医案】

病例 1 王某，女，40 岁，职工。2007 年 7 月 28 日初诊。

[主诉] 哮喘、咳嗽 10 余年。

[病史] 10 余年前因感冒出现咳嗽，以后则因感冒反复发作渐渐引起哮喘，服扑尔敏、氨茶碱、甘草片等药治疗可控制症状，但易复发，其发作时间常在小满至立秋之间，天气闷热或受雨淋后，冬季受凉亦易发病。发作时吐痰，胸闷气喘。2007 年 7 月 17 日在河南中医学院二附院查心电图示：窦性

心律不齐，肢导低电压，偶发房早。

[现症] 哮喘，咳嗽，胸痛，平素急躁易怒，易感冒，口干，汗多，纳眠尚可，大便稀，日2～3次，小便可。舌质稍红，舌体稍胖大，苔薄白，脉沉细而滑。

问题

（1）本病应诊断为何病何证？

（2）本病哮喘是如何形成的？

（3）患者哮喘常在什么情况下发作？说明了什么？

（4）分析本病哮喘症状产生机理？

[治疗过程]

初诊方药：党参25g，炒白术10g，茯苓27g，陈皮10g，半夏8g，木香6g，砂仁8g，川厚朴10g，桂枝6g，白芍12，炒乌药20g，甘草5g，黄芪20g，炙麻黄8g，杏仁10g，苏子10g，桔梗10g，桑白皮15g，葶苈子15g。21剂，水煎服。

二诊：9月29日。哮喘、咳嗽明显改善，胸痛缓解，出汗少，急躁易怒减轻，仍感口干，纳眠尚可，大便稍稀，小便可。舌质淡红，舌体正常，苔薄白，脉细弱稍滑。自服药以来，仅感冒一次，咳喘很轻。继续服药，巩固疗效。

三诊：11月3日。症状基本消失，无明显不适，舌淡红，苔薄白，脉细弱。病情稳定。去泽泻、炒薏苡仁，党参加至18g，加干姜5g，巩固疗效。30剂，水煎服。

问题

（5）本病证的治法是什么？

（6）本病证治疗用何方剂为主？用意在何？炙麻黄、苏子、桔梗三药在方中的作用药是什么？

（7）三诊中为何加党参，干姜？有何作用？

（8）李振华教授治疗本例哮病重点是什么？

病例2 梁某，男，64岁，农民。1985年3月5日初诊。

［主诉］咳嗽、气喘1月余。

［病史］既往有肺病史，1月前因受凉而感冒咳嗽，治疗1周，体温正常但咳喘不减，且逐渐加重，入某院治疗，胸部X线检查提示支气管炎合并感染，用青霉素、链霉素、氨茶碱等西药1周，病情得到控制而出院，出院后第3天病情再次加重，胸闷气短，喘息不得卧，喉间痰鸣。复用抗生素、止咳平喘药治疗效果不佳。

［现症］喘促胸闷，不能平卧，形寒怕冷，咳嗽气逆，吐稀白涎沫，量多，喉间痰鸣，腹胀纳差。面色晦暗无华，表情痛苦，形体消瘦，大便溏薄，舌质淡，苔白稍腻，脉沉滑无力。

问题

（1）本病应诊断为何病？此次发病机理是什么？

（2）本病哮喘属于何证？主要表现是什么？

（3）分析本病哮喘症状产生机理？

（4）本病哮喘为何为本虚标实之证？

［治疗过程］

初诊方药：麻黄5g，杏仁10g，干姜3g，细辛3g，五味子10g，苏子10g，前胡10g，桔梗10g，炙桑白皮12g，炙款冬花10g，陈皮10g，姜半夏8g，茯苓10g，甘草3g。3剂，水煎服。嘱：避风寒，勿食生冷、油腻、辛辣、甜食。

二诊：3月9日。喘促胸闷，喉间痰鸣大减，已能半卧位休息，吐痰量减少。仍咳嗽，腹胀，舌淡，苔白，脉弦滑，上方加炒枳壳10g，砂仁8g。6剂，水煎服。

三诊：3月15日。哮喘消失，已能安卧，偶有咳嗽，无痰。舌质淡，苔薄白，脉弦。处方：党参10g，炒白术10g，茯苓15g，生黄芪15g，防风4g，陈皮10g，半夏8g，木香6g，砂仁8g，厚朴10g，炒枳壳10g，桔梗10g，山药20g，甘草3g。30剂，水煎服。

随访：咳嗽、哮喘消失而病情稳定。

问题

（5）本病证的治法是什么？为什么？

（6）小青龙汤出自何书？由哪些药物所组成？分析初诊所用小青龙汤加减处方药物作用？

（7）本例三诊哮喘消失后，根据什么又采用何原则治疗？所用方剂是什么？分析药物作用。

【问题解析】

病例 1

（1）诊断：哮喘，脾肺气虚证。

（2）患者 10 余年前因感冒出现咳嗽，以后则因感冒反复发作渐渐引起哮喘。由于感冒反复发作，损伤脾肺之气，脾肺气虚，导致哮喘。

（3）患者哮喘发作时间常在小满至立秋，天气闷热、受雨淋后，冬季受凉亦易发病。这是由于小满至立秋期间，闷热潮湿，当天气闷热、受雨淋后，外湿入侵，脾失健运，导致哮喘发作；肺气虚弱，当冬季受凉后，肺失宣降，出现哮喘发作。

（4）患者久病，脾肺俱虚，脾失健运，聚湿生痰，肺失宣降，肺气上逆，故哮喘、咳嗽；肺虚宗气不足，不能贯心脉以行气血，故胸痛；肺虚卫外不固，金不制木，故平素急躁易怒，易感冒；脾虚不能输布津液，津不上承，故口干；肺合皮毛，肺气虚不固卫表，故汗多；脾虚失运，则便稀溏；舌稍红，体稍胖大，苔薄白，脉沉细而滑均为脾肺气虚之象。

（5）治法：益气健脾，宣肺平喘。

（6）香砂温中汤（李振华教授自拟方）加减。治疗意在培土生金，中气足，气血旺，从而肺脏受益，即脾旺则肺有生机。方中特点在炙麻黄、苏子、桔梗三者配合，炙麻黄辛散可外开皮毛之郁闭，使肺气宣畅，平喘止咳；苏子利膈而消痰，善能降气定喘；桔梗排痰且系开提肺气之药，可为诸药舟楫，载之上浮；苏子、桔梗并用，一升一降，和顺肺气。

（7）本例过敏性哮病中医辨证是脾肺气虚，治疗用培土生金法，三诊症状基本消失，病情稳定。党参加量，加干姜以温中健脾，巩固疗效。

（8）李振华教授根据多年经验指出：肺炎引发的哮喘以邪气实为主，过敏性哮喘以虚为主，故本案的治疗重在培土生金，以治其本。

病例 2

（1）诊断：哮喘。患者既往有慢性支气管炎病史，宿痰内伏，此次发病因外感风寒，侵袭于肺，引动体内伏痰，痰气相搏，壅阻气道，肺失宣降，故喘促胸闷不得平卧，喉间痰鸣，发为哮病。

（2）寒痰蕴肺，肺气不宣。主要表现是；喘促胸闷，不能平卧，形寒怕冷，咳吐稀白涎沫痰，量多，喉间痰鸣。

（3）外感风寒，侵袭于肺，引动体内伏痰，痰气相搏，壅阻气道，肺失宣降，故喘促胸闷，不得平卧，咳喘气逆，喉间痰鸣；水津不得肺气之宣发通调，聚而成痰，因为寒邪所伤，故咳吐稀涎，色白起沫；肺气虚不能温煦肌肤皮毛，故形寒畏冷；脾气亏虚，胃之受纳功能减弱，寒湿内停，故脘腹胀满，饮食减少，大便溏薄；舌质淡、苔白稍腻，脉沉滑无力皆风寒留滞、寒痰内蕴、脾肺气虚之证。

（4）本例患者素有肺疾日久，子盗母气，而致肺脾气虚，阳气不足，宿痰内伏；此次发病因外感风寒，侵袭于肺，引动体内伏痰，而发为哮病，乃为本虚标实之证。在本为肺脾气虚，阳气不足，在标为外感风寒，寒痰蕴肺。

（5）治法：宣肺散寒，祛痰平喘。这是由于本证外感风寒，侵袭于肺，肺气失宣；风寒引动体内伏痰，痰气相搏，壅阻气道，故喘促痰鸣。故治宜宣肺散寒，祛痰平喘。

（6）小青龙汤出自《伤寒论》，药物由麻黄、桂枝、白芍、半夏、干姜、细辛、五味子、甘草所组成。本处方由小青龙汤加减所组成，药以麻黄辛温解表，散寒平喘；杏仁宣通肺气、下气定喘；甘草合麻黄辛甘发散为阳，以利表寒外解，合杏仁化痰定喘，以利肺气清肃；干姜、细辛内以温肺化饮，外以辛散风寒；五味子温敛肺气以止咳，并防肺气之耗散；陈皮、半夏、茯苓燥湿化痰、理气和中；苏子、前胡、桑白皮、款冬花、桔梗止咳化痰，降气平喘，开宣肺气。诸药配伍，共奏散寒解表、温肺化饮、燥湿化痰、降气平喘之效，使风寒得以疏散，寒痰得以温化，肺气得以宣畅，则表寒解，咳喘止。

（7）哮喘病情得以控制，善后更需培补脾肺以求彻愈。根据缓则治本原则，培土生金，溯源固本，固表御邪。用香砂六君子汤合玉屏风散加减。主以党参、山药、茯苓、甘草益气补中，健脾养胃；黄芪益气固表，炒白术健脾，后以防风配黄芪为玉屏风散引经固表，以增强防御风寒之力；辅以陈皮、半夏理气调中，燥湿化痰；木香、砂仁、厚朴、炒枳壳、桔梗行气燥湿，宽中宣肺，共奏补中有疏，散中寓补之功，以扶正固本，免却屡犯之虞。

【学习小结】

患者哮喘日久，反复发作，损伤正气，肺虚至脾，出现肺脾气虚证。脾气虚弱，健运失职，化生痰浊，痰湿痰热上犯，壅塞气道，致哮病屡发不愈。脾气虚弱，土不生金，肺气更虚，卫外不固，以致感受外邪，致喘病缠绵难愈。治用健脾益气之法培土生金，李振华教授用自拟香砂温中汤合玉屏风散加减治疗，使肺气充实，卫外得固，而使病愈。脾气健运，气能布津，水湿得化，痰浊不生，而哮病顽疾易愈。健脾补肺是李振华教授治疗哮病顽疾常用而有效的方法。补肺可加强卫外固表功能，以防止外邪入侵；健脾可杜绝生痰之源。喘病扶正治本可防止和减少、控制疾病发作。

【课后拓展】

1.根据五行生克制化，叙述肺与脾的关系。理解培土生金，子盗母气，"虚则补其母"的含义和临床运用。

2.阅读《金匮要略·肺痿肺痈咳嗽上气病脉证并治》，深入理解有关"上气病"内容。

3.进一步理解经方小青龙汤的药物配伍意义、功效、主治。

4.通过对本病的学习，写出学习心悟。

5. 参考阅读：王海军，王亮. 李振华教授治疗哮喘经验［J］. 中医学报，2012，27（11）：1421-1422.

第四节 喘 证

喘证是指肺失宣降，肺气上逆，或气无所主，肾失摄纳，以致呼吸困难，甚则张口抬肩，鼻翼扇动，不能平卧为临床特征的一种病证。轻者仅表现为呼吸困难，不能平卧；重者稍动则喘息不已，甚则张口抬肩，鼻翼扇动；严重者，喘促持续不解，烦躁不安，面青唇紫，肢冷，汗出如珠，脉浮大无根，甚则发为喘脱。喘证主要见于西医学的急慢性支气管炎、喘息型支气管炎、肺部感染、肺炎、肺气肿、心源性哮喘、癔病性喘息等疾病。

【辨治思路】

李振华教授认为，喘证是内科之大病，属常见病和疑难病。《内经》对喘证的症状、体征、病因、病位论述甚详。《素问》《灵枢》均有多处论述，如"故肺病者，喘息鼻张""肺高则上气肩息"，喘息、鼻张、肩息均是指喘证发作时轻重不同的临床表现，并提出了病变主脏在肺。《金匮要略》有"上气"专篇并列喘证证治。上气即气喘，肩息，不能平卧的证候，同时还包括哮证、肺胀。书中提出辛温祛寒化饮的射干麻黄汤；祛寒蠲饮、寒温并用的越婢汤、小青加石膏汤；豁痰祛浊的皂荚丸等。明代张景岳把喘证归纳成虚实两大类，在《景岳全书·喘促》中说："实喘者有邪，邪气实也；虚喘者无邪，元气虚也。"清·叶天士《临证指南医案·喘》说："在肺为实，在肾为虚。"清·林珮琴《类证治裁·喘证》认为"实喘责在肺，虚喘责在肾""喘由外感者治肺，由内伤者治肾"。喘证涉及多种外感及内伤疾病，它不仅是肺系疾病的主要证候之一，且可因其他脏腑病变而影响及肺所致。喘证临证分虚实两类，实喘常由感受外邪，风寒、风热，内生痰浊、痰热，影响于肺的宣降而导致；虚喘则由肺肾气虚，或肺病及脾，子盗母气，脾气亏虚而成。治疗实喘较易，邪去则喘止；虚喘治疗较难，常反复发作，需补肺、益肾、健脾，从本治疗。实喘运用麻杏石甘汤加味清肺化痰平喘是李振华教授常用治疗方法；对肺脾气虚者，又常用健脾益气，培土生金之法治疗取得佳效。

【典型医案】

病例1 冯某，男，23岁，学生。1993年11月8日初诊。

［主诉］咳嗽、喘息伴心慌3年，加重1周。

［病史］1990年冬季感冒，缠绵月余始愈，随即出现咳嗽、喘息、心慌等症状。每年夏季轻，冬季重。经当地市级医院诊断为肺源性心脏病，中医治以中药汤剂（处方不详）、蛤蚧定喘丸，西医给予氨茶碱、心律宁、舒喘灵气雾剂等西药治疗，病情时轻时重。今年入冬以来，因天气寒冷自觉上述症状加重，1周来经服用以上药物疗效不佳。1993年8月14日在当地市级医院拍摄的X线胸片，提示为肺源性心脏病。

［现症］咳嗽喘息，心悸气短，劳则加重，痰涎壅盛，恶风易汗，神疲乏力。面色㿠白，舌质暗淡，苔白腻，脉细弱。

> 问题
> （1）本病应诊断为何病何证？
> （2）结合病史及现症，叙述本病证的病理演变过程。
> （3）本病例喘证主要表现是什么？并述其产生机理？

［治疗过程］

初诊方药：党参15g，炒白术9g，茯苓15g，桂枝6g，半夏9g，炒远志9g，炒酸枣仁15g，石菖蒲9g，苏子9g，桔梗9g，杏仁9g，白果9g，炙麻黄5g，炙甘草5g。20剂，水煎服。嘱：调情志，避风寒，忌食生冷、油腻、辛辣之品。

二诊：11月29日。咳嗽、气喘、心慌减轻，痰涎减少，仍恶风出汗。舌质淡，苔薄白，脉细。上方加黄芪30g，防风6g。20剂，水煎服。

三诊：12月20日。咳嗽、气喘、心慌基本消失，心电图提示无异常改变，心律正常。舌质淡红，苔薄白，脉细。上方继服 30 剂。

随访：病情稳定。1 年后电话随访，言病未复发。

> **问题**
>
> （4）本病证的治法是什么？
>
> （5）本病证治疗初诊以何方剂加减？分析处方药物组成意义。
>
> （6）二诊、三诊中为何合用玉屏风散？药物有何作用？

病例 2 王某，男，14 岁。1970 年 6 月 26 日初诊。

[主诉] 咳喘痰多 6 年余。

[病史] 咳嗽 6 年余，痰多，痰中带血，经常自汗出，夜晚尤甚，不能平卧，经常发热，口干，口渴，喉中痰鸣。1970 年 4 月 29 日经洛阳市第一人民医院胸部 X 线提示为慢性支气管炎合并肺气肿。

[现症] 咳嗽痰多，痰中带血，自汗，盗汗甚，不能平卧，发热，口干，口渴，喉中痰鸣。查体：全肺痰鸣音重浊，干湿、啰音明显，肋间隙增宽，呈桶状胸。舌质暗红，苔薄白，两脉虚弱。

> **问题**
>
> （1）本病应诊断为何病何证？
>
> （2）分别找出本病证痰热、肺气虚、肺肾阴虚的表现。
>
> （3）患者喘证（肺气肿）咳嗽，喘息，不能平卧属于什么病理类型？

[治疗过程]

初诊方药：麻黄 9g，生石膏 30g，杏仁 9g，辽沙参 30g，炙款冬花 9g，桔梗 10g，生桑白皮 12g，苏子 9g，橘红 9g，葶苈子 12g，甘草 6g。3 剂，水煎服。

二诊：6 月 30 日。咳喘及喉中痰鸣稍有减轻，仍痰中带血。上方加地骨皮 15g，白茅根 30g。3 剂，水煎服。

三诊：7 月 4 日。咳喘减轻，夜间能平卧入睡，痰中带血消失，听诊哮鸣音减轻，舌质暗红，苔薄白，脉弦细数。应患者要求，嘱带初诊方药 15 剂回乡治疗。

问题

（4）本病证的治法是什么？

（5）本病证以何方剂为主加减治疗？分析处方药物组成意义。

（6）麻杏石甘汤有何功效，组成药物各有何作用？加辽沙参有何作用？

（7）二诊方中又加何药物？药物有何作用？

病例 3　付某，女，53 岁。1970 年 6 月 7 日初诊。

［主诉］反复咳喘 10 余年。

［病史］1958 年罹患咳喘，以后着凉即轻微咳喘。近 1 月来，因受寒而咳嗽，咳吐黄白痰，气短喘息。经河南医学院一附院胸部 X 线检查提示为慢性支气管炎并发肺气肿。

［现症］咳嗽，咳吐黄白痰，气短喘息。舌苔白腻微黄，脉弦数。

问题

（1）本病应诊断为何病何证？

（2）本病喘证（慢性支气管炎并发肺气肿）何以表现为外寒内热证？

（3）本证痰热壅肺的表现是什么？

［治疗过程］

初诊方药：辽沙参 24g，麻黄 9g，杏仁 9g，生石膏 30g，苏子 6g，桔梗 6g，炙远志 9g，炒酸枣仁 15g，生桑白皮 12g，炙款冬花 9g，苏梗 9g，甘草 3g。3 剂，水煎服。嘱：避风寒，慎起居，忌油腻、生冷之品。

二诊：6 月 10 日。基本不喘，咳嗽吐痰均减轻，饮食增加。上方去苏梗，加橘红 9g。6 剂，水煎服。

三诊：6 月 17 日。近两天来因劳累过度，又现轻微咳喘。上方加茯苓 15g，山药 20g。6 剂，水煎服。

四诊：6月24日。咳喘基本消失，舌苔薄白，脉沉细无力。上方继服10剂。

> 问题
>
> （4）本病证的治法是什么？
>
> （5）本病证以麻杏石甘汤加味治疗？如何理解处方药物配伍？
>
> （6）三诊因劳累过度又现轻微咳喘，属于什么病机？加用何药治疗？有何作用？

【问题解析】

病例1

（1）诊断：喘证；肺脾气虚，痰浊壅阻证。

（2）病理演变过程：本例喘证慢性肺源性心脏病患者，感冒日久不愈，损伤肺气，肺气虚则输精于皮毛的功能受损而致表卫不固，易受风寒外邪侵袭，故病情每于冬季加重，恶风易汗，肺虚失其肃降，则咳嗽喘息；由于肺气与心血相互依存，血的运行有赖气的推动，故肺气虚弱，宗气不足，不能贯心脉以行气血，久之必累及于心而致心悸、气短，劳则加重；肺虚则通调水道功能失司，水湿内停，久必湿盛伤脾，脾虚更生痰湿，故见痰涎壅盛。病由初之感冒，损伤肺气，累及心脾，发为喘证，呈现肺脾气虚，痰浊壅阻证。

（3）主要表现与产生机理：患者肺气虚弱，失其肃降，则咳嗽、喘息；肺气不足，表卫不固，则恶风易汗；肺气虚弱，宗气不足，累及于心，则心悸、气短；肺虚及脾，脾失健运，生湿酿痰，故见痰涎壅盛。

（4）治法：补肺健脾益气，止咳平喘化痰。

（5）初诊方药：四君子汤合三拗汤加减。方中党参、炒白术、茯苓、甘草为四君子汤，健脾益气、培补中土；炙麻黄、杏仁、炙甘草为三拗汤，宣降肺气，止咳平喘；加炒酸枣仁、炒远志养血安神；苏子、半夏、杏仁、桔梗、石菖蒲，理气止咳、燥湿化痰；炙麻黄、白果，一散一敛，共具平喘之功；桂枝温通心阳。全方以补益为主，宣化为辅，扶正祛邪。

（6）二诊、三诊气喘、咳嗽、心悸减轻以至基本消失，脾虚已见改善，心虚得其所补，肺气渐有开宣。唯恶风汗出依然，为气虚卫阳不固，营阴不守所致，加黄芪、防风，与初诊方中之炒白术相合，为玉屏风散全方，以益气散邪，固表止汗。其中黄芪益气固表，炒白术健脾补中，防风祛风御邪。

病例2

（1）诊断：喘证；痰热恋肺，肺肾气阴亏虚证。

（2）痰热表现：咳嗽，喘息，痰多，痰中带血，喉中痰鸣，不能平卧。肺气虚表现：经常自汗出，苔薄白，脉虚弱。肺肾阴虚表现：夜晚盗汗甚，发热，痰中带血，口干，口渴，舌质暗红，两脉虚弱。

（3）本例咳喘日久，久咳伤肺，肺之气阴亏虚，久之肺脏由虚入损，累及于肾所致。

（4）治法：清热化痰，益气养阴。

（5）麻杏石甘汤加味。方中麻黄解表散寒平喘，生石膏清泄肺热，杏仁、炙款冬花、葶苈子助麻黄以宣肺止咳平喘，苏子、桔梗、橘红宣通肺气降逆排痰，辽沙参、生桑白皮清肺养阴。

（6）麻杏石甘汤清热平喘。其中麻黄宣肺平喘，生石膏清泄肺热，杏仁止咳平喘，甘草清热和中，加辽沙参清肺养阴。

（7）痰热灼肺，血热不循脉络，出现痰中带血，加地骨皮、白茅根清热滋阴凉血。

病例3

（1）诊断：喘证；痰热壅肺，肺失清肃证。

（2）患者患有咳喘病（慢性支气管炎并发肺气肿），肺中素有痰热，复又感受风寒，肺失清肃通畅，气机上逆，以致咳喘气促，咳嗽，咳吐黄白痰，舌苔白腻微黄等症，形成外感风寒，痰热壅肺的外寒内热证。

（3）痰热壅肺表现：咳嗽，喘息气促，咳吐黄白痰，舌苔白腻微黄，脉弦数。

（4）治法：清宣肺热，降逆平喘。

（5）麻杏石甘汤加味。方中麻黄宣肺平喘，生石膏清泄肺热，杏仁、炙款冬花助麻黄以宣肺止嗽平喘，苏子、桔梗降逆消痰、宣肺利痰，辽沙参、生桑白皮养阴清肺，炙远志、酸枣仁安神定志，甘草调和诸药。

（6）脾不虚不久咳，劳累后咳喘为脾虚所致，上方加茯苓、山药以健脾益气，从本调治。

【学习小结】

从以上李振华教授所治病案可以看出，例 1 为慢性肺源性心脏病，喘息咳嗽，心悸气短劳则加重，恶风自汗，属肺脾气虚；例 2 为肺气肿，喘咳不能平卧，自汗盗汗，属肺肾气阴两虚；例 3 为慢性支气管炎并发肺气肿，喘息气短，咳嗽咳痰，属痰热壅肺。可见喘证分虚实两类。实证痰热壅肺，用麻杏石甘汤加味，清宣肺热，降逆平喘；虚证，肺脾气虚，卫表不固，用四君子汤、玉屏风散合三拗汤加减，补肺健脾，益气固表，止咳平喘；肺肾气阴亏虚，痰热壅肺者，用麻杏石甘汤加辽沙参，养阴益气，清热化痰。喘证属实证者，治肺祛邪，宣降肺气，祛风散寒，清热化痰；喘证属虚证者，补益肺肾，健脾补中，培补正气，补肺固表，益肾固本，健脾益气。劳累而现咳喘者为脾气虚弱之象，宜健脾益气，从本论治，则疗效较为巩固。李振华教授临证辨证准确，方药精当，收到良好疗效。

【课后拓展】

1. 阅读《素问·至真要大论》病机十九条，理解"诸气膹郁，皆属于肺"病机条文。

2. 结合《中医内科学》教材学习，掌握喘证实证和虚证的辨证要点和治疗原则。

3. 查阅西医学对本病的认识、研究和进展。

4. 通过对本病的学习，写出学习心悟。

5. 参考阅读：王海军，王亮 . 李振华教授治疗哮喘经验［J］. 中医学报，2012，27（11）：1421-1422.

第五节　肺　胀

肺胀是多种慢性肺系疾患反复发作，迁延不愈，导致肺管不利，肺气壅滞，胸膺胀满，不能敛降的一种病证。出现喘促，咳嗽，咳痰，胸部膨满，憋闷如塞，面色晦暗，或唇甲紫绀，心悸浮肿等症。严重者可出现神昏、惊厥、出血、喘脱等危重证候。相当于西医学的慢性支气管炎、支气管哮喘、支气管扩张、矽肺合并肺气肿、慢性肺源性心脏病等病及肺性脑病的危重证候。

【辨治思路】

李振华教授认为，肺胀是慢性阻塞性肺部疾患，有长期的气喘、胸部憋闷、咳嗽、咳痰等症状和肺气肿体征，是内科的常见病多发病和难治病。由于久病正气亏虚，易感外邪，出现痰喘症，李振华教授治疗常用麻杏石甘汤加味治疗，用麻杏石甘汤清肺平喘，加辽沙参、百合等益气养阴，桑白皮、苏子、桔梗降气平喘化痰，常收到较好疗效。

【典型医案】

病例　刘某，男，40岁。1970年6月10日初诊。

［主诉］胸闷、喘促、咳嗽、吐痰4年余。

［病史］1966年不明原因咳嗽、吐痰，经县医院检查诊断为慢性支气管炎，服麻黄素、氨茶碱之类效果不佳，至1968年10月底突然加重，气喘、心悸不能行走，按支气管炎治疗，效果不佳且日趋严重，至11月底住院治疗。12月又到许昌市医院经过反复胸部X线检查及会诊，确诊为肺结核合并自发性气胸。作胸膜腔穿刺抽气及服药治疗1月余，基本痊愈而出院。出院后几天因受凉后又复发咳嗽、吐黄痰，胸闷，用抗结核药物治疗无效。又到当地人民医院胸部X线检查诊断为慢性支气管炎，1969年春天又到平顶山医

院胸部 X 线示：慢性支气管炎合并肺气肿合并感染。又到县医院查胸部 X 线提示：肺气肿。

［现症］咳嗽，吐黄痰，胸闷，心悸，动则更甚，出虚汗，受凉加重。舌苔黄腻，两脉弦数。两肺有湿性啰音，桶状胸，肋间隙增宽。

> 问题
>
> （1）本病应诊断为何病何证？
>
> （2）本病肺胀的主症是什么？
>
> （3）简述本病肺胀（慢性肺系疾患）的演化过程。
>
> （4）简述本病肺胀的形成和临床表现。

［治疗过程］

初诊方药：辽沙参 12g，麻黄 9g，杏仁 9g，生石膏 30g，苏子 6g，桔梗 9g，炙远志 9g，炒酸枣仁 15g，生百合 15g，牡蛎 15g，龙骨 15g，生桑白皮 9g，橘红 9g，甘草 3g。6 剂，水煎服。医嘱：注意保暖，禁忌烟酒及恣食辛辣、生冷、咸、甜之品。

二诊：1970 年 6 月 16 日。服药后基本上不喘，仅晨起和中午起床喘 20 分钟，程度亦较轻。上方去重镇收敛之龙骨、牡蛎，加半夏 9g，赤茯苓 12g 以加强降逆化痰之效。4 剂，水煎服。

三诊：1970 年 6 月 21 日。喘息基本平息，吐痰减少，现易出汗，偶有心慌现象，湿啰音已消失，舌苔薄白，脉沉细。处方：辽沙参 21g，麦冬 15g，五味子 9g，枸杞子 12g，山药 15g，赤茯苓 15g，炙远志 9g，炒酸枣仁 15g，炙桑白皮 12g，炙款冬花 9g，白果 12g，生百合 15g，炙甘草 6g。4 剂，水煎服。

随访：服药后诸症基本消失，患者要求停药观察。

> 问题
>
> （5）本病证的治法是什么？
>
> （6）本病证是由何方剂加味而成？分析处方药物组成意义。
>
> （7）叙述三诊处方加减及药物作用。

【问题解析】

（1）中医诊断：肺胀；气阴两虚，痰热壅阻证。

（2）主症：咳嗽，吐痰，胸闷，心悸，动则更甚。

（3）慢性支气管炎发展至合并肺气肿，最终至慢性肺源性心脏病。

（4）本病为久咳伤肺，肺之气阴亏虚，肺虚则卫气不固，外邪反复侵袭，肺失肃降，咳喘气逆，时愈时发，久则肺脏由虚而损。肺主气，心主血脉，心脉上贯于肺，肺气贯于心脉，百脉又朝会于肺。肺脏虚损，气机不畅，久则必累及心，导致心的血脉不畅，形成肺胀。出现咳嗽，吐痰，闷气，心悸，动则更甚，出虚汗，受凉加重等临床表现。

（5）治法：清肺平喘、止咳化痰。

（6）处方：麻杏石甘汤加味。方中辽沙参、生桑白皮、生百合清肺养阴；麻黄宣肺平喘；生石膏清泄肺热；杏仁、橘红助麻黄以宣肺止嗽平喘；苏子、桔梗降逆消痰，宣肺利痰；牡蛎、龙骨止嗽平喘，收敛止汗；炙远志、炒酸枣仁养心安神，甘草调和诸药。

（7）表邪已解，肺得肃降，故喘息平，去解表之麻黄、苏子，性寒之石膏、生桑白皮。然肺之气阴仍亏，气虚不摄则易汗出，汗出多则加重阴伤，气阴两虚、血行无力、心脉瘀滞故出现心慌。表邪已去，当固其本，上方中重用辽沙参，合麦冬、五味子、枸杞子等以滋阴敛汗；炙桑白皮、炙款冬花、白果等化痰止咳，山药、赤茯苓健脾益肺。

【学习小结】

《灵枢·胀论》说："肺胀者，虚满而喘咳。"《灵枢·经脉》亦说："肺手太阴之脉……是动则病，肺胀满，膨膨而喘咳。"指出了肺胀的特征。从以上病案可以看出，本病患者胸闷、气喘、咳嗽、痰黄、心悸，是为肺胀，由病久气阴亏虚又感受外邪所致。李振华教授治用麻杏石甘汤清肺平喘，加益气养阴药用辽沙参、生百合，降气化痰药诸如杏仁、橘红、苏子、桔梗等，收到佳效，体现了李振华教授治疗肺胀的诊疗用药经验。

【课后拓展】

1.阅读《内经》《金匮要略》经典著作，摘出《灵枢·胀论》《灵枢·经脉》《金匮要略·肺痿肺痈咳嗽上气病脉证治》中有关肺胀的条文并加以理解。

2.查阅麻杏石甘汤的出处，掌握其主治病证、功效和药物组成意义。

3.查阅西医学对本病的认识和研究进展。

4.通过对本病的学习，写出学习心悟。

第六节　肺　痈

肺痈是肺叶生疮，形成脓疡的一种病证。临床以咳嗽、胸痛、发热、咯吐腥臭浊痰，甚则脓血相间为主要表现特征，属于内痈之一。本病相当于西医学的肺脓疡，其他病如化脓性肺炎、肺坏疽、支气管扩张、肺结核空洞伴化脓感染而出现肺痈表现者，亦可参照本病辨证论治。

【辨治思路】

李振华教授认为肺痈属于内痈，是热毒瘀结于肺，致血肉腐败形成脓疡的病证，主要见于西医学的肺脓疡。由于本病热毒蕴结于肺，形成痈肿，血肉腐败，咯吐脓血腥臭痰。治疗原则是清热散结，解毒排脓，李振华教授常用千金苇茎汤作为首选方加减，同时宜再加清肺解毒药如鱼腥草、桑白皮等；脓毒渐消后，正虚邪恋，减清肺解毒药，加补虚养肺药诸如黄芪、百合等，益气养阴以收功。

【典型医案】

病例　史某，男，58岁。1979年3月14日初诊。

［主诉］咳嗽、咳痰1年余，加重1月。

［病史］1978 年 11 月以来，一直咳嗽吐白痰，今年 2 月上旬因感冒，咳嗽加重，吐黄痰，痰中带暗红色血丝，渐至痰呈脓块有腥臭味，右侧卧呼吸气短，当地医院胸部 X 线检查见左肺外侧一似圆形阴影，边缘毛糙。体温正常，血沉 43mm/h，经当地医院治疗无效，遂来求诊。

［现症］咳嗽，吐痰呈脓块有腥臭味，痰中带血丝，呼吸气短，夜间盗汗，时有恶寒发热。舌质红，苔薄白，脉象滑数。

问题

（1）本病应诊断为何病？简述形成过程。

（2）说出本病肺痈主症，并述其产生的病机？

（3）本病证气阴耗伤有哪些表现？

［治疗过程］

初诊方药：杏仁 9g，白及 9g，百部 9g，生桑白皮 12g，桔梗 9g，苏子 9g，鱼腥草 24g，生薏苡仁 30g，苇茎 24g，陈皮 9g，茯苓 15g，焦三仙各 12g，川贝母 9g，地骨皮 12g，辽沙参 21g，麦冬 15g，五味子 9g，甘草 3g。10 剂，水煎服。

二诊：3 月 25 日。体温正常，已不咳嗽，吐痰已无脓臭味，早晨痰呈黄色，有少量血丝，以后呈白痰，质清稀，无血，胸亦不疼，夜间基本不盗汗，右侧卧已可睡眠。舌质淡红，苔薄白，脉缓，血沉 21mm/h。为痰热脓毒渐清，正虚邪恋，气伤阴耗，但病程较久，仍需清热消痈，扶正祛邪，加黄芪 24g，生百合 15g，炒枳壳 9g。10 剂，水煎服。

随访：3 个月后电话随访，知已痊愈。

问题

（4）本病证的治法是什么？

（5）本病证治疗以何方剂为主？分析处方药物组成意义。

（6）二诊中为何加黄芪、百合？有何作用？

【问题解析】

（1）诊断：肺痈。本病初为外感风寒，未能及时表散，郁而化热，肺脏受邪热薰灼，热伤血脉，热壅血瘀，蕴结成痈，溃后余毒未净，正虚邪恋，气阴耗伤。

（2）本病肺痈主症：咳嗽，痰中带暗红色血丝，痰呈脓块有腥臭味。病机：痰热壅肺，热壅血瘀，蕴结成痈，溃后余毒未净，故见咳嗽吐痰，痰中带血，痰呈脓块有腥臭味。

（3）气阴耗伤的表现：呼吸气短，盗汗，舌质红。

（4）治法：消痈排脓，泄热化痰，益气养阴。

（5）千金苇茎汤加味合泻白散加减。方中鱼腥草、苇茎清肺泄热，鱼腥草善治肺痈胸痛、咳吐脓血，有清热解毒、消痈散肿之功；桔梗、生薏苡仁利湿清热排脓，为方中主药；生桑白皮、地骨皮、甘草清肺止咳平喘；辽沙参、麦冬、五味子养阴敛肺止嗽；杏仁、百部、贝母止咳化痰，白及入肺止血；苏子、桔梗宣降肺气；陈皮、茯苓健脾化痰。各药相互为用，共奏泻肺清热，止咳化痰，散瘀排脓，以达消痈之效。

（6）因痰热脓毒渐清，正虚邪恋，气伤阴耗，故加黄芪、生百合，有益气养阴，托里排脓，扶正祛邪作用。

【学习小结】

肺痈患者，因外感风寒，未能及时表散，郁而化热，熏灼于肺，热盛血瘀，蕴结成痈。溃后余毒未净，正虚邪恋，气阴耗伤。治以消痈排脓，泄热化痰，益气养阴。李振华教授用千金苇茎汤合泻白散加减治疗，药用苇茎、鱼腥草、生桑白皮、桔梗、生薏苡仁等为主；痰热脓毒渐消后，加黄芪、百合益气养阴，扶正祛邪而愈。

【课后拓展】

1.阅读《金匮要略·肺痿肺痈咳嗽上气病脉证治》，理解肺痈相关条文。

2.阅读《备急千金要方》，查找苇茎汤的药物组成和主治病证。

3.结合现代研究，体会李振华教授肺痈治疗用药。

4.通过对本病的学习，写出学习心悟。

第七节　肺　痨

肺痨是由于正气虚弱，感染痨虫，侵蚀肺脏所致的，以咳嗽、咯血、潮热、盗汗及形体逐渐消瘦为临床特征，具有传染性的慢性虚弱性疾患。本病与西医学中的肺结核病相同。肺外结核病，具肺痨临床特征时，也可参考本病论治。

【辨治思路】

李振华教授认为肺痨是"风、劳、鼓、膈"四大难症之一，是一种慢性虚损性疾病，病程长，治疗颇为不易。肺痨有"三性""四大主症"的特点，三性指：传染性，痨虫感染；慢性，绝大多数由渐而起，病程较长；虚弱性，见全身虚弱不足之症。四大主症即咳嗽，久延不已的慢性咳嗽；咯血，轻者为痰中带血，重者大口咯血；潮热，下午发热，傍晚为著，子时后减轻，上午凉爽；盗汗，寐中汗出，寤时汗止。这些构成了肺痨的显著特点。肺痨由感染痨虫和正气虚弱所致，痨虫蚀肺，病位在肺，病久可影响五脏，以脾肾最明显。脾为肺之母，肺痨日久，子盗母气，出现肺脾气虚症；故肺痨治疗不仅治肺脏，培土生金，健脾益气，金水相生，滋肾润肺是常用的治疗方法，用之得当，可收良效。

【典型医案】

病例　罗某，男，35岁。1981年5月3日初诊。

[主诉] 咳嗽，闷气20余年，加重1年。

［病史］患者咳嗽，闷气 20 余年，近一年来症状加剧，不能劳动，从 1973 年开始咳嗽，痰中带血，每年发作 1～2 次。

［现症］现咳喘，盗汗，五心烦热。舌质暗淡，舌体胖大，苔薄白，脉弦细数。1981 年 4 月 21 日经河南医科大学一附院胸部 X 线检查示：右肺第二肋间外带有片状模糊阴影，边缘不清，其中间有透亮区，提示：右上肺结核并空洞。

问题

（1）本病应诊断为何病？从哪些症状确定？

（2）本病肺痨属何证？病理机制是什么？

（3）分析本病主证病理。

［治疗过程］

初诊方药：辽沙参 15g，麦冬 15g，五味子 10g，百合 15g，山药 30g，茯苓 15g，远志 10g，百部 10g，白及 10g，牡丹皮 12g，地骨皮 12g，盐知母 10g，川贝母 10g，苏子 10g，桔梗 10g，白果 10g，甘草 3g。7 剂，水煎服。

二诊：6 月 28 日。上方略有加减共服 50 剂，咳嗽大减，未再咳血，精神饮食好转，盗汗、五心烦热消失。一周前再次拍摄胸片有明显好转。晨痰涂片检查未发现结核杆菌，舌质稍淡，苔薄白，脉沉细。加党参 15g，枸杞子 15g，山茱萸 15g，炒酸枣仁 15g，远志 10g。15 剂，水煎服。

三诊：7 月 15 日。诸症消失。为巩固疗效，续服二诊方药 20 剂，以资善后。

随访：2 年后随访，病情稳定。

问题

（4）本病证的治法是什么？

（5）分析本病证初诊治疗处方药物组成意义。

（6）二诊方中又加上何种药物？有何作用？

（7）本病肺痨体现了李振华教授哪些治疗原则？

【问题解析】

（1）诊断：肺痨。长期咳嗽、闷气，痰中带血。现咳喘，盗汗，五心烦热，脉弦细数。

（2）阴虚肺燥证。本证系肺阴耗伤，阴虚肺燥，肺失肃降，虚火灼肺，损伤肺络，肺气上逆而成。

（3）痨虫侵蚀于肺，损伤肺之气阴，肺肾阴虚，肺络损伤，故现咳嗽，痰中带血，盗汗，五心烦热，脉象弦细数等症。反复咳嗽咯血，久病耗伤肺气，故肺痨日久，动则气短。

（4）治法：滋阴清热，润肺平喘。

（5）方中辽沙参、五味子、麦冬、山药润补肺阴；百合、白及、百部润肺、止血、杀虫；盐知母、桔梗、川贝母、苏子、白果清热宣肺，止嗽平喘；牡丹皮、地骨皮清热退蒸；山药、茯苓益气健脾；远志宁心安神。共呈滋阴清热，润肺杀虫，止咳平喘作用。

（6）二诊加党参、枸杞子、山茱萸益气健脾，补肺滋肾，培土生金，以增强扶正之力。加酸枣仁、远志宁心安神，丹参凉血活血。

（7）肺痨日久病及肺脾肾多脏，故咳嗽、咳血等症减轻后，应标本兼治，培土生金，金水相生，补肺滋肾，体现了补虚培元，扶正抗痨的治疗原则。

【学习小结】

本例肺痨患者右上肺结核并空洞，出现咳喘，痰中带血，五心烦热，盗汗，舌淡胖暗，脉弦细数等症，属肺痨阴虚肺燥证。李振华教授治以滋阴清热，润肺杀虫，止咳平喘之法，药用辽沙参、麦冬、五味子、百合、山药、茯苓、百部、白及、地骨皮、盐知母、贝母、苏子、桔梗等，好转后加入益气健脾，补肺滋肾之品党参、枸杞子、山茱萸等药物，以培土生金，金水相生，体现了补虚培元，扶正抗痨的治疗原则。

【课后拓展】

1.阅读元·葛可久《十药神书》，体会治痨十方的药物组成和主治应用。

2. 掌握肺痨的病因、四大主症和治疗原则。

3. 叙述培土生金，金水相生法的含义及在肺痨中的运用。

4. 通过对本病的学习，写出学习心悟。

第八节　悬　饮

悬饮属中医学痰饮病的一种。痰饮是指体内水液输布运化失常，停积于某些部位的一类病证。悬饮是肺失宣通，饮停胸胁的病证，临床以胸胁胀满，咳唾引痛，咳逆喘促不能平卧为主要表现特征。本病相当于西医学的渗出性胸膜炎、结核性胸膜炎等病证。

【辨治思路】

李振华教授认为痰饮分四种：饮流胃肠者为痰饮，"素盛今瘦，肠鸣沥沥有声"；饮留胁下者为悬饮，胁下胀满，咳喘引痛；饮溢肢体者为溢饮，身体沉重，肢体浮肿；饮停胸肺者为支饮，咳逆倚息，不能平卧。由于痰饮阳虚阴盛，本虚标实的特点，应以温化水饮为法，正如《金匮要略·痰饮咳嗽病脉证并治》所说："病痰饮者，当以温药和之。"就悬饮而言，干姜、细辛、桂枝、茯苓等，皆为李振华教授常用温化水饮之品。其中干姜、桂枝配薤白、葶苈子、桑白皮、茯苓辛温通阳，温肺利水，是李振华教授用药成熟经验。

【典型医案】

病例 1　张某，男，70 岁。1982 年 5 月 10 日初诊。

[主诉] 发热，头晕，胸痛，干咳 1 月余。

[病史] 曾患"肺结核"（具体时间不详），经治疗痊愈。1980 年春节回乡探亲，途中劳累，周身不适，倦怠乏力，时有午后潮热，偶或干咳，痰少稀白，症状时现时消，未加注意。1981 年 9 月髋骨骨折卧床月余，痊愈后仍感体虚绵绵，午后发热。1982 年 4 月 9 日因着凉感冒，始见恶寒发热，头痛

鼻塞，咳嗽痰白量少，继之体温骤然升高达 40℃以上，自服退热药（药名不详），体温持续波动在 38～39℃。数日后，出现胸部隐痛、气短、咳吐黏白痰，痰中时带血丝。在省某医院诊为肺结核，用抗结核、消炎药未见效。4 月 15 日往某医院治疗，以庆大霉素、青霉素、链霉素、氯霉素并内服中药，症状不减。23 日加用红霉素、林可霉素，仍发热不退，咳吐稀白痰，呼吸急促，左胸隐痛。李振华教授会诊时，主诉持续发热、咳嗽、胸痛已 1 月余。

［现症］发热，头晕，胸痛，干咳、吐少量稀白痰，时带血丝，胸痛不明显，气急喘促，倚息不能平卧，时有汗出，五心烦热。检查：体温 38.5℃，皮肤扪之灼手，胸部尤甚，左侧肋间隙增宽，呼吸音减低，无湿性啰音，叩诊呈实音。望、闻、问、切：体质消瘦，面赤颧红，舌质红，苔稍薄黄，脉沉细数。4 月 20 日左胸浆膜腔积液常规及生化检查：草黄色微混浊，比重 1.020，Rivalta 试验（＋），24 小时蛋白定量 4.15g，白细胞计数 $1.5×10^9$/L，以淋巴细胞占多数。5 月 3 日胸腔穿刺抽出脓液 10mL，经检验有绿脓杆菌。

问题

（1）本病证应诊断为何病？主症是什么？

（2）本病悬饮是如何形成的？

（3）本病证阴虚肺燥的表现是什么？

（4）本病证悬饮的诊断可参考西医的哪些检查结果？

［治疗过程］

初诊方药：辽沙参 20g，前胡 10g，百部 10g，牡丹皮 12g，地骨皮 15g，黄芩 10g，苏子 10g，葶苈子 24g，生桑白皮 15g，葛根 15g，白及 10g，杏仁 10g，桔梗 10g，鱼腥草 20g，盐知母 12g，甘草 3g。6 剂，水煎服。

二诊：5 月 16 日。1 剂热退，体温降至 36.5℃，更进 5 剂，诸症悉减。午后仍有五心烦热，汗出，干咳，吐少量黏白痰，痰中无血丝，舌苔白，脉沉细。原方减葶苈子为 20g，葛根为 12g，加五味子 8g 以敛汗，炙紫菀 10g，橘红 10g 以敛肺化痰止咳。

三诊：5 月 25 日。咯白痰带血丝，五心烦热等症基本消失，生活基本能自理，亦可做一些轻微的家务性劳动。方药：辽沙参 20g，前胡 10g，黄芩 10g，葶苈子 20g，生桑白皮 15g，葛根 12g，杏仁 10g，桔梗 10g，鱼腥草 20g，苏子 10g，甘草 3g，五味子 8g，炙紫菀 10g，枸杞子 15g，橘红 10g，茯苓 15g，姜半夏 8g，炙款冬花 10g。水煎服。

随访 2 次，病已愈。

问题

（5）本病证的治法是什么？

（6）分析初诊处方药物组成意义。

（7）二诊药物作何加减？为什么？

（8）三诊药物又作何加减？为什么？所加药物有何作用？

病例 2 孙某，男，46 岁。1978 年 10 月 9 日初诊。

［主诉］发热，咳嗽，胸痛，盗汗 3 月余。

［病史］原患左肺结核，于 1978 年 7 月发现左侧胸腔积水，经用链霉素、利福平、雷米封、维生素 B₆ 有所减轻，但仍胸闷气短，左肋疼痛，不能左侧卧。

［现症］胸闷气短，左肋疼痛，不能左侧卧，下午低热，体温 38℃左右，夜间盗汗，咳嗽，食欲不振，吞酸，经检查左侧第八肋骨以下为积液。舌质红，苔薄白，脉细数。

问题

（1）本案患者当诊断为何病何证？

（2）本病证悬饮的主要表现是什么？

（3）本病证悬饮是如何形成的？

［治疗过程］

初诊方药：前胡 9g，黄芩 9g，葶苈子 24g，薤白 12g，桑白皮 20g，茯苓 30g，炒枳壳 9g，杏仁 9g，半夏 9g，厚朴 9g，苏子 9g，干姜 9g，细辛 3g，甘草 3g，大枣 10 枚。22 剂，水煎服。

二诊：1979 年 3 月 11 日。炒白术 9g，茯苓 15g，干姜 9g，细辛 3g，葶苈子 10g，薤白 12g，全瓜蒌 15g，生桑白皮 24g，炒枳壳 9g，厚朴 9g，木香 6g，苏子 9g，杏仁 9g，桂枝 5g，百部 9g，青皮 9g，丹参 24g，甘草 3g。大枣 10 枚。15 剂，水煎服。

三诊：3 月 30 日。症状消失，患者要求停药观察。

问题

（4）本病初诊治法是什么？

（5）本病二诊治法是什么？

（6）为什么病痰饮者，当以温药和之？

（7）分析本病痰饮用温化法治之的处方药物组成意义。

【问题解析】

病例 1

（1）诊断为悬饮。主症：持续发热，咳嗽，胸痛，气急喘促，倚息不能平卧。

（2）患者原患肺痨病，肺阴久虚，且年迈骨折，卧床月余，耗损元气。复感外寒侵袭，寒闭于表，肺失宣降，通调水道失司，导致水停胸胁，阻滞气机，饮邪化热，更伤肺阴，终至饮热蕴结，停于胸胁而成悬饮。

（3）干咳，吐少量痰，时带血丝，时有汗出，五心烦热，体质消瘦，面赤颧红，舌质红，脉沉细数。

（4）本病证悬饮诊断可参考西医的检查：①左侧肋间隙增宽，呼吸音减低叩诊呈实音。②胸腔穿刺抽出脓液。

（5）治法：滋阴润燥，清热化饮。

（6）方中辽沙参、百部、白及、牡丹皮、地骨皮、前胡、葛根、盐知母、鱼腥草养阴润肺，清热生津；苏子、杏仁、葶苈子、生桑白皮泻肺利水；桔梗载药入肺；甘草协调诸药。

（7）痰邪去其大半，故诸症悉减，原方减葶苈子为 20g，葛根加至 12g。

热退阴伤，故午后烦热汗出，痰白黏，脉沉细，加五味子以敛汗，炙紫菀、橘红以敛肺化痰止咳。

（8）肺热阴虚渐减，故去牡丹皮、地骨皮、白及、百部、盐知母等养阴润肺之品。肺虚及肾，故加枸杞子，金水相生，加茯苓、半夏、炙款冬花，以健脾化痰，润肺治本。

病例 2

（1）中医诊断：悬饮；肺气郁滞，水停胸胁证。

（2）主要表现：胸闷气短，左肋疼痛，不能左侧卧，下午低热，夜间盗汗，咳嗽，左侧第八肋骨以下为积液。舌质红，苔薄白，脉细数。

（3）素体正虚，胸阳不振，肺卫不固，外邪侵袭，闭阻胸胁，致肺气失宣，通调水液功能失司，水饮留于胸胁而成本病。

（4）初诊治法：宣肺行水，温化水饮。

（5）二诊治法：健脾温肺，行气利水。

（6）由于痰饮病具有阳虚阴盛的特点，故当以温药和之。

（7）本病悬饮治疗当以温化为主，即《金匮要略》所载："病痰饮者，当以温药和之。"方用干姜、细辛、杏仁、百部、桂枝宣肺止嗽，温化水饮；干姜、桂枝配薤白、葶苈子、生桑白皮、茯苓辛温通阳，泻肺利水；炒枳壳、青皮、全瓜蒌、广木香宽胸行气，以利行水；丹参活瘀止痛；甘草调和诸药，共奏通阳温化，宣肺健脾，理气利水之力。胸阳复、肺气宣、通调利，脾气健，则水液自不聚积胸胁。

【学习小结】

悬饮是水液停聚胸胁，主要是由胸腔积水所致，大多见于渗出性胸膜炎等病。所举两例，皆为结核性胸膜炎，有胸腔积液成为悬饮。治疗采用宣肺行水之法，温化水饮。肺气宣畅，水道通调，水饮下泄则病愈。而滋养肺阴、健脾益气、理气行水等也是据证而所采用之法，有着良好的效果。李振华教授根据《金匮要略·痰饮咳嗽病脉证并治》载"病痰饮者，当以温药和之"

的原则，善于运用干姜、细辛、桂枝等辛温通阳药与薤白、葶苈子、桑白皮、茯苓等温肺利水合用，温阳化饮，收到良好的疗效。

【课后拓展】

1. 阅读《金匮要略·痰饮咳嗽病脉证并治》，理解悬饮的证治。

2. 理解"病痰饮者，当以温药和之"及其临床运用。

3. 查阅葶苈子的药性、功效，结合现代研究，体会其临床应用。

4. 通过对本病的学习，写出学习心悟。

第五章　心脑系病证

第一节　胸　痹

胸痹是指由于心脉痹阻不通，所出现的以胸部闷痛，甚则胸痛彻背，喘息不得卧为主症的一种疾病，轻者仅感胸闷如窒，呼吸欠畅，重者则有胸痛，严重者心痛彻背，背痛彻心。相当于西医学的冠状动脉粥样硬化性心脏病心绞痛。

【辨治思路】

李振华教授认为，胸痹是威胁中老年人生命健康的内科常见病和危重病，随着现代社会生活方式和饮食结构的变化，发病在逐年迅速增加，成为严重危害人们生命的心血管疾病。人至中年以后，身体逐渐虚弱，心之阳气不足，痰浊、寒凝、气滞、血瘀等痹阻心脉，气血不通而发为本病。李振华教授治疗胸痹在补益正气，尤其是在温助心阳，益气养阴的基础上，运用活血化瘀，理气导滞，芳香温通，化痰降浊等方法，养阴益气汤为其治疗常用之方，收到良好效果。

【典型医案】

病例1 苗某，女，53岁。1991年5月30日初诊。

［主诉］阵发性心前区隐痛1年余。

［病史］1990年3月因工作劳累，加之心情不畅出现胸闷，心悸，气短，继之心前区隐痛，晨起后明显，并时作头晕。服西药（药名不详）治疗，病情时轻时重。1991年5月初，因工作劳累致病情加重。心电图检查示心肌缺血。

［现症］阵发性心前区隐痛，牵及左侧肩臂，胸闷气短，头晕心烦，性急易怒，失眠多梦，口干苦，善太息，身倦乏力。面色萎黄，舌边尖红，体胖大，苔薄白，脉弦细。

问题

（1）本病中医诊断为何病何证？

（2）本病证的病机是什么？

（3）本病证有何主要症状表现？简述其机理。

（4）胸痹心脉痹阻不通可由痰浊、寒凝、气滞、血瘀所致，本病证主要由哪些因素所致？

［治疗过程］

初诊方药：当归10g，白芍15g，炒白术10g，茯苓15g，柴胡6g，醋香附10g，炒枳壳10g，醋郁金10g，檀香10g，石菖蒲10g，全瓜蒌15g，菊花12g，天麻10g，生地黄10g，甘草3g。10剂，水煎服。医嘱：调情志，适劳逸，忌辛辣刺激性食物。

二诊：6月10日。胸痛、胸闷、气短、头晕等症减轻，仍觉睡眠差，身倦乏力。舌边尖红，体胖大，苔薄白，脉弦细。上方去全瓜蒌、生地黄，加丹参15g，首乌藤15g。12剂，水煎服。

三诊：6月24日。胸痛、胸闷、气短、善太息等症状消失，精神、饮食均好，面色红润，身体有力，心急烦躁、口干口苦等症消失，睡眠较前好转，偶有头晕。舌质稍红，苔薄白，脉弦细。去檀香，加枸杞子15g。12剂，水煎服。

四诊：7月8日。诸症消失，无明显不适感。嘱其自服逍遥丸善后。

随访：患者服逍遥丸一月后诸症未再发作，复查心电图未提示异常。

> 问题
>
> （5）本病证的治法是什么？
>
> （6）本病证的治疗以何方为主？分析处方组成意义。
>
> （7）处方中配伍炒白术、茯苓的意义是什么？
>
> （8）二诊处方药物作何加减？有何意义？
>
> （9）三诊处方药物为何去檀香加枸杞子？
>
> （10）患者经治疗诸症消失后，为何服逍遥丸以善后？

病例2 程某，男，61岁。1991年10月19日初诊。

［主诉］胸痛，胸闷，气短时发8月余。

［病史］1991年2月受凉后觉心慌，胸闷，继之时常感心前区疼痛。于某医院经心电图检查提示心肌缺血，房性期前收缩，诊为冠心病。3月153医院住院治疗，曾用烟酸、月见草油、消心痛、肌苷、复方丹参滴丸等药物治疗3月余，症状有所好转而出院。后在家据其症状自服苏合香丸、心痛定、速效救心丸、心脉宁等药，病情时轻时重，现欲求中医治疗。

［现症］胸痛，胸闷，心悸气短时常发作，口干，乏力，形体较胖，面色无华。舌质暗红，苔薄白，脉沉细。

> 问题
>
> （1）本病证的中医诊断是什么？
>
> （2）本病患者年老体弱、气阴亏虚和胸痹的形成有何关系？
>
> （3）本病证胸痹主证是什么？哪些症状表明气阴不足，瘀阻心络？

［治疗过程］

初诊方药：西洋参6g，麦冬15g，五味子10g，枸杞子15g，山茱萸15g，蒸首乌20g，茯苓15g，酸枣仁15g，丹参15g，石菖蒲10g，炒枳壳10g，山楂10g，赤芍15g，炙甘草6g，三七粉3g（分2次冲服）。5剂，水煎服。医嘱：调情志，适劳逸，慎起居，忌肥甘油腻之品。

二诊：10月25日。心前区疼痛明显减轻，心悸、胸闷、气短等症状亦有所减轻，仍觉身倦乏力。舌质暗红，苔薄白，脉沉细。黄芪20g，西洋参6g，麦冬15g，枸杞子15g，生地黄12g，山茱萸15g，黄精15g，酸枣仁15g，丹参15g，檀香10g，薤白10g，山楂15g，阿胶10g（烊化），赤芍15g，炙甘草6g，三七粉3g（分2次冲服）。12剂，水煎服。

三诊：11月8日。病情稳定，除偶感心前区不适外，余症消失。舌质暗红，苔薄白，脉沉细。守上方加桂枝3g，砂仁8g，再服12剂。

四诊：11月21日。心前区疼痛未作，乏力消失。舌质淡红，苔薄白，脉沉细。继服12剂。

五诊：12月3日。无明显不适，胸痛、胸闷、心悸、乏力等诸症均消失，饮食、睡眠、精神皆可。舌质淡红，苔薄白，脉沉细。继服20剂，以巩固疗效，防止复发。

问题

（4）本病证的治法是什么？

（5）养阴益气汤（李振华教授自拟经验方）的药物组成、主治病证是什么？分析处方药物组成意义。

（6）二诊处方药物作何加减？有何意义？

（7）三诊处方药物何以加桂枝、砂仁，有何作用？

（8）四诊、五诊何以再守方治疗？

（9）为何三诊四诊五诊连续三诊守方治疗？

【问题解析】

病例1

（1）中医诊断：胸痹；肝郁脾虚，兼有郁热证。

（2）患者因工作劳累，加之精神抑郁，使肝失条达，气机郁滞，阻于心胸，脉络不利，气血不畅，不通而致胸痹。

（3）心脉痹阻，脉络不利，气血不通而致心前区疼痛，牵及左侧肩臂，胸闷，气短；肝经布胁肋，肝络气机不利，故见左胁疼痛，时时太息；肝郁日久化火，则见心烦急躁，易怒，口干口苦；热扰心神则见失眠多梦；木郁克土，脾运失职，肢体失养，故见身倦乏力，面色萎黄。肝阳上亢则见头晕；舌边尖红，体胖大，苔薄白，脉弦细，皆为肝郁脾虚，内有郁热之象。

（4）本病证胸痹由肝郁气滞，气血不畅，心脉痹阻不通所导致。

（5）治法：疏肝健脾，解郁清热。

（6）处方以逍遥散为主方加减。方中当归为血中之气药，养血和血；白芍柔肝敛阴；柴胡、醋香附、炒枳壳、醋郁金疏肝解郁，行气止痛；全瓜蒌、檀香、石菖蒲宽胸行气，开窍定悸；生地黄养阴清热；菊花、天麻平抑肝阳，清利头目；炒白术、茯苓健脾益气，化生气血；甘草益气健脾，调和诸药。诸药合用，肝郁得疏，郁热得清，脾运得健，气血和调，病证得除。

（7）"见肝之病，知肝传脾"，故配伍炒白术、茯苓健脾益气，使气血生化有源，血和则肝和，血充则肝柔。

（8）二诊肝气疏调，郁热渐散，气机畅达，郁热之象已减，去全瓜蒌、生地黄。睡眠不佳症状明显，加丹参、首乌藤，活血通络，养心安神。

（9）三诊胸痛、胸闷、气短、善太息等症状消失，精神、饮食均好，面色红润，身体有力，心急烦躁、口干口苦等症消失，肝郁气滞之病机已解，心胸舒畅，血脉通调。檀香辛温，去之防其助热，加枸杞子滋养肝阴，助清余热。

（10）症状渐除，但虑其平素性情多思易怒，故嘱其自服逍遥丸，疏肝理气，巩固治疗，防其复发。

病例2

（1）中医诊断：胸痹；气阴亏虚，瘀血阻滞证。

（2）患者年老体弱，气阴亏虚。阴血不足，则血脉失充；气虚不足，则鼓动无力，使血行迟缓，心脉不畅，加之感受寒邪，凝遏阻滞，痹阻胸阳，故病胸痹。

（3）本病证胸痹主证：胸痛，胸闷，心悸，气短。阴虚：面色无华，口干，舌红，脉细。气虚：心悸，气短，乏力。瘀阻心络：胸痛，胸闷，心悸，气短，舌质暗。

（4）治法：益气养阴，化瘀通脉。

（5）养阴益气汤（李振华自拟经验方）药物组成：西洋参10g，麦冬15g，五味子10g，枸杞子15g，山茱萸15g，蒸首乌20g，茯苓15g，丹参15g，石菖蒲10g，赤芍15g，三七粉3g，治疗气阴两虚、以阴虚为主、兼有心血瘀阻的胸痹心痛病。兼有胸闷、胸痛甚者加炒枳壳、檀香、醋延胡索；气虚者加白干参等。处方中西洋参、麦冬、五味子、枸杞子、山茱萸、蒸首乌、茯苓益气养阴，健脾养血；丹参、赤芍、三七粉、山楂活血化瘀，疏通心脉；酸枣仁、石菖蒲安神通窍；炒枳壳开胸理气；甘草调和诸药。

（6）二诊气阴渐充，心脉得通，胸痛、胸闷等诸症减轻。去五味子、蒸首乌，加生地黄、阿胶、黄精滋阴养血，黄芪易茯苓增强益气健脾之力，以檀香、薤白代炒枳壳、石菖蒲，开胸理气，通阳散结。

（7）用上方调补阴阳，疏通血脉，患者诸症向愈。然年老体衰，病非短时可得尽愈，当循法续进，三诊守方加桂枝温阳通脉，砂仁温中行气。

（8）四诊诸症基本痊愈，效不更方，继服增强巩固疗效。五诊诸症消失，临床病得控制。患者久病体虚，虚则易滞，守方继服，以巩固疗效，防止复发。

（9）治急性病要有胆有识，治慢性病要有方有守。慢性病患者，久病体虚，治疗用药见效后，需守方治疗，以加强和巩固疗效，以利病愈且防止复发。

【学习小结】

胸痹是正气虚弱，痰浊、寒凝、气滞、瘀血阻滞，心脉痹阻不通所致。正气不足，有心之阳气不足，阴血亏虚，以气阴不足最常见。病例1由肝郁气滞，痹阻心脉，心脉不畅，气血不通所致。治以疏肝理气为主，通行气血，用逍遥散加减治疗；病例 2 由气阴不足，瘀阻心脉所致，治以益气养阴，化瘀通脉，用养阴益气汤加味。药证相符，皆收到良好效果。

【课后拓展】

1. 阅读《金匮要略·胸痹心痛短气病脉证并治》，体会胸痹的病机、治法、方药。

2. 结合现代研究，体会胸痹理气解郁法、活血化瘀法、芳香温通法、益气养阴法的运用。

3. 现代医学对本病的研究进展。

4. 通过对本病的学习，写出学习心悟。

5. 参考阅读：王海军，李郑生.国医大师李振华医学生涯 70 年［M］.北京：中国医药科技出版社，2012.

第二节 心 悸

心悸是指气血、阴阳亏虚，或痰饮、瘀血阻滞，心失所养，心脉不畅，引起的以自觉心中悸动，惊慌不安，甚则不能自主为主要临床表现的一种病证，一般多呈反复发作性，每因情志波动或劳累而发作，且常伴胸闷、气短、失眠、健忘、眩晕、耳鸣等症。心悸因惊而发，时作时止，不发如常人，病情较轻者，为惊悸；心悸无惊而发，终日悸动，稍劳更甚，病情较重者，为怔忡。心悸相当于西医学的各种原因所致之心律失常疾病，如心动过速、心动过缓、期前收缩、房颤、室颤、房扑、室扑、房室传导阻滞、预激综合征、病态窦房结综合征，以及心功能不全、神经官能症等，均可出现心悸。

【辨治思路】

李振华教授认为，心悸辨证，应当首先分清虚实。虚者多为脏腑亏虚，阴阳气血不足，心失所养，心中动悸不宁；实者多为痰饮、瘀血、痰热、虚火等扰动,心神不宁而成心悸。就临床所见,心脾两虚,气阴不足所致心悸较为常见。由于心主血,脾生血,脾主健运,化生气血,故心悸与脾的关系密切。脾虚,气血生化乏源不能养心而导致心悸。心之气血不足心悸者,应当心脾同治,健脾益气,养心安神,可用香砂六君子汤加味。劳累损伤心之阳气阴血,而成气阴不足者,治宜气阴双补,益气养阴,养心安神,可用炙甘草汤加减治之,皆可收到良效。此外,酸枣仁、远志、茯神等养心安神;桂枝温心阳,通心脉;醋郁金,石菖蒲开通心窍,安神定悸亦为李振华教授所常用治疗心悸之药组。红参、白干参、西洋参,根据证情区别使用,也为其所常选用,用之得当,皆收佳效。

【典型医案】

病例 1 孟某,女,43 岁。1992 年 10 月 3 日初诊。

[主诉]心悸,胸闷 3 个月。

[病史]患者平素因工作繁忙,常出差外地,饮食不调,致脾胃亏虚。3 月前在外地因劳累,出现心悸,胸闷,气短,腹胀,回郑州休息一周症状无减。经心电图检查提示下壁心肌缺血。用肌苷、复方丹参、二磷酸果糖、藻酸双酯钠片、地奥心血康胶囊等药物治疗两月余,症状时轻时重,遇劳累即加剧。

[现症]心悸,胸闷,气短,头晕,腹胀,纳差,身倦乏力。面色无华,气短懒言,精神倦怠。舌质淡,体胖大,苔薄白,脉沉细无力。

问题

(1)本病诊断为何病?患者心悸是如何形成的?

(2)本例辨证为心悸何证?有哪些主要表现?分析其症状产生机理。

[治疗过程]

初诊方药:党参 10g,炒白术 10g,茯苓 15g,陈皮 10g,半夏 8g,醋香附 10g,砂仁 8g,厚朴 10g,炒枳壳 10g,醋郁金 10g,菖蒲 10g,炒酸枣仁 15g,当归 10g,甘草 3g。7 剂水煎服。医嘱:调理饮食,忌生冷、油腻,避免劳累。

二诊:10 月 11 日。腹胀消失,纳食正常,仍心悸,气短,头晕,乏力,舌质淡，苔薄白，脉沉细。处方：党参 10g，炒白术 10g，茯苓 15g，陈皮 10g，砂仁 8g，炒枳壳 10g，醋郁金 10g，菖蒲 10g，炒酸枣仁 15g，当归 10g，阿胶 10g（烊化），丹参 15g，远志 10g，黄芪 20g，甘草 3g。12 剂，水煎服。

三诊：10 月 23 日。诸症大减，舌质淡红，苔薄白，脉沉细。仍以健脾养心，疏调气血为主。

四诊：11 月 15 日。诸症消失，精神、饮食均好，已正常上班。嘱其注意休息，定期复查心电图，并服归脾丸 1 个月以健脾养心，补益气血而善后。

五诊：1993 年 1 月 3 日。又服归脾丸 1 月余，经复查心电图正常，无特殊不适，病获痊愈。

> 问题
>
> （3）本病证的治法是什么？
>
> （4）本病证初诊选用何方为主治疗？为什么？分析处方药物组成意义。
>
> （5）二诊治疗处方药物作何加减及依据是什么？
>
> （6）四诊患者症状消失后，又改服归脾丸，意义何在？
>
> （7）心脾两脏在心悸的发病中有何病理联系？

病例 2　杜某，女，28 岁，职员。1992 年 4 月 22 日初诊。

［主诉］心悸，胸闷 3 年余。

［病史］1989 年初怀孕期间因过度劳累，始感心悸、胸闷，经服肌苷片、多维元素片，症状有所减轻。生产后心悸、胸闷加重，并伴气短、乏力，时感心前区隐痛。多次心电图检查提示：频发性室性早搏。经服用胺碘酮片、维拉帕米片、盐酸美西律片、丹参片、肌苷片等药物治疗，病情时轻时重，遇劳即发。

［现症］心悸，胸闷，气短，乏力，时感心前区疼痛。面色无华，形体消瘦，语言声低。舌质红，苔薄白，脉沉细结代。

> 问题
>
> （1）本病应诊断为何病何证？简述形成过程。
>
> （2）本病的主要表现是什么？分析其产生机理。

［治疗过程］

初诊方药：红参6g，麦冬12g，生地黄12g，五味子15g，桂枝3g，茯苓15g，丹参15g，远志10g，石菖蒲10g，炒酸枣仁15g，龙骨15g，檀香6g，阿胶10g，炙甘草6g。6剂，水煎服。医嘱：调畅情志，注意休息，勿过度劳累。

二诊：4月28日。室早较前明显减少，其他症状亦有所减轻，舌质红，苔薄白，脉沉细结代。上方加黄芪15g以补气生血。6剂，水煎服。

三诊：5月5日。室早偶作，心悸、胸闷、气短、乏力大减，心前区疼痛消失，近两日感口干，舌质红，苔薄白，脉沉细偶有结代。以上方去红参，加西洋参10g。7剂，水煎服。

四诊：5月12日。诸症消失，病情稳定，无特殊不适，舌质红，苔薄白，脉沉细。上方继服15剂，水煎服。

五诊：5月27日。复查心电图未发现室早，无明显不适，病获痊愈。

问题

（3）本病证的治法是什么？

（4）本病证选用何方为主治疗？为什么？

（5）分析处方药物组成意义。

（6）始用红参，复诊三诊为何改用西洋参？意义何在？

【问题解析】

病例1

（1）诊断：心悸。心主血，脾生血，脾气足则气血生化有源，心血充盈而心有所主；若脾气亏虚，运化失司，气血生化乏源，则致心失所养，使心肌供血不足而发心悸。患者由于平素工作劳累，饮食不调，渐致脾胃虚弱，宗气不足，不能贯注心脉，心脉失养；又因气血生化乏源，血虚不能养心则病发心悸。

（2）证属心脾两虚。心悸，胸闷，气短，头晕，腹胀，纳差，身倦乏力，面色无华，气短懒言，精神倦怠。舌质淡，舌体胖大，苔薄白，脉沉细无力。

脾胃虚弱，宗气不足，不能贯注心脉，心脉失养；又因气血生化乏源，血虚不能养心则心悸，胸闷，气短；血虚不能上荣头面则头晕，面色无华；脾虚失健，升降失常，气机不畅则腹胀，纳差；气血俱虚则身倦乏力；舌淡胖大，苔薄白，脉沉细无力，皆为心脾亏虚，气血不足之象。

（3）治法：健脾养心，行气活瘀。

（4）处方：香砂六君子汤加减。本证为虚实相兼，以虚为主，故补虚为基本治则，选用香砂六君子汤为基础方，治病求因。加用厚朴、炒枳壳、醋郁金疏达气机；当归补血行血；菖蒲化湿和胃；炒酸枣仁宁心安神；诸药为伍，共奏健脾养心、补血行血之功。

（5）腹胀消失，纳食正常，乃脾气渐复，气机得畅，升降有序，而血虚未复，失其所养，故见心悸，气短，头晕，乏力等，故上方去行气化湿之半夏、厚朴、醋香附加阿胶，丹参，远志，黄芪，补气血，养心神。

（6）患者症状消失后，改用归脾丸意在：①心脾同治，重在健脾，脾旺则气血生化有源。②气血双补，重在补气，气旺则血自生，使心得其养，而病不再发。

（7）心主血，脾生血，脾气足则气血生化有源，心血充盈而心有所主；若脾气亏虚，运化失司，气血生化乏源，则致心失所养，而发心悸。

病例2

（1）诊断：心悸；气阴亏虚证。心悸是由于劳累伤及心之气阴所致。患者3年前因妊娠期间过度劳累，损伤心之气血始感心悸，分娩后心悸、胸闷加重，并伴气短、乏力，后遇劳即发，为妊娠气阴亏虚加之过劳，劳则损气耗血伤神，心失所养而病发心悸。

（2）心悸、胸闷、气短、乏力，心前区隐痛，劳累则加重，舌质红，脉细结代。心之功能正常赖于心阳的推动和心血的濡养，心脏赖心中阳气，以鼓动血液的运行，而周流全身，荣养五脏六腑，而心脏又需血液的濡养，方能维持正常的生命活动。心气不足，鼓动乏力，心失所养，心脉不畅，出见心悸、胸闷、气短、乏力，心前区隐痛，脉结代；心阴血不足，心失濡养，则动悸不宁，形体消瘦，舌红，脉细。劳累则损气耗血伤神，故导致心悸等症加重。

（3）治法：益气养阴，安神养心。

（4）处方：炙甘草汤加减。本病心悸辨证为气阴两虚证，炙甘草汤益气养阴为主方。仲景原方之意是气血双补，调理阴阳，用于"心动悸，脉结代"，本证为气阴亏虚，心神失养，故在此基础上加宁心安神透窍之药，意在调补心神，鼓动心气，使心有所养，气血充足，阴阳平衡。

（5）方中用红参、甘草、酸枣仁补脾气，益心气，以资气血生化之源；桂枝温心阳，通血脉；生地黄、阿胶、麦冬、五味子滋阴养血；远志、丹参、茯苓、龙骨宁心安神；石菖蒲开心通窍；檀香行气调中。共奏益气养阴、养心安神之功。

（6）红参大补元气，初诊、二诊用之补益心气。服药后阳气日趋充沛，阴血日趋充足，心有阳气温养，功能趋于正常。然红参为大补元气之品，药性峻烈，性偏温，阳盛易于伤津，故见口干，故三诊去红参改用西洋参以补气养阴生津。

【学习小结】

心悸是内科的常见病、多发病，常由劳累损伤正气，心之阳气或阴虚不足，心失所养而发生。病例1患者因工作繁忙，饮食不调，致脾胃亏虚，气血生化不足，复因劳累，损伤心气，心脾两虚而致心悸，治用香砂六君子汤，健脾益气，养心安神，调补气血而愈。病例2患者由妊娠过劳，始发心悸，复经分娩后，心悸加重，是由妊娠加之过劳，劳者损气耗血，心之气阴损伤，心神失养而成心悸。《伤寒论》载："伤寒，脉结代，心动悸，炙甘草汤主之。"心悸治用炙甘草汤益气养阴，养心安神而愈。李振华教授根据病情辨证论治，用药精当，皆收佳效。

【课后拓展】

1.阅读《伤寒论》体会炙甘草汤的证治、药物组成及意义。

2.重温《中医基础理论》，结合临床应用，进一步理解心脾两脏的关系。

3.现代医学对本病的研究进展。

4.通过对本病的学习，写出学习心悟。

5.参考阅读：王海军，李郑生.国医大师李振华医学生涯70年［M］.北京：中国医药科技出版社，2012.

第三节 中 风

中风是在气血失调、阴阳失衡的基础上遇劳倦内伤、忧思恼怒、气候变化、嗜食烟酒或病久失治等诱因，进而引起气血逆乱直冲犯脑，导致脑脉痹阻或血溢脑脉之外而发病，临床以半身不遂、口眼㖞斜、神志昏蒙、舌强言謇或不语、偏身麻木为主症。该病具有起病急、变化快、病情危重、易损害神志的特点，多见于体衰的中老年人。急性脑血管病又称为脑卒中，是指急性脑血液循环障碍所致的脑功能缺损综合征，或称急性脑血管事件，属于中医学中风范围。

【辨治思路】

李振华教授认为，中风病因以内因为主，由机体逐渐积损颓败而成，即先有机体亏虚，脏腑功能失调，阴阳偏盛，借某些诱因以致气血逆乱、经络不畅而发病。如平素肾亏，或年老体衰，肾元不固，阴虚阳亢，复因一时将息失宜、疲劳过度，或情志所伤、五志过极等诱因，以致肝阳暴涨，引动心火，肾水虚衰不能制之，阴虚阳实，阳浮阴衰，血与气并走于上，壅塞清窍，气血逆乱，心神昏冒，筋骨不用，卒倒无知。或因饮食不节，嗜酒肥甘，脾失健运，痰湿内盛，郁久化火，引动肝火，耗伤肝肾之阴，复借一时内劳外伤，或七情过极，肝阳暴涨，痰随气升，蒙蔽清窍，流窜经络，猝然发病。其病变在脑，病机与心、肝、脾、肾有关，尤其与肝、肾关系密切。本病以肾阴虚为发病之本，以肝阳暴涨，阳动化风，血随气升，气血逆乱为发病之标。如痰湿内盛，必须借肝气上逆，方可痰随气升，风痰蒙蔽清窍，经络不畅，营卫脉络失调而发病。因此，本病的发病机制主要为上实下虚，具体而言其基本病机总属阴阳失调，气血逆乱，上犯于脑。临床辨证常以中脏腑、中经络进行区分。凡突然昏倒、不省人事，继而出现偏瘫失语者为中脏腑；凡不经昏迷，突然口眼㖞斜、言语不利，或半身不遂者为中经络。恢复期因气血失调，血脉失畅而留有后遗症，尤其中脏腑者，多遗留有半身不遂、语言不利或口歪等症，一般较难恢复。

【典型医案】

病例 1 张某，男，50 岁，农民。2007 年 10 月 16 日初诊。

［主诉］头昏，头晕半年，突发神志迟钝、言语不利 2 个月。

［病史］近半年不时头昏、头晕，收缩压波动在 130 ~ 140mmHg，舒张压常在 90 ~ 100mmHg。今年 8 月下旬，劳累后突然出现神志模糊，在县医院查头部 CT 示：左基底节区脑梗死；左顶叶腔梗。

［现症］神识呆钝，舌强语謇，记忆力极差，头昏乏力，表情呆滞，二目无神，大便秘结，3 日 1 行，四肢活动正常。舌边尖红，苔薄白，脉弦细稍数。

问题

（1）试述本案患者中风发病的原因。

（2）说出对"诸风掉眩，皆属于肝"的理解。

（3）结合现症及舌苔、脉象，对其证候进行简要分析。

（4）阐述本案的病机。

［治疗过程］

初诊方药：蒸首乌 18g，牡丹皮 10g，白芍 12g，赤芍 15g，醋郁金 10g，石菖蒲 10g，橘红 10g，旱半夏 8g，丹参 15g，川芎 10g，豨莶草 20g，穿山甲 10g，天麻 10g，炒决明子 20g，木香 6g，醋香附 10g，乌梢蛇 12g，甘草 3g。21 剂，水煎服。

二诊：11 月 17 日。服上方 21 剂后，神志清晰，言语和记忆力恢复正常，头已不昏，二便正常，精神好转，可适当活动。血压收缩压 130mmHg，舒张压 80 ~ 90mmHg。舌稍红，苔薄白，脉弦细。上方去豨莶草、醋香附，加黄芪 15g，太子参 15g，继服 14 剂，以巩固疗效。

问题

（5）本案所选方乃李振华教授自拟方滋阴通络汤，简要分析此方药物组成及加减的配伍寓意。

（6）二诊去醋香附、豨莶草的原因及加黄芪、太子参的寓意是什么？

病例2　刘某，女，41岁，纺织工人。1991年10月6日初诊。

［主诉］右侧肢体软瘫5天。

［病史］慢性胃炎病史4年余，加之工作劳累，平素体质虚弱，形体消瘦。1991年10月1日午睡起床时，感右侧肢体软瘫，手不能举，足不能抬，急送医院就诊。头部CT检查提示：脑血栓形成。因该医院住院部暂无床位，而前来求治。

［现症］右侧肢体软瘫，语言清晰但语声无力，腹胀，纳差，时作嗳气，面色萎黄，舌质淡暗，舌体歪斜，苔薄白，脉沉弱。

问题

（1）判断此案患者病为在经络还是在脏腑？

（2）王清任《医林改错》云："中风半身不遂，偏身麻木，是由气虚血瘀而成。"此案患者是由长期胃炎发展而来，试述发展成中风的病机演变。

（3）本案应采取何种治法？

［治疗过程］

初诊方药：黄芪30g，当归12g，川芎10g，赤芍15g，炒桃仁10g，红花10g，地龙15g，川牛膝12g，桂枝6g，丹参20g，石菖蒲10g，陈皮10g，砂仁8g，炒枳壳10g，甘草3g。6剂，水煎服。

二诊：10月12日。腹胀、纳差、嗳气大减，右侧肢体较前有力，并能抬举。守方加桑枝30g，蜈蚣3条。12剂，水煎服。

三诊：10月25日。已能下床扶杖行走，精神饮食好转，语言较前有力，舌质淡，苔薄白，脉沉细。胃胀无，纳食增。方中去炒枳壳，加党参20g。24剂，水煎服。

四诊：11月20日。诸症消失，右侧肢体已能随意运动，但活动时间稍长即感疲倦乏力，守方继服。

随访：上方又服2个月，体重增加，面色红润，无明显不适感，病获痊愈。

问题

（4）本案所选为何方剂？如何理解一诊的加减用药？

（5）二诊选方为何加桑枝、蜈蚣？

（6）如何理解三诊处方中加党参？

病例3 章某，男，66岁，退休。1991年4月26日初诊。

［主诉］右侧肢体软瘫9月余。

［病史］1990年7月5日因情绪激动，加之饮酒过量，突发神志昏糊，肢体软瘫，语言不利，经头部CT诊断为脑血栓形成。曾在当地医院用西药治疗8月余，出院后赴大陆探亲治病。

［现症］神志清晰，右侧肢体软瘫，语言欠流利，头晕耳鸣，形体肥胖，面红。舌质红，苔薄白，脉沉细无力。

问题

（1）此案患者因情绪激动，加之饮酒过量，突发神志昏糊，肢体软瘫，语言不利，试分析此时的病机？

（2）运用中医学理论简述其言语不利的原因。

（3）结合现症及舌苔、脉象，对其证候进行简要论述？并指出其病机？

［治疗过程］

初诊方药：黄芪30g，党参20g，当归10g，赤芍15g，蒸首乌20g，枸杞子15g，山茱萸15g，黄精15g，醋郁金10g，石菖蒲10g，穿山甲10g，乌梢蛇15g，桑枝30g，地龙15g，鹿筋10g，蜈蚣3条，土鳖虫10g，甘草3g。12剂，水煎服。

二诊：5月8日。头晕耳鸣大减，语言较前流利，右侧手能伸开，足能抬举，精神、饮食好。舌质红，苔薄白，脉沉细。上方黄芪改用50g，继服12剂。

三诊：5月21日。头晕耳鸣基本消失，语言有力且流利，已能自己行走，但觉右侧肢体无力。舌质淡红，苔薄白，脉沉细。故方中去党参、黄精、土鳖虫，加西洋参6g，丹参15g，川牛膝12g，鸡血藤30g。12剂，水煎服。

四诊：6月4日。右侧肢体较前有力，已能自己上楼，语言流利，睡眠好，偶感头晕。舌质淡红，苔薄白，脉沉细。

处方：黄芪50g，西洋参6g，蒸首乌20g，山茱萸15g，枸杞子15g，牡丹皮10g，炒决明子15g，黄精15g，山楂15g，穿山甲10g，泽泻10g，醋郁金10g，石菖蒲10g，川牛膝15g，鹿筋10g，丹参15g，鸡血藤30g，甘草3g。患者因探亲时间已到，带方回台服用。

随访：半年后来信告知，上方随症加减治疗，共服100余剂，右侧肢体康复，无明显不适症状，病获痊愈。

> 问题
>
> （4）如何理解本案处方配伍？
>
> （5）三诊处方为何去党参、黄精、土鳖虫，而加西洋参、丹参、川牛膝、鸡血藤？
>
> （6）四诊患者诸症基本痊愈，此时更方为何意？

病例4　徐某，男，61岁，干部。1991年3月7日初诊。

[主诉]左侧肢体麻木不遂1周。

[病史]患者有高血压病史10余年，平素喜食肥甘。1周前因工作劳累突然半身不遂，口眼㖞斜，语言不利，左侧肢体麻木。经省级医院头部CT检查，诊断为脑血栓形成。即入市医院住院治疗，用低分子右旋糖酐、维脑路通、复方丹参滴丸等药物治疗1周，疗效欠佳。遂出院前来求治。

[现症]头晕头沉，嗜睡梦多，口角流涎，语言不利，左侧肢体不遂。舌质淡，体胖大，㖞向患侧，边见齿痕，苔白腻，脉弦滑。血压：180/110mmHg。

问题

（1）《素问·通评虚实论》明确指出："仆击、偏枯……肥贵人则高粱之疾也。"此案患者嗜食肥甘何以能发展成中风？

（2）简要分析现症及出现此舌苔、脉象的原因？

（3）中风与痿证如何鉴别？

［治疗过程］

初诊方药：炒白术 10g，茯苓 20g，橘红 10g，半夏 8g，泽泻 12g，佛手 12g，醋郁金 10g，菖蒲 10g，炒枳壳 10g，地龙 15g，鸡血藤 30g，木瓜 20g，桑枝 30g，乌梢蛇 10g，蜈蚣 3 条，甘草 3g。10 剂，水煎服。嘱：忌生冷、油腻之品，注意肢体锻炼。

二诊：3 月 13 日。语言较前流利，痰涎减少，左侧肢体较前有力，手能握，并可抬至面部，足能抬起，但仍感头晕头沉，舌脉同前。守方去疏肝理气之佛手、炒枳壳，加玉米须 30g，天麻 10g。15 剂，水煎服。

三诊：3 月 28 日。头晕头沉大减，口角流涎消失，言语基本正常，已能缓慢行走。舌质淡，体胖大，边有齿痕，苔薄白，脉弦滑。守方去木瓜，加豨莶草 30g，川牛膝 15g。

四诊：4 月 22 日。诸症消失，血压 150/100mmHg。精神饮食好，行走自如，语言流利，舌质淡红，苔薄白，脉弦。守上方去天麻，玉米须，加薏苡仁 30g。继服以巩固疗效。

随访：两年后随访未复发，并上班工作。

问题

（4）结合所用方药说出其治则，并指出其配伍寓意。

（5）本案一诊用药特点是什么？

（6）二诊缘何去佛手、炒枳壳，加玉米须、天麻？

（7）三诊时痰湿上扰、蒙蔽清窍之证大减，分析所加豨莶草及川牛膝功效。

病例 5 陈某，男，80 岁。2007 年 3 月 10 日初诊。

[主诉] 双腿无力，行走时双腿发软 2 年余，加重 20 余天。

[病史] 患者自诉患糖尿病 3 年多，患高血压 3 年多，服用西药控制良好，血压收缩压 130～140mmHg，舒张压 70～75mmHg。2004 年 12 月因行走时双腿不能自控到医院诊治，检查后诊断为轻度脑梗死，输液治疗半个月，症状好转。

[现症] 双腿无力，自觉行走时两关节处发软，纳寐尚可，口干，大便质干，2 至 3 天 1 次，常服用芦荟胶囊治疗，小便调。舌质稍暗红，苔薄少津，脉细。

问题

（1）糖尿病属中医学消渴范畴，简述其病因病机。

（2）高血压多属中医学眩晕范畴，那么消渴病、眩晕与本病发生的关系是什么？

（3）本案患者现双腿无力、口干、便秘及舌苔、脉象的证候分析是什么？

（4）《诸病源候论·风痱候》曰："风痱之状，身体无痛，四肢不收，神志不乱，一臂不随逐者，风痱也。"风痱，又名喑痱，相当于西医学的中风后遗症，说出治疗喑痱证的方剂。

[治疗过程]

初诊方药：党参 20g，辽沙参 18g，山药 25g，盐知母 12g，黄精 15g，山茱萸 15g，川牛膝 15g，木瓜 18g，醋郁金 10g，石菖蒲 10g，丹参 15g，鸡血藤 30g，天花粉 20g，葛根 15g，炒决明子 15g。15 付，水煎服。

二诊：3 月 31 日。服上药后，停药 10 天。现双腿无力，行走时双腿发软症状大为改善，自觉双腿较前有力，口干减轻，大便稍干，2 至 3 天 1 次，纳寐尚可，小便调。舌质稍暗红，苔薄白，脉细。守方去辽沙参，加黄芪 30g，乌梢蛇 12g，穿山甲 8g。15 付，水煎服。嘱：守方多服，以期尽量恢复。

问题

（5）如何理解李振华教授自拟方配伍寓意？

（6）二诊时为何去辽沙参，加黄芪、乌梢蛇、穿山甲？

病例 6 党某，女，57 岁，农民，洛宁县人。2007 年 7 月 8 日初诊。

[主诉] 左侧上下肢不能活动伸举 5 月余，加重半月。

[病史] 患者于 2007 年 2 月突发左侧肢体废用，于县医院行头部 CT 检查，诊断为脑梗死，经用降低颅压、扩张血管、改善微循环等药物，并配服中药（药物不详），1 周后病情有所好转，但仍不能行走，出院调养。近半月来，病情加重，上下肢不能活动。同时两胁肋及背部出现疱疹，遂来郑州求治，并邀请李振华教授查房诊治。

[现症] 语言、神志清楚，精神差，呼吸气短，面色萎黄，呈疼痛病容，饮食尚可，大小便正常，两胁肋疱疹红稍肿，疼痛难忍，左侧上下肢不能举动。舌体正常，质淡紫，苔薄白，脉沉无力。

问题

（1）说出本案并发缠腰火丹的原因。

（2）对本案患者中风的证候进行简要分析。

[治疗过程]

初诊方药：当归 10g，赤芍 15g，生地黄 15g，牡丹皮 10g，土茯苓 25g，蒲公英 15g，紫花地丁 12g，桔梗 10g，生薏苡仁 30g，醋延胡索 10g，醋香附 12g，木香 6g，穿山甲 8g，制马钱子 0.5g，地骨皮 12g，金银花 12g，甘草 3g。7 剂，水煎服。

二诊：7 月 22 日。患者服上方 14 剂，带状疱疹已结痂干燥，疼痛基本消失。余证同前。患者带状疱疹疼痛难忍，所谓急则治标，缓则治本，故先治疗带状疱疹。现患者带状疱疹基本已愈，卒病已除，改治痼疾。据其舌脉症状，乃气虚血瘀，经络痹阻之证，以补气活血，疏通经络法治之。处方：补阳还五汤加减。黄芪 30g，当归 12g，川芎 10g，赤芍 15g，炒桃仁 10g，红花

10g，丹参 18g，鸡血藤 30g，醋香附 10g，炒白术 10g，乌梢蛇 15g，穿山甲 8g，蜈蚣 3 条，木瓜 18g，川牛膝 15g，威灵仙 15g，甘草 3g。14 剂，水煎服。

三诊：8 月 5 日。患者上下肢已可自主举动屈伸，精神好转，仍不能下床行走，血压 120/75mmHg，舌质淡紫，脉沉但较前有力。患者气血渐趋充盛，经络渐趋通畅，诸证好转，效不更方，上方加土鳖虫 10g，羌活 10g，独活 10g，以增强舒筋通络之力。再进 30 剂。因患者经济困难，带药出院，回家治疗。

随访：1 个月后，其子来诉，患者已可慢步行走，生活可以自理，带状疱疹已愈。嘱服十全大补丸配大活络丹 2 个月，以巩固和防止复发。

问题

（3）如何理解本案对缠腰火丹的遣方用药？

（4）本案治疗中风的主方为何方？并简要阐述其加减配伍。

（5）结合所学知识，举例说明本案主方所治疾病除中风外，还治其他什么疾病？

病例 7 张某，男，59 岁，干部。2005 年 3 月 23 日初诊。

[主诉] 右半身无力伴行动不灵活、语言不利 6 个月。

[病史] 患者因情绪不佳，情志不畅于去年 9 月 16 日凌晨 4 时许起床小便时行走不稳，随之右半身不遂，心慌，速至市第二人民医院急诊，头部 CT 检查提示脑梗死，心电图提示心房纤颤，血压 160/100mmHg，血糖 17mmol/L。即入院治疗，静滴甘露醇、尿激酶，口服美吡达、拜糖平等药，一周后病情基本稳定，心慌消失，血糖降至 7.8mmol/L，但血压时高时低，遂出院针灸治疗一月余，同时服用降血糖、降血压西药及中成药大活络丹，右半身不遂情况有改善，为进一步治疗，而来医院诊治。

[现症] 现可独立行走，但右半身无力，行动不灵活，言语不利且无力，个别语句发音不清晰，头晕，心烦急躁。望之面色稍萎黄，右半身行走不便，无口眼㖞斜。舌体胖大，舌质暗，苔白腻，脉沉滑细。

问题

（1）本病例当诊断为何病？何证型？

（2）本病治法是什么？

（3）该患者当如何辨证施治？

[治疗过程]

初诊方药：生黄芪 30g，炒白术 10g，陈皮 10g，姜半夏 8g，茯苓 12g，薏苡仁 30g，木瓜 18g，泽泻 10g，石菖蒲 10g，醋郁金 10g，丹参 20g，川芎 10g，乌梢蛇 12g，穿山甲 10g。15 剂，水煎服。嘱：保持心情舒畅，饮食清淡，加强功能锻炼及发音训练。

二诊：4 月 7 日。身体转侧较前灵活，头晕减轻，言语稍感有力，舌体胖大，舌质暗，舌苔白腻，苔腻已趋变薄，脉沉滑细。仍以上方加减治疗。生黄芪 30g，炒白术 10g，木瓜 18g，泽泻 10g，石菖蒲 10g，醋郁金 10g，丹参 20g，川芎 10g，乌梢蛇 12g，穿山甲 10g，土鳖虫 10g，鸡血藤 30g，蜈蚣 3 条，地龙 12g，桑枝 30g，远志 10g。15 剂，水煎服。

三诊：4 月 22 日。右半身无力明显好转，苔腻之象消失，言语无力状况进一步改善，发音亦较前清晰。近日因生气，头晕明显，血压 160/110mmHg。舌体稍胖大，舌质暗红，舌苔薄白，脉沉细。以上方加天麻 10g，夏枯草 15g，菊花 12g，川牛膝 15g。30 剂，水煎服。

四诊：5 月 22 日。右半身无力基本消失，走路较长时间后仍有右下肢酸软之感，言语发音正常，血压稳定在收缩压 126～135mmHg，舒张压 80～85mmHg，余无异常。舌体稍胖大，舌质稍暗红，苔薄白，脉沉细。炒杜仲 15g，续断 20g，川牛膝 15g，当归 15g，白芍 15g，生黄芪 30g，炒白术 10g，鸡血藤 30g，丹参 20g，川芎 12g，蜈蚣 2 条，地龙 10g，乌梢蛇 10g，天麻 10g，夏枯草 15g。25 剂，水煎服。

随访：2006 年 2 月 13 日电话随访，知患者行走基本正常，肢体感觉有力，步行 2km 左右下肢无酸软感，其他诸症基本消失。血压稳定，血糖为 6.3mmol/L。

问题

（4）本病用方的方义是什么？

（5）二诊中为何去陈皮、旱半夏、薏苡仁、茯苓，加土鳖虫、鸡血藤？

（6）三诊中为何加天麻、夏枯草、菊花、川牛膝？

（7）四诊时用方的方义是什么？

（8）本案的治疗要点有哪些？

（9）李振华教授自拟方复瘫汤由哪些药物组成？临床治疗中风的哪个证型？临床用药常有哪些加减？

病例8　张某，男，68岁，农民。1993年9月17日初诊。

［主诉］右侧肢体麻木不遂半年。

［病史］患者高血压病史20余年，半年前打麻将时突然出现半身不遂，言语不利，右侧肢体麻木，随即到济源市人民医院，出现昏迷，经头部CT诊断为脑内囊基底部出血。住院治疗曾用甘露醇、利血平等药物治疗，两周后出院。

［现症］头痛，头晕，双下肢及面部浮肿，右侧肢体麻木，口角流涎，言语不利，形体肥胖，下肢重沉无力。舌质淡，舌体胖大，边有齿痕，苔薄白，脉弦滑。血压：195/118mmHg。

问题

（1）本病例当诊断为何病？何证型？

（2）本病治法是什么？

（3）该患者当如何辨证施治？

［治疗过程］

初诊方药：炒白术12g，茯苓20g，泽泻15g，醋郁金10g，石菖蒲10g，丹参18g，鸡血藤30g，地龙12g，半夏8g，桑枝30g，乌梢蛇12g，木瓜18g，蜈蚣3条，豨莶草20g，穿山甲10g，甘草3g。20剂，水煎服。嘱：忌食生冷、油腻，多肢体活动锻炼。

二诊：10月7日。语言较前流利，右侧肢体麻木得减，口角流涎消失，双下肢及面部浮肿减轻，仍感头晕，头痛，舌质淡，舌体胖大，边有齿痕，苔薄白，脉弦滑。上方去豨莶草，加薏苡仁30g，玉米须30g，继服20剂。

三诊：10月28日。右侧肢体麻木基本已愈，言语正常，口角不流涎，双下肢及面部浮肿消失，仍有头晕，舌淡，苔薄，脉滑。处方：党参10g，炒白术10g，茯苓15g，橘红12g，半夏8g，醋郁金15g，石菖蒲15g，丹参15g，鸡血藤30g，川牛膝15g，天麻12g，白芷10g，细辛3g，菊花12g，甘草3g。15剂，水煎服。

四诊：10月22日。头晕消失，血压152/100mmHg，精神饮食正常，行走自如，语言流利，舌质淡红，苔薄白，脉滑。上方继服30剂。

问题

（4）本病用方的方义是什么？

（5）二诊中为何去豨莶草，加薏苡仁30g，玉米须30g？

（6）三诊中为何以健脾理气，化痰祛风为主治疗？

（7）四诊时为何效不更方？

（8）李振华教授自拟祛湿通络汤由哪些药物组成？临床治疗中风的哪个证型？临床用药常有哪些加减？

【问题解析】

病例1

（1）中风有风、火、痰、瘀、虚等多种病因，其形成与脏腑功能失调有关。本案患者年过半百，肝肾亏虚为本，脉络不畅，瘀血、痰浊蒙蔽清窍为标。

（2）肝为风木之脏，其病多化风。肝藏血，主身之筋膜，开窍于目。其有病变则木失滋荣，伤其所合之筋、所主之目窍，则见肢体摇摆震颤，目眩头晕。另外，中医学所说的肝，不仅指解剖学上的肝脏，而且概括了某些神经系统与血管系统的机能，联系到病理，又用取类比象的方法，以自然界

"风"的形象来概括大致属于神经系统或血管系统的病变，如震颤、抽搐、拘挛、眩晕等。然临床上，这类病变并不只属于肝，也与心、肾、脾等脏有关，如眩晕就有瘀血、痰饮、血虚、气虚、阴虚、阳虚等的不同情况，所以不可把"诸""皆"理解为绝对的，只能认为大多如此。

（3）《素问·生气通天论》曰："阳气者，烦劳则张。"本案患者年过半百，肝肾阴本亏，因劳累耗气伤阴，使阳气暴涨，引动风阳上旋，携气血上逆，阻塞清窍而见神志模糊。就诊时为中脏腑之恢复期，肝肾阴虚不荣脑窍，亦有脉络不畅、瘀血蒙蔽清窍，而见神识呆钝，记忆力极差，头昏乏力，表情呆滞，二目无神；肝火炼液为痰，风痰阻于舌体，而见舌强语謇；阴虚内热，肠失传导而大便秘结，舌苔、脉象均提示一派肝肾阴虚之象。

（4）综上所述，本案病机为阴虚阳亢，瘀痰阻络，蒙蔽清窍。

（5）滋阴通络汤乃是李振华教授经验方，药物：蒸首乌18g，牡丹皮10g，白芍12g，赤芍15g，醋郁金10g，石菖蒲10g，丹参15g，川芎10g，穿山甲10g，天麻10g，炒决明子20g，木香6g，乌梢蛇12g，甘草3g组成。若偏瘫重者加蜈蚣、全蝎等，头晕血压高者加豨莶草、地龙等。

本案以养阴育阳、活瘀化痰、透窍通络为法，方中重用制首乌，因其归肝、肾经，配穿山甲、白芍、天麻能补益肝肾，滋阴潜阳。患者主要症状为神识呆钝、头昏、记忆力差，可见气滞血瘀甚至痰浊蒙蔽清窍是明显存在的，故用丹参、川芎、赤芍、牡丹皮、醋郁金、醋香附、木香活血化瘀行气，配菖蒲、橘红、半夏化痰浊以开窍。患者无肢体运动障碍，然舌强语謇，加豨莶草、乌梢蛇祛风通络解痉。患者大便不畅，当防其用力排便诱发中风，故加炒决明子润肠通便。

（6）二诊患者诸症明显减轻，特别是神志呆钝基本已无，说明阴阳平衡，清窍已利，故守方去豨莶草、醋香附，加黄芪15g，太子参15g补气活血，养阴潜阳，以巩固疗效。

病例2

（1）从症状上看此病例属"邪在于经，即重不胜"之"中经"的急性期。

（2）脾主运化，为后天之本，气血化生之源；此患者平素脾胃虚弱，病程较长，运化不能，气血不足，加之工作劳累，"劳则气耗"；气者血之帅，气虚行血无力，脉络瘀阻，筋脉肌肉及舌体失却濡养，而见诸症。

（3）本案属气滞血瘀之中风，应以益气活血，通窍活络为法。

（4）本案所选方为补阳还五汤加减，重用黄芪令气旺血行，配当归、川芎、赤芍、炒桃仁、红花、地龙以补气活血通络；加丹参增加活血化瘀之力；菖蒲开窍通络，可治言语不利；川牛膝活血通经，强腰膝，善行下肢，桂枝温通经络，治肩臂不利，善行上肢；陈皮、砂仁、炒枳壳以行气和胃消胀。

（5）二诊时右侧肢体较前有力并能抬举，说明气虚得补，经络始通，然力度稍有偏弱，故加蜈蚣以增强祛风活血通络之功，加桑枝以祛风通络，并载药上行于上肢，有引经药之功。

（6）三诊时患者诸症减轻，舌质淡，苔薄白，脉沉细，提示患者病之本脾胃虚弱仍在，脾胃乃后天之本，化生气血以濡养五脏六腑、四肢百骸，故加党参以培补中焦脾土，助肢体活动不利之复原，并可预防中风再发。

病例3

（1）"年四十而阴气自半"，此患者素体肝肾不足，气阴亏虚。气虚则运血不利，血行不畅，脑络瘀滞不通；阴血亏虚则肝阳偏亢，内风动越，复因情绪激动、饮酒过量致使肝阳暴涨，气血上冲于脑，神窍闭阻，而突发神志昏糊，肢体软瘫，语言不利。正如《素问·生气通天论》云："阳气者，大怒则形气绝，而血菀于上，使人薄厥。"

（2）中医学理论认为，语言是意识活动的表现，并将语言、记忆等功能归属于脑"精明之府"；同时认为"心主神明"，为"君主之官"，为"五脏六腑之大主"，故将脑的生理、病理功能归属于心而分属五脏。由此可知五脏、脑的功能失调及意识失常，皆能影响语言功能的正常发挥。另外，口、舌、咽为言语之官，"舌者，音声之机也"。而"舌为心窍"，心气通于舌。并且心、肾、肝、脾之经脉皆循行舌或咽喉部，可见发音器官与脏器联系之密切。因内外因素所致阴阳失调，脏腑气偏，气血逆乱，风、火、痰、气、瘀使脑络痹阻，或使血溢脉外，乃脑卒中之病因病机，亦为失语之病因病机。

（3）患者现处于中风后遗症期，年过半百，素体肝肾不足，气阴亏虚，气虚行血无力，故经脉血行不畅而见右侧肢体软瘫；肝肾阴虚不能濡养舌络，加之气虚津液气化不能、行津无力，故而津停成痰，痰瘀互结，阻于舌络而见语言欠流利；《素问·脉要精微论》曰："头者，精明之府，头倾视深，精神将夺矣。"今肝肾阴虚，气血不活，故见头晕耳鸣；面红乃阳不入阴，阴不能纳阳，虚阳上扰头面而致，其舌苔脉象皆一派气阴亏虚之象。

（4）因中风后遗症期虚实夹杂，上实下虚，阴虚阳浮，痰瘀阻络，以虚为主，故以益气养阴，通经活络为法，重用黄芪、党参、蒸首乌培元气滋真阴，配枸杞子、山茱萸、黄精、穿山甲补肝肾益精血，从而鼓舞血行，收敛浮阳；当归、赤芍补血且能活血；加用虫类药乌梢蛇、地龙、蜈蚣、土鳖虫攻窜善行，通脑络，祛痰瘀，搜风邪，透关节，专治肢体瘫痪；鹿筋血肉有情之品，壮筋骨之力专强，桑枝通经络利关节，共治肢体不利；醋郁金降气以行血，配菖蒲可化痰开窍，治言语不利。

（5）三诊诸症减轻，说明气阴得补，瘀祛络通，故方中去党参、黄精防其滋腻碍胃，加西洋参以补其气阴；血瘀日久则新血不生，肢体失养则乏力，故去土鳖虫加丹参、川牛膝、鸡血藤以养血补血、强筋骨。

（6）四诊患者右侧肢体恢复正常，说明痰瘀已化，经络已通，然虚证仍有。沈金鳌《杂病源流犀烛·中风源流》中云："若风病即愈，而根未能悬拔，隔一二年或数年必再发，发则必加重，或至丧命。"故此时应"补"和"防"并用，防止未来再次复发。故仍重用黄芪、西洋参、蒸首乌、黄精、穿山甲，益气养阴，补益脾肾；配山茱萸、枸杞子、牡丹皮、泽泻取六味地黄丸以滋阴补肾；加丹参、鸡血藤补血活血；鹿筋强筋骨，配川牛膝利关节，共防肢体软瘫再发；石菖蒲、醋郁金预防言语不利。

病例 4

（1）中风的形成有原始病因与诱发因素。原始病因以情志不调、久病体虚、饮食不节、素体阳亢为主，诱发因素主要为烦劳、恼怒、醉饱无常、气候变化等。本案患者平素嗜食肥甘厚味的原始病因，伤及脾胃，脾失健运，聚湿生痰，痰郁久化火而伤及肝肾之阴，后又因劳累过度的诱发因素，致使肝阳暴亢，痰升而蒙蔽清窍，流窜经络而发展为中风。

（2）中医学认为中风病因以内伤积损为主，即脏腑失调，阴阳偏胜；病机复杂，但不外虚、火、风、痰、气、血六端。四诊合参，本案则为风痰上扰之证。患者血压素高，年老体弱，中气亏虚，又嗜食肥甘，致脾失健运，聚湿生痰，痰郁化热，引动肝火，耗伤肝肾之阴，复因将息失宜，肝阳上亢，痰随气升，蒙蔽清窍，流窜经络而出现半身不遂，口眼㖞斜，语言不利，头晕头沉，嗜睡梦多；脾胃虚弱无以运化痰湿，故口角流涎；舌质淡，体胖大，边见齿痕苔白腻，脉弦滑，均乃脾虚湿盛之象。此即《丹溪心法·中风》所谓"湿土生痰，痰生热，热生风也"及《临证指南医案·中风》所云"风木过动，中土受戕，不能御其所胜……"。又如刘河间云"人肥则腠理致密而多郁滞，气血难以通利，故多卒中也。"

（3）痿证可有肢体瘫痪、活动无力等类似中风之表现，但其起病多缓，以双下肢瘫痪或四肢瘫痪，或肌肉萎缩，筋惕肉瞤为多见；而中风肢体瘫痪多起病急，且以偏瘫不遂为主，并伴有口眼㖞斜、言语不利等症；痿证起病时无神昏，中风则常有不同程度的神昏。

（4）本案属风痰上扰之中风，治宜豁痰利湿，息风通络，方选李振华教授自拟方祛湿通络汤，药用：炒白术 9g，茯苓 15g，橘红、半夏各 8g，泽泻12g，荷叶 12g，醋郁金 10g，菖蒲、黄芩各 9g，地龙 10g，鸡血藤 30g，木瓜 21g，乌梢蛇 10g，蜈蚣 3 条，甘草 3g。本案取李振华教授自拟祛湿通络汤加减，药以炒白术、茯苓、泽泻、橘红、半夏健脾化痰利湿；地龙、鸡血藤、蜈蚣、乌梢蛇活血通络息风；佛手、醋郁金、炒枳壳疏肝理气；而菖蒲伍醋郁金芳香开窍、化湿豁痰，《神农本草经》谓菖蒲具"通九窍，明耳目，出音声"之效；木瓜味酸，得木之正气最多，能化湿和胃，舒筋活络，配以入肝经之桑枝，共奏祛风除湿活络之效。

（5）本案用药特点：①化痰息风，相辅相成，息风通络重用虫类药。②活血同时辅以理气，气行则血行。③选用开窍出音及专入肝经之品。

（6）二诊时诸症减轻，但仍感头晕头沉，可知肝阳上亢之象仍在，故守方去疏肝理气之佛手、炒枳壳，加玉米须清泻肝火，并用止头眩之要药天麻以平抑肝阳。

（7）豨莶草：祛风湿，利关节，解毒；李中梓《雷公炮制药性解》称其
"味苦，性温，有小毒，入肝、肾二经。补元气，祛风湿，强筋骨，长眉发，
乌须鬓，明耳目"。川牛膝：活血通经，补肝肾，强筋骨，利水通淋，引火
（血）下行。《神农本草经》谓其"味苦、酸。主寒湿痿痹，四肢拘挛，膝痛
不可屈，逐血气，伤热火烂，堕胎。久服轻身耐老"。

病例 5

（1）消渴是以多饮、多食、多尿、乏力、消瘦或尿有甜味为主要表现的
一种疾病。多因禀赋不足、饮食失节、情志失调、劳欲过度等原因导致，病
变脏腑主要在肺、胃、肾，尤以肾为关键，其病机主要为阴津亏损，燥热偏
盛，而以阴虚为本，燥热为标。

（2）眩晕病理变化不外乎虚与实，虚者为髓海或气血不足，清窍失养，
实者为风火痰瘀扰乱清空。患者现已步入耄耋之年，肝肾阴气已亏，加之消
渴及眩晕病程较长，其病机亦为阴虚，虚热内盛，致使气血阴津暗耗更甚，
故而发病。

（3）本案患者由于气虚阴亏，下肢脉络失于濡养，则双腿无力，行走时
自觉两关节处发软；津亏无以上乘，则口干；津液不足，肠道失于濡润，糟
粕涩滞难行，则大便质干，两至三天一次；舌质红稍暗，苔薄白少津，脉细
乃阴虚津亏瘀阻之象。

（4）喑者，舌强不能言语也；痱者足废不能行走也。喑痱之疾，乃下元
虚衰，虚阳上浮，痰浊上泛，堵塞窍道所致；故以温补下元、开窍化痰为法，
方中以熟干地黄为主，用清水微煎为饮服，取其轻清之气，易为升降，迅达
经络，流走四肢百骸，以交阴阳，故名"地黄饮子"。

（5）本案属气阴两虚，脑络瘀阻之喑痱，李振华教授以益气养阴生津，
佐以通经活络之品为法。方中党参、辽沙参、黄精养阴生津；山药平补气阴；
盐知母、天花粉、葛根清热生津；山茱萸能补骨髓，收敛元气；川牛膝、丹
参、鸡血藤祛瘀通经活络，且川牛膝，通利关节，能引药下行；木瓜酸能走
筋，舒经通络，既可清湿热，又可敛损耗；醋郁金、石菖蒲开窍行气散瘀；
炒决明子润肠通便。补中有清，通中有收，众药相合，以达其效。

（6）二诊时，患者药后气虚阴亏渐得以补充，热将除去，经络趋于通畅，故见上述症状好转。病情已有改善，故加黄芪、乌梢蛇、穿山甲益气扶正通络之药，直达病所。

病例6

（1）《内经》有曰："正气存内，邪不可干""邪之所凑，其气必虚"。患者久病中风，正气亏虚，易于外感毒邪，加之久病卧床，气血郁滞，痰湿内生，郁而化热，内外湿热之毒互感，蕴于体表肌肤经络，发为缠腰火丹。湿热痹阻于体表，燔灼肌肤，气血运行不畅，不通则痛，故两胁肋疱疹红稍肿，疼痛难忍。

（2）本案患者处于中风后遗症期，病程较长，耗伤人体之气，气虚无力行血，瘀血内阻，则病情缠绵不愈；久病脾虚，气血生化乏源，精微不布，气虚血瘀，脉络痹阻，筋脉肢体失于濡养，故见肢体活动不利；脾胃为后天之本，化生水谷精微以养脏腑，脾虚则宗气生成乏源，气血不能上荣于面，故见呼吸气短，面色萎黄；舌质淡紫，苔薄白，脉沉无力均为气虚血瘀之象。

（3）李振华教授认为缠腰火丹乃湿、热、毒郁于肌肤经络，侵及血分，故应以凉血解毒，活血祛湿为法，方中予当归、赤芍、生地黄、牡丹皮凉血活血养血；以蒲公英、紫花地丁、金银花、土茯苓、地骨皮清热解毒，制马钱子、穿山甲、醋延胡索、醋香附、生薏仁理气散结，通络止痛；甘草清热调和诸药。使邪热清，湿毒化，瘀血祛而痛止。其治疗特点以重用土茯苓配薏苡仁祛湿解毒为主，待患者疱疹愈后，则以治痼疾为主。

（4）此患者本虚标实，因虚致瘀，以治疗气虚血瘀之中风的代表方剂补阳还五汤为基础，补气活血，通经活络，随症加减。重用黄芪为君药大补脾胃中气以资化源，使气旺则血行，祛瘀而不伤正。当归长于活血，兼能活血，有化瘀而不伤血之妙，为臣药；佐以川芎、赤芍、炒桃仁、红花，助当归活血祛瘀以治标，更佐性善走窜、长于通络之地龙，与黄芪配合，增强补气通络之力，使药力能周行全身。诸药合用，则气旺血行，瘀消脉通，筋骨得以濡养，痿废自能康复。

（5）补阳还五汤所治之病，病机以气虚为本，血瘀为标，属本虚标实之证，凡属此证之病皆可运用此方，即是异病同治之理。补阳还五汤还可治疗：①心脑血管系统疾病除脑梗死、脑出血、中风后遗症，尚可治疗冠心病。②神经系统疾病，如血管性痴呆、头痛、多发性神经炎、坐骨神经痛、面神经麻痹等。③呼吸系统疾病，如肺心病。④泌尿系统疾病如前列腺增生。⑤内分泌、代谢性疾病，如糖尿病、高脂血症等。⑥其他如产后身痛、耳鸣、耳聋、雷诺病、黄褐斑等。

病例 7

（1）本病以右半身无力伴行动不灵活、语言不利为主证，故当诊断为中风后遗症，其证型为脾气亏虚，痰湿内郁，瘀血阻络。

（2）治法为健脾益气，化痰利湿，活血化瘀，通络开窍。

（3）患者因平素血压较高，复因情志不舒，肝郁化火，耗血伤阴，肝失所养，肝阳偏亢，阳升而风动，气血逆乱，并走于上，闭塞清窍，而骤发中风之半身不遂，言语塞涩，此如《中风斠诠》所言："肝火自旺，化风煽动，激其气血，并走于上，直冲犯脑。"患者经救治后，遗留半身无力，行动不便，为脾虚不能运化水湿，聚湿为痰，风痰流窜经络，血脉痹阻，经隧不通，气不能行，血不能濡；风痰血瘀，阻滞舌本脉络则见语言不清；上盛下虚，故见头晕、心烦急躁。舌质暗，苔白腻，脉沉细滑皆痰湿阻滞，血瘀阻络之象。

（4）方义分析：依据脉证，其病机为脾虚失运，痰湿内郁，瘀血阻络，治以健脾益气，化痰利湿，活血化瘀，通络开窍。方用李振华教授自拟经验方复瘫汤治之，方中生黄芪、炒白术补气健脾燥湿，配陈皮、旱半夏、茯苓、薏苡仁、泽泻以增健脾渗湿之力；薏苡仁、木瓜化湿健脾，舒筋活络；石菖蒲、醋郁金芳香开窍、化湿豁痰，《神农本草经》谓石菖蒲具有"通九窍，明耳目，出音声"之效；丹参、川芎活血祛瘀，通行血脉，且川芎辛香行散，温通血脉，又能行气开郁，为血中之气药，二药配用，具通达气血之效；乌梢蛇祛风活络，为临床治疗中风半身不遂之要药；穿山甲活血通经，善于走窜，性专行散，能通经而达病所。诸药共伍，具益气健脾、化痰开窍、活血通络之功。

（5）二诊时患者苔腻趋薄，身体较前灵活，发音稍感有力，为痰湿渐化，脾气亏虚有所改善；舌暗未见好转，络脉瘀滞之象仍较明显，治应加强祛瘀通络之力。上方去陈皮、旱半夏、薏苡仁、茯苓，加土鳖虫、鸡血藤破血逐瘀，行血补血，舒筋活络；地龙、蜈蚣、桑枝祛风通络；远志祛痰开窍，以助石菖蒲、醋郁金开窍利音之功。

（6）三诊时诸症显著好转，为血脉渐通，经脉已畅之佳象。苔腻消失，去泽泻、木瓜。因生气致头晕，血压升高，为肝木横逆，肝阳上亢之象，上方加天麻10g，夏枯草15g，菊花12g，川牛膝15g，清泻肝火，清利头目，平肝潜阳，引血下行。

（7）四诊时经脉已然通畅，诸症基本消失，唯行走久则下肢酸软，为病久肝肾亏虚，筋骨失养，不能滋养所致，故以补益肝肾，益气活瘀，通络平肝善后。方以炒杜仲、续断、川牛膝补益肝肾，强壮筋骨；当归、白芍补血养血；生黄芪、炒白术健脾益气；鸡血藤、丹参、川芎、蜈蚣、地龙、乌梢蛇补血活血、祛风通络；天麻、夏枯草平肝潜阳。

（8）李振华教授认为：①中风之病多气虚血瘀证，肝肾阴虚阳亢证；脾虚痰瘀者较少见。②平肝息风，活血通络者宜重用虫类药。③中风语言謇涩较为难治，宜重用芳香开窍，解郁破血之石菖蒲、醋郁金。以上三点为治病要点。

（9）复瘫汤由生黄芪30g，炒白术10g，茯苓15g，陈皮10g，姜半夏8g，薏苡仁30g，泽泻10g，石菖蒲10g，醋郁金10g，丹参20g，川芎10g，乌梢蛇12g，穿山甲10g组成，治疗脾虚痰瘀阻络所致的中风偏瘫证。下肢瘫重者加木瓜、蜈蚣，上肢瘫重者加桑枝、羌活、白芷，肢冷者加桂枝，瘫痪侧肢体浮肿者加泽泻、桂枝，血瘀甚者加鸡血藤、醋郁金、醋香附，肝气上逆所致血压高者加夏枯草、天麻、菊花、川牛膝等。

病例8

（1）本病以右侧肢体麻木不遂半年为主证，故当诊断为中风后遗症，其证型为脾虚湿盛，风痰上逆。

（2）本病治法为豁痰利湿，健脾通络。

（3）中风的发生是多种因素所致的复杂病理过程，风、火、痰、虚、瘀是其主要病因，脑为其病位。当风、火、痰浊、瘀血等病邪，上扰清窍，窍闭神匿，则神无所主，肢无所用，而发为中风，其发病急骤，症状多端，病情变化迅速，此与风之善行数变特点相似。中风为本虚标实之证，在本为阴阳偏胜，气机逆乱；在标为风火相煽，痰浊壅塞，瘀血内阻。本病患者平素脾虚，痰湿内盛，痰湿郁阻化热，复因打麻将时情绪波动，导致心肝火盛，火动生风，风痰上逆，痰随气升，上蒙清窍，故见头晕，甚至昏迷；痰湿阻滞，脑络不通，故见头痛；痰湿阻于廉泉之络，故见言语不利；横窜经络，故见肢体麻木；经络不通，水湿停滞，故见双下肢及面部浮肿，口角流涎；舌质淡，体胖大，边有齿痕，苔薄白，脉弦滑均为脾虚湿盛、风痰上逆之征。

（4）方义分析：方中炒白术、茯苓、泽泻健脾化湿，石菖蒲、半夏开窍化痰，醋郁金、丹参行气通经，鸡血藤、穿山甲、地龙活血通络，乌梢蛇、蜈蚣祛风通络，豨莶草、木瓜、桑枝祛风湿以行水气，甘草健脾益气且调和药性。李振华教授认为祛风药多味辛温，辛温能通达阻遏，阳气通达则湿浊尽去，而有利于脉络通畅。

（5）二诊时患者脾虚渐复，湿痰始化，经络将畅，水湿趋行，然上部痰湿仍盛，清窍受痰湿蒙闭，且脑络受阻，故见上症。上方去苦燥耗气之豨莶草，加薏苡仁30g，玉米须30g，以利湿消肿。

（6）三诊时脾复健运功能，痰湿得以化去，经络通畅，水湿运行正常，然内风痰浊尚在，故见上症。治以健脾理气，化痰祛风为主。

（7）四诊时脏腑功能正常，痰湿已化，风痰已去，经络畅通，效不更方，守上方继服以巩固疗效。半年后随访未复发。

（8）祛湿通络汤由炒白术10g，茯苓15g，泽泻15g，醋郁金10g，石菖蒲10g，丹参18g，鸡血藤30g，地龙10g，半夏8g，桑枝15g，乌梢蛇12g，木瓜18g，蜈蚣3条，豨莶草20g，穿山甲10g，甘草3g组成，治疗脾虚痰湿，痰随气升，蒙蔽清窍引起的中风偏瘫证。若胃脘胀满，饮食减少者加砂仁、川厚朴、山楂，脾虚便溏者加炒薏苡仁、炒山药等。

【学习小结】

中风病发病率、致残率、病死率、复发率都很高，不仅给社会、家庭带来沉重负担，而且严重影响患者的生活质量。李振华教授从医执教六十余载，学验丰富，在治疗本病上亦积累了丰富的临床经验。临证时，李振华教授将中经络之中风分为阴虚阳亢、风痰上扰和气虚血瘀三种证型。属阴虚阳亢证者治以滋阴潜阳、息风通络，方选李振华教授自拟方滋阴通络汤（制首乌15g，川牛膝、白芍各15g，牡丹皮9g，地龙10g，全蝎9g，土鳖虫12g，珍珠母30g，菊花12g，鸡血藤30g，乌梢蛇12g，天麻9g，甘草3g）；风痰上扰证则治以豁痰利湿、息风通络，方选自拟方祛湿通络汤（炒白术9g，茯苓15g，橘红、半夏各9g，泽泻12g，荷叶30g，醋郁金10g，菖蒲、黄芩各9g，地龙10g，鸡血藤30g，木瓜21g，乌梢蛇10g，蜈蚣3条，甘草3g）；气虚血瘀证治以益气活血、透窍通络，方药补阳还五汤加减。

【课后拓展】

1. 找出《伤寒论》与《金匮要略》中有关中风的论述，并背诵。

2. 查阅相关资料，查阅西医学对本病的认识、研究和进展。

3. 通过对本病的学习，写出学习心悟。

4. 参考阅读：

（1）刘向哲.国医大师李振华教授从脾胃论治中风病经验［J］.中华中医药杂志，2011，26（12）：2884-2886.

（2）华荣.国医大师李振华教授治疗中风病临床经验［J］.辽宁中医药大学学报，2011，13（12）：26-28.

第四节　眩　晕

眩晕是因机体对空间定位障碍而产生的一种动性或位置性错觉，是目眩与头晕的总称。目眩是指眼花或眼前发黑，视物模糊；晕是指头晕较甚或感觉自身和外界景物旋转，二者常同时发生，统称为眩晕。本证病情复杂，病机各异，须审因论治，知常达变。眩晕是临床常见症状，可见于西医多种疾病，如梅尼埃病、耳石症、前庭神经元炎、高血压、椎基底动脉供血不足等。

【辨治思路】

古代医家对眩晕病机的阐述有"无虚不作眩""无痰不作眩"，说明眩晕的病机不外虚实两端。虚者为髓海不足，或气虚血瘀，清窍失养；实者为风、火、痰、瘀扰乱清空。病位在头窍，与肝、脾、肾有关。病因多由情志、饮食、年高体虚、跌扑外伤等方面。其中属虚者居多。李振华教授认为：①脾本虚证，无实证，胃多实证。②脾虚是气虚，甚则阳虚，脾无阴虚，而胃有阴虚。③治脾胃必须紧密联系肝。脾气虚产生的病理产物有湿、痰、瘀等，这些病理产物阻滞于头窍，或胃热循经上扰清窍，均可发为头痛、眩晕。李振华教授强调"脾宜健，肝宜疏，胃宜和"的治疗原则，运用温中健脾、益气祛湿化痰、疏肝养血、和胃降逆等治法。《医学正传·眩晕》曰："眩晕者，中风之渐也。"眩晕又为中风先兆症之一，多需从调肝健脾论治。

【典型医案】

病例1　马某，女，39岁，农民。2005年8月20日初诊。

［主诉］眩晕耳鸣、体倦乏力3年余。

［病史］2002年5月感觉眩晕，耳鸣，时觉头沉，体倦乏力，但未引起重视。2003年初开始病情加重，就诊洛阳市第一人民医院。2005年3月21日检查，总胆固醇：7.73mmol/L，甘油三酯：3.84mmol/L，高密度脂蛋白胆固醇1.14mmol/L，低密度脂蛋白胆固醇4.87mmol/L。血压160/100mmHg，确诊为高血压、高脂血症。经服西药唯压静、寿比山、舒降之等药血压时降时升，上述症状有时减轻。后至洛阳市中医院给予育阴潜阳、健脾利湿等中药治疗，效果不显而来医院就诊。

［现症］头晕，耳鸣，头目胀痛沉重，每因劳累及心情不佳时加重，胸

闷，恶心，周身困倦乏力。面色潮红，体形较胖。舌质暗，边有瘀斑，苔白腻，脉弦滑。

> 问题
>
> （1）本病例当诊断为何病？何证型？
>
> （2）治法是什么？
>
> （3）该患者当如何辨证施治？

[治疗过程]

初诊方药：炒白术 10g，茯苓 10g，泽泻 10g，石菖蒲 10g，川牛膝 9g，女贞子 15g，荷叶 10g，炒决明子 12g，全蝎 6g，牡蛎 15g，赤芍 10g，山楂 15g，地龙 10g，鸡血藤 30g，丹参 20g，炒桃仁 12g，甘草 5g。25 剂，水煎服。嘱：忌食肥甘油腻及不易消化食品，适当锻炼，保持心情舒畅。

二诊：9 月 16 日。头晕耳鸣，头目胀痛显著减轻，胸闷、恶心已失，药后大便微溏。舌质暗，边有瘀斑。舌苔薄白腻，脉弦滑。去炒桃仁、炒决明子，加红花 12g。20 剂，水煎服。

三诊：10 月 8 日。头晕，耳鸣，头目胀痛沉重感及舌边瘀斑已消失，周身较前有力。舌质稍暗，苔薄白，脉弦无力。去女贞子、川牛膝，加党参 15g。30 剂，水煎服。

随访：12 月 17 日电话随访，知三诊中药已于 11 月 8 日服完，眩晕等症消失而病情稳定。11 月 16 日去省人民医院检查，总胆固醇：5.22mmol/L，甘油三酯：1.92mmol/L，高密度脂蛋白胆固醇：1.16mmol/L，低密度脂蛋白胆固醇：3.64mmol/L。平时多次测量血压，基本为 136/86mmHg 左右。

> 问题
>
> （4）本病用方的方义是什么？
>
> （5）二诊中为何去炒桃仁、炒决明子，加红花 12g？
>
> （6）三诊中为何去女贞子、川牛膝，加党参 15g？
>
> （7）李振华教授对本案眩晕在病机及治疗上有什么认识？

病例 2　任某，男，62 岁，采购人员。1993 年 10 月 3 日初诊。

［主诉］阵发性头晕 20 年余，加重半年。

［病史］平素出差甚多，工作忙碌，饮食无规律，20 年前出现头晕，初较轻微，未经治疗，后渐加重，曾在西安市人民医院查头部 CT 示：未见异常。诊断为梅尼埃病，先后服用头痛粉、天麻丸、眩晕停等药物治疗，时轻时重。近半年去海南工作，因不适应南方饮食、气候，眩晕加重，尤其晨起及劳累后，自觉天旋地转，不能站立，伴恶心、呕吐，有时晕倒。特来就诊。

［现症］头晕，不敢视物和转动头部，伴恶心，耳鸣，肢体麻木，倦怠乏力，纳少，舌硬，言语不清。体胖，面色无华，精神不振，常闭目，舌边红，苔黄腻，脉滑数。

问题

（1）简要阐述中医学对眩晕的认识。

（2）指出此案眩晕的病因。

（3）目前本案患者头晕，伴恶心，耳鸣等症，对其证候进行简要分析？

［治疗过程］

初诊方药：炒白术 10g，茯苓 15g，泽泻 15g，橘红 12g，姜半夏 8g，枳实 10g，竹茹 10g，胆南星 9g，龙胆草 12g，天麻 10g，菊花 10g，钩藤 15g，甘草 3g。15 剂，水煎服。嘱：多休息，忌食辛辣、生冷、油腻之品。

二诊：10 月 18 日。头晕减轻，已无天旋地转，诸症均减，唯耳鸣、眠差，舌脉同前，加磁石 30g，配首乌藤 15g，继服 15 剂。

三诊：11 月 2 日。头晕又减，已能稍稍劳作，恶心，耳鸣减轻，肢体麻木，舌硬，舌淡红，苔白腻。上方去枳实、竹茹、龙胆草，加醋郁金 10g，石菖蒲 10g，乌梢蛇 15g，地龙 10g，穿山甲 12g。15 剂，水煎服。

四诊：11 月 18 日。头晕基本消失，余症均无，为巩固疗效，嘱其继服上方 1 个月。半年后随访，头晕未犯，病获痊愈。

问题

（4）说出其所选方药主方是什么？并简要论述其配伍寓意？

（5）二诊守方加磁石、首乌藤，二者功效为何？

（6）如何理解三诊的加减用药？

病例 3 吕某，女，56 岁，退休。1993 年 11 月 23 日初诊。

［主诉］阵发性眩晕 10 月余。

［病史］今年春节期间，因饮食不节加之劳累，出现腹胀、纳差、嗳气症状，当时未进行治疗。1 周后恶心呕吐，旋转性头晕，耳鸣。至省人民医院脑 CT 检查未发现异常；检查胃镜提示：慢性浅表性胃炎，诊断为：梅尼埃病；慢性浅表性胃炎。曾服维生素 B_1、维生素 B_6、谷维素、天麻丸等药物治疗，病情时轻时重，每遇饮食不当或劳累即加重。两天前病情再次复发，而来就诊。

［现症］旋转性头晕，耳鸣，伴恶心呕吐，腹胀纳差，嗳气，面色萎黄，身倦乏力。舌质淡，体胖大，边见齿痕，苔白腻。脉弦滑。

问题

（1）结合就诊时症状，说出其眩晕的病机。

（2）为何每当饮食不当或劳累时，患者眩晕加重？

（3）此案应最适宜选何方治疗？

（4）简要分析所选方剂的方义。

［治疗过程］

初诊方药：炒白术 10g，茯苓 15g，薏苡仁 30g，泽泻 12g，橘红 10g，半夏 8g，木香 6g，砂仁 8g，藿香 10g，厚朴 10g，醋郁金 10g，石菖蒲 10g，天麻 10g，甘草 3g。6 剂，水煎服。嘱：调饮食，畅情志，勿劳累。

二诊：11 月 30 日。眩晕未作，恶心呕吐止，腹胀、纳差、嗳气减轻，舌质淡红，体胖大，边见齿痕，苔白稍腻，脉弦滑。去藿香，加佛手 12g。6 剂，水煎服。

三诊：12 月 6 日。眩晕、恶心呕吐消失，余症大减。舌质淡红，体胖大，苔白，脉沉细。处方：党参 10g，炒白术 10g，茯苓 15g，橘红 10g，半夏 8g，醋香附 10g，砂仁 8g，厚朴 10g，炒枳壳 10g，醋郁金 10g，石菖蒲 10g，天麻 10g，焦三仙各 12g，甘草 3g。12 剂，水煎服。

四诊：12 月 20 日。精神饮食复常，二便调，无特殊不适，病获痊愈。

> 问题
>
> （5）治疗此案所选方剂为何以健中焦脾胃为主？
>
> （6）三诊所更方剂名称是什么？

病例 4　梁某，女，67 岁，退休。1992 年 8 月 12 日初诊。

［主诉］阵发性眩晕 3 年余。

［病史］3 年前因操持家务，过度劳累而突发眩晕，不能站立，随即卧床休息，自觉房屋旋转，视物则眩晕更甚，只能闭目休息，同时伴有轻微恶心呕吐。于眩晕稍轻时在省人民医院治疗，西医诊断为：梅尼埃病。曾服眩晕停、天麻丸等中西药物治疗，病情时轻时重。

［现症］眩晕耳鸣，劳则更甚，面色不华，形体消瘦，腰膝酸软，五心烦热，睡眠梦多。舌质红，苔薄，脉弦细。

> 问题
>
> （1）"诸风掉眩，皆属于肝"，本案患者 3 年前病发时，"风"从何而来？
>
> （2）本案病机是什么？
>
> （3）简要分析患者就诊时出现诸症状的原因。

［治疗过程］

初诊方药：蒸首乌 15g，枸杞子 15g，白芍 15g，怀牛膝 21g，牡丹皮 12g，龙胆草 9g，钩藤 12g，石菖蒲 10g，磁石 30g，天麻 12g，菊花 10g，醋郁金 10g，竹茹 12g，甘草 3g。15 剂，水煎服。嘱：多休息，勿劳累，畅情志。

二诊：8 月 28 日。眩晕大减，呕吐恶心未作，心急烦躁、五心烦热、耳鸣、腰酸均减，仍有梦多，舌脉同前。去清心止呕之竹茹、龙胆草、磁石，加首乌藤 15g，山茱萸 15g。15 剂，水煎服。

三诊：9 月 14 日。眩晕未作，诸症消失，精神、饮食正常，为巩固疗效，嘱服杞菊地黄丸 1 月。1 年后追访无复发。

问题

（4）如何理解李振华教授自拟方的配伍寓意？

（5）二诊时为何去竹茹、龙胆草、磁石，以及为何加首乌藤、山茱萸？

（6）杞菊地黄丸为何方化裁而来？

病例 5　于某，女，52 岁，干部。1993 年 3 月 17 日初诊。

［主诉］间断性眩晕 4 年余。

［病史］患者素有慢性胃炎病史。4 年前因情志不遂出现头晕，伴心烦易怒，失眠多梦。查血压波动在 160～180/90～110mmHg，每在血压高时即服唯压静、复方降压片、罗布麻片等药物，可获一时之效。但每遇劳累、情志不遂即血压增高。

［现症］头晕头沉，身倦乏力，腹胀纳差，嗳气，下肢肿胀，心急烦躁，失眠梦多，口干苦。舌边尖红，舌体胖大，苔白腻，脉弦滑。血压 160/100mmHg。

问题

（1）简要叙述脾胃与肝之间的生理关系。

（2）如何理解脾胃与肝之间的病理关系？

（3）说出本案的病机是什么？并对其证候进行简要分析。

［治疗过程］

初诊方药：炒白术 10g，茯苓 15g，薏苡仁 30g，泽泻 10g，橘红 10g，半夏 8g，醋香附 10g，醋郁金 10g，豆蔻 8g，炒枳壳 10g，菊花 12g，钩藤 15g，天麻 10g，甘草 3g。6 剂，水煎服。嘱：忌生冷油腻之品，畅情志。

二诊：3月24日。头晕沉、腹胀嗳气症状减轻，血压 150/95 mm Hg，仍睡眠梦多，时有心烦。加首乌藤 15g，莲子心 5g。6 剂，水煎服。

三诊：3月31日。头晕头沉，心烦眠差，下肢肿胀，腹胀、纳差等症状大减，血压 140/90 mm Hg。守上方继服 6 剂。

四诊：4月7日。精神、睡眠、饮食均好，诸症消失，唯有时感乏力，舌质淡红，苔薄白，脉弦细。诸症消失，上方去泽泻、钩藤、首乌藤。时感乏力为气血不足的表现，加党参 10g，枸杞子 15g。12 剂，水煎服。

五诊：4月20日。无特殊不适，血压 135/85mmHg。嘱改服逍遥丸 1 个月善后。

问题

（4）结合所用方药说出其治则，如何理解李振华教授自拟方的配伍寓意？

（5）四诊为何去泽泻、钩藤、首乌藤，加党参、枸杞子？

病例 6　李某，男，42 岁。1991 年 6 月 7 日初诊。

[主诉] 眩晕半年余。

[病史] 1990 年 11 月间突然出现眩晕，以后每 3～4 天发作 1 次，发作时头晕目眩，视物旋转，不能站立，不能睁目，伴有恶心呕吐，3～4 小时后逐渐好转。于当地县医院诊为：梅尼埃病，经服西药镇静剂，效果不显，且发作日渐频繁，至今年 5 月，每日发作 1～3 次，每次约 1 小时。

[现症] 眩晕欲仆，耳鸣如蝉，心烦易怒，少寐多梦，腰膝酸软，口苦。舌质红，苔薄，脉弦细。

问题

（1）简要论述肝肾之间的关系。

（2）说出本案的病机，并分析现症及其所呈现的舌苔脉的原因。

[治疗过程]

初诊方药：蒸首乌 15g，牛膝 15g，白芍 15g，枸杞子 12g，泽泻 12g，茯苓 15g，龙胆草 10g，蝉蜕 9g，石菖蒲 10g，天麻 12g，细辛 3g，菊花 12g，灵磁石 30g，钩藤 15g，甘草 3g。9 剂，水煎服。嘱：注意休息。

二诊：6 月 16 日。眩晕已平，耳鸣减轻，口苦得除，夜能安寐，但时觉心烦。舌苔薄黄，脉象缓和。守方去龙胆草，加炒栀子 9g。并忌服辛辣、肥甘之品。26 剂，水煎服。

三诊：7 月 20 日。精神、饮食、睡眠均好，心烦消失，无特殊不适。予杞菊地黄丸口服 1 个月以巩固疗效，防止复发。

问题

（3）此案所选乃李振华教授自拟方养阴止眩汤，说出此方的配伍含义。

（4）李振华教授治疗此案患者，阐述其在养阴止眩汤基础上的加减寓意。

（5）二诊时为何去龙胆草，加炒栀子？

病例 7 石某，男，63 岁，工人。2005 年 5 月 21 日初诊。

［主诉］间断性头晕头胀 13 年，精神不振、乏力、嗜睡多梦、咯吐痰涎 1 月余。

［病史］1992 年上半年开始出现间断性头晕头胀，经市第四人民医院检查确诊为原发性高血压，当时血压为 152/100mmHg，给予降压治疗，中医治以中药汤剂及中成药脑立清等，西医给予口服复方降压片、唯压静、维脑路通片等，血压稳定在 130/86mmHg 左右，以后每遇生气、烦恼、心情急躁时则血压升至 146/98mmHg 左右，情绪渐平稳后血压可降至正常。现每日服用复方降压片，1 次 1 片，1 天 2 次，血压可维持在 126/82mmHg 左右。

［现症］精神不振，乏力，嗜睡多梦，咯吐痰涎症状。舌体稍胖大，舌质较红，舌苔腻稍厚，脉细滑弦。

问题

（1）结合患者的病史及现症，说出本案的病机是什么？

（2）对其现症进行简要分析。

［治疗过程］

初诊方药：炒苍术 10g，炒白术 12g，陈皮 10g，旱半夏 8g，茯苓 12g，制首乌 12g，白芍 15g，枸杞子 10g，山茱萸 12g，黄精 10g，天麻 10g，龙齿 15g，豨莶草 15g，夏枯草 15g，菊花 12g，炒栀子 10g。15 剂，水煎服。嘱：调畅情志，饮食清淡，作息规律。

二诊：6 月 8 日。精神不振、乏力及嗜睡多梦病状好转，愿意出户活动，咯吐痰涎基本消失，血压 122/76mmHg，觉胃脘部稍胀满。舌质稍红，舌体稍胖大，舌苔薄腻，脉细滑弦。去枸杞子、黄精，加厚朴 10g。25 剂，水煎服。

三诊：7 月 5 日。诸症消失，生活如常，每日清晨进行户外活动，血压稳定在 120/80mmHg 左右。已停服复方降压片。舌质淡红，舌体稍胖大，苔薄白，脉沉细。停服降压药物，仍遵其治则，方剂精简以巩固疗效。处方：炒白术 12g，陈皮 10g，茯苓 15g，白芍 15g，山茱萸 12g，天麻 10g，龙齿 15g，豨莶草 15g，夏枯草 15g，菊花 12g。20 剂，水煎服。

随访：12 月 20 日电话随访，知其病情基本稳定，曾因生气，血压最高达 140/90mmHg，较治疗前有所减低。

> 问题
>
> （3）结合所用方药说出其治则，如何理解处方配伍？
>
> （4）二诊为何去枸杞子、黄精，加厚朴？
>
> （5）如何理解三诊时仍遵健脾补肾、平肝潜阳之法？

【问题解析】

病例 1

（1）本病以眩晕、体倦乏力为主证，故当诊断为眩晕，其证型为脾虚湿阻，血行不畅，肝阴不足，风阳上扰。

（2）本病治法为健脾养肝，祛湿活血，潜降息风。

（3）本例患者因家族遗传，加之平素过食肥甘，致脾胃损伤，失于健运，痰湿中阻致气机不利，血行不畅，瘀血阻络，脑失所养而致眩晕，胸闷恶心，周身困倦乏力，烦劳则剧，舌暗瘀斑等症；湿浊内聚，上蒙清窍可见头沉胀痛；又因化源亏乏，阴津亏虚，致水不涵木，风阳上扰亦致眩晕，耳鸣，面色潮红。综合本例眩晕病机为脾虚湿阻，血行不畅，肝阴不足，风阳上扰。治当标本兼施，补通并行。

（4）方义分析：本方药用炒白术、茯苓、泽泻、荷叶健脾益气，利湿化浊；女贞子滋补肝肾之阴，以涵肝木；石菖蒲、山楂开窍化湿，助脾健胃；炒决明子、全蝎、牡蛎、地龙平肝潜阳，清热息风，其中牡蛎为介类之品，咸寒质重，性能沉降，且气味具轻不碍痰湿，眩晕肝阳上亢者多用之，以潜阳镇逆、使风灭火降；赤芍、鸡血藤、丹参、炒桃仁、山楂、川牛膝活血化瘀，清热凉血，诸药共奏健脾养肝、祛湿活血、潜降息风之效。

（5）二诊时患者头目诸症减轻，胸闷、恶心消失，腻苔渐退，为脾虚运化水湿之职渐有复常，体内湿浊渐化，故去泽泻；舌质瘀斑略减，为瘀血稍有消散，经络亦有通畅之象，因大便微溏，故去炒桃仁、炒决明子，加红花12g。20剂，水煎服。

（6）三诊时患者主症已失，体内病机基本消除，脾健湿化，血行气畅，肝阴恢复，机体运化升降出入正常，唯舌质稍暗，脉微弦无力，为血行尚未完全复常之象，上方去女贞子，川牛膝，加党参15g益气以促血运。30剂，水煎服。

（7）李振华教授认为高血压、高血脂病所致之眩晕，中医学常从肝肾阴虚治疗，往往忽视脾虚肝郁导致该病。岂不知脾虚日久，土壅木郁，肝气郁滞，气郁化热，肝阳上亢，可致眩晕；尤其脾虚失其健运水谷之精微，脂肪淤积体内，可致血脂高于常人，临床遇此症者甚多，每用健脾疏肝为主治疗而效佳。本病案头眩晕而沉重，舌体胖大，舌苔白腻，舌质淡暗，脉象弦滑，且每因劳累情志不快而加重病情，显系脾虚湿阻，血行不畅。肝阳上亢之征。故以健脾祛湿，活血息风法，使血压、血脂降为正常，头晕等诸症消除。值得指出的是：炒白术、茯苓等药能健脾以绝生痰之源，而泽泻、荷叶、山楂、炒决明子等药有很好的降血脂作用，在本病治疗中尤为重要。

病例 2

（1）眩指眼花或眼前黑矇，视物模糊；晕系指头晕，即感觉自身或外界景物旋转不定，站立不稳，二者常同时并见，故统称为眩晕。如《医学统旨》云："眩者，谓忽然眼见黑花昏乱，少倾方定；晕者运也，谓头目若坐舟车而旋转也，甚有至于卒倒而不知者。"如《医学心悟》云："眩，谓眼黑，晕者，头旋也，古称头旋眼花是也。"

（2）引起眩晕的病因众多，有年老体弱，或纵欲不节，或崩漏产后，或大伤失血，致精血亏虚，清窍失用而发为眩晕；或房劳过度，肾精亏虚，土无制节，水液代谢失常，痰浊内生，上犯清窍而发。有饮食不节损伤脾胃，健运失司，水湿内停，阻滞中焦，清阳不升而致，或病后体虚，气血不足，清窍失养而致；有情志不调，或思虑过度，暗耗精血，肝阳无制而暴涨，气血逆乱，上冲颠顶而发。有外感六淫邪气，直犯清阳之位而使眩晕时作。有跌仆损伤，瘀血内阻，气血不能上荣于头目而致。本案患者平素饮食不节，加之劳逸失度，损伤脾胃之气，痰湿内生，湿郁化热，湿热互结上扰于清空，而发眩晕。

（3）本案患者因工作原因食饮不节，耗伤脾胃，脾胃虚弱，健运失司，内生痰聚湿，痰湿郁久易于化热，同时土虚木壅，肝疏泄失职，气郁久亦化火，湿热互结于中焦，清阳不升致脑窍失养，加之痰随热升，亦上扰于清空，而发眩晕，耳鸣，不敢视物和转动头部；湿热阻于中焦，脾胃升降失常，而见恶心；脾主肌肉与四肢，脾虚清阳不达四肢、肌肉，而见肢体麻木，倦怠乏力；口、舌、咽为言语之官，脾之经脉循行舌或咽喉部，故脾虚而见言语不清，舌硬；舌边红，苔黄腻，脉滑数皆一派脾胃虚弱，痰湿停滞，郁而化火之象。

（4）《丹溪心法·头眩》中说："头眩，痰夹气虚并火，治痰为主，夹补气药及降火药。无痰则不作眩，痰因火动；又有湿痰者。"李振华教授认为在辨证上要分清肝肾阴虚与痰湿，对痰湿者赞同朱丹溪"治痰为先"的主张，治疗上更重视健脾胃以化湿痰，辅以泻火祛风，方选温胆汤加味。白术、泽泻乃仲景治眩名方泽泻汤，以健脾化湿定眩，配茯苓、橘红、半夏、天麻、甘草乃化痰息风之半夏白术天麻汤，更加钩藤、菊花清肝热，平肝风；胆南星、龙胆草专入肝胆经，泻肝胆火，清化痰湿；加枳实则气顺痰消，用竹茹则胃和呕止；诸药和用，肝脾同调，标本兼顾，风、火、痰、虚共治。

（5）李振华教授在二诊加磁石以期平肝潜阳，重镇安神，配首乌藤以治失眠。磁石咸寒，归肝肾心经，有重镇安神，平肝潜阳，聪耳明目，纳气平喘之效，如《本草纲目》谓之"色黑入肾，故治肾家诸病而通耳明目"。首乌藤又称夜交藤，甘平，归心肝经，有养血安神，祛风通络之效，如《本草正义》所说"治夜少安寐"。

（6）三诊时患者诸症均减，说明脾虚得健，痰湿得化，风得息，火得降，故上方去枳实、竹茹、龙胆草，加醋郁金、石菖蒲以化痰开窍治舌强，乌梢蛇、地龙祛风痰，通络善行；穿山甲性善走窜，能化瘀消癥，通经脉，三药合用，共治肢麻。

病例3

（1）张景岳在《景岳全书·眩运》中论述："眩运一证，虚者居其八九；而兼火兼痰者不过十中一二耳。"故强调指出"无虚不作眩"，依据患者发病原因及目前症状，可以得知其病机为脾胃气虚，痰湿阻滞。

（2）梅尼埃病又称内耳性眩晕症，临床特点为发作性眩晕，波动性听力减退和耳鸣。本病属中医学眩晕范畴，病本属虚，病标属实。本证因脾胃素虚，饮食肥甘，中阳不运致痰湿中阻，上遏清阳而成；每当饮食不慎或劳累过度，则会导致脾胃虚甚，脏腑之间愈不平衡，故而见眩晕加重。

（3）依据其病机，本案当以健脾祛湿，化痰透窍为治法，以半夏白术天麻汤为主方加减。

（4）半夏白术天麻汤主治风痰上扰证，有燥湿化痰、平肝息风之功效。《素问·五运行大论》曰："其不及，则己所不胜，侮而乘之。"本方所治之证乃因土虚木横，肝木乘脾土，遂成肝风内动，夹痰上扰清空之证。方中半夏燥湿化痰，意在治痰，正如《本草纲目·草部》所云："半夏能主痰饮……为其体滑而味辛性温也。"天麻旨在止风，罗天益称之"眼黑头旋，风虚内作，非天麻不能治。天麻乃定风草，故为治风之神药"。炒白术健脾祛湿，治生痰之本，《神农本草经疏》谓之："白术治眩，非治眩也，治痰与水耳。"橘红善理气化痰，使气顺则痰消，《食物本草》云其"下气""消痰涎"，寓意善治痰须理气，气利痰自愈。甘草调和诸药，且有健脾和中之功，姜枣调和脾胃；诸药合用使风息、痰消，眩晕自愈。

（5）脾胃与脑在解剖生理上密切联系，如《灵枢·动输》说"胃气上注于肺……入络脑"，又"头为诸阳之会""十二经脉，三百六十五络，其血气皆上于面而走空窍"。说明了脾胃主要通过经络与脑产生密切联系。二者在功能上联系紧密，脾胃为后天之本，化生气血以充脑养髓；"脑为元神之府"，说明脑是人体生命活动的枢机，主宰人体生命活动，同时掌管人的精神意识、思维感觉等，也可调控脾胃的生理功能正常运行。病理上二者相互影响，如脾胃虚损，气血不足，脑髓失充，或脾胃虚弱而生痰，蒙蔽清窍，或脾虚不运水湿，痰湿内停，郁久化热，或土虚木壅，木郁化火，上扰清空等均可致眩晕。李振华教授经过多年临床实践和对脾胃学说的深入研究，形成了独具特色的脾胃学说，认为脾胃病日久气血不足，元气亏损，可涉及更多脏腑，即所谓脾通四脏。而此患者明显因饮食无度而伤脾胃在先，继而波及生痰生饮，波及于脑而见眩晕，故在遣方用药时当紧扣脾胃虚弱的病机，方向明确，则药有如利剑直达病所，而效如桴鼓。

（6）三诊时患者眩晕、恶心呕吐消失，脉象渐趋正常，为痰湿阻滞之象已解，改以健脾益气为治，配以平肝息风开窍之品，巩固疗效。方用香砂六君子汤加减；三诊时患者舌苔脉象乃一派脾胃气虚之象，痰湿已除大半，故用党参以培补脾胃之气；脾胃为气机之枢纽，加厚朴、炒枳壳理中焦之气，兼化痰，则清升浊降；醋郁金、石菖蒲理气透窍，使气行湿行；患者素有脾胃虚弱之本，加焦三仙以健脾消食，不使脾胃已虚之气因食积而壅滞不行。俟中阳振奋，痰饮蠲除则眩晕不复发作。

病例 4

（1）中医中论述的"风"既指致病因素，又指临床症状，显然此处指临床症状；风主动摇，木之化也，故属于肝，陈修园谓眩为"昏乱旋转也"，如本患者 3 年前出现不能站立、自觉房屋旋转等症即属于"风"证。发病之时，其年事已高，肾气肾阴不足，水不涵木，不能濡养肝阴，致使肝阳有独亢之趋势；现因劳累过度，"阳气者，烦劳则张，精绝"，进一步耗伤肾气肾阴，肝火暴升，上扰头目，而见"风"之症。

（2）本案病机乃属肾阴不足，肝风内动证。

（3）患者年逾六旬，加之劳累过度，致肾阴亏虚，肾阴不足，不能滋养肝木，肝阳上亢，清窍被扰，则发为眩晕；劳则伤肾，故遇劳加重，此为本案辨证要点，五心烦热，腰酸，多梦等均为肾阴虚的表现。

（4）本案眩晕辨证为肾阴不足，肝风内动。治以滋养肝肾，息风定眩之法。药取蒸首乌、枸杞子滋阴养肝，白芍酸甘化阴；怀牛膝补肝肾，且能引血下行；辅以天麻、钩藤、菊花平肝息风，菖蒲、醋郁金、磁石安神宁志透窍；肝阳上亢，易于化火，灼津为痰，故佐用牡丹皮、龙胆草清泄肝火，竹茹清热化痰止呕。全方标本兼顾，药切病机，取效甚佳。

（5）二诊时患者呕吐恶心未作，阴虚阳亢，肝火扰动心火之症减轻，故去清心止呕之竹茹，清泄肝火之龙胆草、磁石，防其寒凉伤胃；仍多梦，加首乌藤15g养心安神，山茱萸15g滋补肾阴。

（6）杞菊地黄丸乃六味地黄丸加枸杞子、菊花而成。原名杞菊六味丸，由滋肾养肝明目之功，主治肝肾阴虚证，症见两目昏花，视物模糊，或眼睛干涩、迎风流泪等。

病例 5

（1）中医认为肝主疏泄，脾主运化；肝主藏血，脾主统血又为气血生化之源。故肝脾之间的关系主要表现在消化及血液的生成运行方面。《素问·经脉别论》："饮入于胃，游溢精气，上输于脾。脾气散精，上归于肺，通调水道，下输膀胱。水精四布，五经并行。"将水谷精微输布五脏六腑、四肢百骸而濡养之。同时脾胃的消化吸收功能与肝的关系极为密切。

（2）秦伯未在《谦斋医学讲稿》中说："肝气郁结与一般肝气证恰恰相反，肝气证是作用太强，疏泄太过，故其性横逆；肝气郁结是作用不及，疏泄无能，故其性消沉。"肝气过旺，疏泄太过，便形成了"肝（胆）乘脾（胃）"的病理状态，此即"肝气犯胃""肝气乘脾"的病机。肝郁则木不克土，会影响脾胃正常的升降纳运功能，导致饮食水谷转输布运障碍而见中焦壅满，即肝郁脾壅；若主要表现为脾在运化水湿功能的障碍，即肝郁脾湿；若脾不能升其清阳之气，不能转输精微物质至脏腑，出现气血虚损，即肝郁脾虚。在血液方面，肝主藏血，贮藏和调节全身血量，脾主统血，为气血生化之源。脾气健运，气血生化有源，血量充足，则肝血充盈。而肝血充足，可以涵敛肝阳，使肝气条达舒畅，才能保证脾之健运发挥其统血功能。反之，肝血虚少或肝不藏血，均可影响肝之疏泄，疏泄失常，则可致脾之运化失常。

（3）该病与精神因素（忧思、恼怒）关系密切，此外，禀赋不足、脏腑虚损、饮食劳倦等诸多因素均可引起阴阳失调、气血紊乱、络道不畅、血脉瘀滞以致本病。本案以眩晕为主证，辨证为脾虚肝旺证，患者素有慢性胃炎病史，日久脾虚，运化失职，水湿内停，痰湿阻滞，浊气不降、清气不升，故头晕头沉；脾胃升降失常，则腹胀纳差、嗳气；痰湿下注，则下肢肿胀；"土壅木郁"，肝郁化火，胆火上乘，则口干口苦；热扰心神，则心急烦躁、失眠梦多。

（4）本案属脾虚肝旺之眩晕，治宜健脾祛湿，疏肝清热。方中炒白术、茯苓、薏苡仁、泽泻健脾化痰，祛湿消肿，此有取法五苓散之意，易猪苓为薏苡仁，猪苓主利肾与膀胱之水，此案患者痰湿不甚明显，而脾虚甚，故用薏苡仁；用桂枝恐有助火之弊，故弃之不用；橘红、半夏以燥湿化痰，寓意二陈汤之意；天麻、钩藤、菊花平肝止眩，息风清热；醋香附、醋郁金疏肝理气，利胆清心；白蔻仁、炒枳壳理气除胀，因气为血之帅，血随气行，"气有一息不运，血有一息不行"。综合本方，运用了化痰、祛湿、息风、调气等治则，而使血压复常。

（5）四诊时诸症消失，故守方去泽泻，防利湿太过而伤阴，去钩藤，因天麻一力已可平抑肝阳；目前患者睡眠改善，其睡眠差主要为气血亏虚不能养心而致，故去首乌藤，加党参、杞子以补气养血，并缓解乏力的表现。

病例 6

（1）肝与肾主要是精血互滋互化的关系。肝藏血，肾藏精。肝血需要肾精的滋养，肾精又依赖于肝血的化生。中医学称之为"精血同源"，或"肝肾同源""乙癸同源"。在病理上，精与血的病变亦常相互影响。如肾精亏损，可导致肝血不足；反之，肝血不足，也可引起肾精亏损。若藏泄失调，则可出现女子月经周期的失常，经量过多，或闭经；男子遗精滑泄，或阳强不泄等症。如肾阴不足可引起肝阴不足，阴不制阳而导致肝阳上亢，称之为"水不涵木"；如肝阴不足，可导致肾阴的亏虚，而致相火偏亢。反之，肝火太盛也可下劫肾阴，形成肾阴不足的病理变化。

（2）本案属肝肾阴虚，阳亢风动之眩晕。患者素体肝肾阴虚，阴不制阳，肝阳偏亢，阳亢风动，上扰清窍，故发为眩晕，耳鸣如蝉；肝火扰动心火，故心烦易怒，少寐多梦；肝火上炎，则口苦；肾主骨，腰为肾之府，肾虚故腰膝酸软；舌质红苔薄，脉弦细，均为肝肾阴虚，阳亢风动之象。肝藏血，肾藏精，乙癸同源，相互影响，常常"虚则同虚"。本例患者久病体虚，阴虚无以制阳，肝阳上亢，终致虚风内动，诸症杂起，此为本虚标实之证。

（3）养阴止眩汤是李振华教授自拟经验方，治疗肝肾阴虚，肝风上逆而致的眩晕。由蒸首乌15g，怀牛膝21g，白芍15g，枸杞子15g，牡丹皮12g，龙胆草9g，石菖蒲10g，醋郁金10g，磁石30g，天麻12g，菊花10g，钩藤12g组成，方中蒸首乌、枸杞子滋养肝肾，益精填髓；牛膝其性"走而能补，性善下行"，能补益肝肾，引火下行；天麻平肝息风，为"治风之要药"；菊花、磁石平肝降逆；白芍养阴柔肝；龙胆草、醋郁金清泻肝火，并醋郁金可疏肝解郁；石菖蒲通窍安神；钩藤清热解毒，助滋阴平肝之力；肝主疏泄与藏血，肝病则疏泄失常易致气血不活，肝火盛则又易致血热，故加牡丹皮以活血凉血，甘草调和诸药。

（4）以育阴潜阳，平肝息风为法，方选养阴止眩汤加减。本案患者无明显肝郁、气血不活之证，故去牡丹皮、醋郁金；加茯苓、泽泻、蝉蜕、细辛。蝉蜕入肝经，善于疏散肝经风热，止耳鸣；细辛辛香走窜，引经通窍，如《雷公炮制药性解》中谓"细辛辛温，宜入心肝等经，以疗在里之风邪，其气升阳，故上部多功"。茯苓、泽泻健脾渗湿，实脾以防亢逆之肝气相乘。

（5）二诊时患者肝阳得平，眩晕则止，诸证好转。耳鸣、心烦等症尚存，说明余邪犹在，当守方继用。因口苦已无，故去龙胆草；心烦未解，加炒栀子 9g 清热除烦。

病例 7

（1）本案的病机为脾气亏虚，肝肾阴虚，痰湿中阻，肝阳上亢。

（2）本例患者因遗传因素，加之平素遇事容易急躁，而罹患高血压病，以致头晕头胀，此为肝肾阴亏、水不涵木、肝阳上亢，气火暴升上扰头目所致，正如《临证指南医案·眩晕》华岫云按："头为六阳之首，耳目口鼻皆清空之窍，所患眩晕者，非外来之邪，乃肝胆之风阳上冒耳。"又因多忧思则伤脾，脾虚失运，水湿内停，积聚成痰，阻滞经络，清阳不升，清空之窍失其所养，故头晕头胀；痰湿上渍于肺则咯吐痰涎；脾虚不能运化精微以充养四肢百骸，故精神不振，周身乏力；脾虚痰湿内蕴，阳气不振，则嗜睡多梦。舌脉亦现脾气亏虚，痰湿内蕴，肝肾阴虚，肝阳上亢之象。

（3）治应健运脾气，运化水湿，滋养肝肾，平肝潜阳。药以苍术、炒白术、陈皮、旱半夏、茯苓健运脾气，燥湿化痰；制首乌、白芍、枸杞子、山茱萸、黄精滋补肝肾以涵肝木；天麻、龙齿平肝潜阳降逆，《医学心悟·眩晕》曰："有湿痰壅遏者，书云：'头旋眼花，非天麻、半夏不除'是也，半夏白术天麻汤主之。"豨莶草、夏枯草、菊花、炒栀子清泻肝胆郁火，诸药共奏清补结合之功，以使脾气得健、肝肾得滋、痰湿得化、肝火得清而病证渐趋稳定。

（4）二诊时患者精神不振、乏力等病状好转，咯吐痰涎基本消失，血压下降，觉胃脘部稍感胀满，苔转薄腻，此为脾气得健，肝肾之阴渐充，痰湿渐化佳兆。胃稍胀满为药稍显滋腻，故去枸杞子、黄精，代以厚朴 10g，取其化湿和胃之功。

（5）三诊时患者时常头晕、乏力等诸症消失，停服降压药物，血压稳定于较佳状态，此为肝肾阴精得充，肝阳得平之象。肾藏精，来源于父母，为元气之根，故为先天之本；因患者为先天不足而致本病发生，脾胃为后天之本，故应调补脾胃以养先天；肝肾相互滋生，肾阴不足，无以涵木，易使肝旺而下劫肾阴，故在健后天脾胃基础上，加养肝平肝之品。

【学习小结】

眩晕的病因多与饮食、情志、劳累等有关，且西医对本病的治疗效果不甚理想。本证病情复杂，病机各异，须审因论治，知常达变。李教授结合自己多年临证经验，认为眩晕起病突然，病因复杂，病机交错，非单一因素导致，其病因多为"痰""风""虚"，提出了"四诊合参，谨守病机"的指导思想，指出在治疗眩晕时应遵循"脾宜健，肝宜疏，胃宜和"的治疗思想，并自拟方剂，形成了独特的临证用药特点。

【课后拓展】

1. 熟读背诵《内经》中的病机十九条。

2. 查阅"眩运者，中风之渐也"的出处，如何理解？

3. 查阅西医学对本病的认识、研究和进展。

4. 通过对本病的学习，写出学习心悟。

5. 参考文献：王会喜，刘爱华. 从谨守病机浅析李振华治疗眩晕经验[J]. 时珍国医国药，2016，27（07）：1747-1748.

第五节　耳　鸣

耳鸣是患者耳内鸣响，或如蝉鸣，或如哨响，重者如有雷鸣作响的一种自觉症状。其为多种疾病的临床常见症状，亦可单独成为一种耳部疾患。《诸病源候论》："劳动经血而气血不足，宗脉则虚，风邪乘虚随脉入耳，与气相击，故为耳鸣。"临床常见病因病机有肝肾亏虚、痰火郁结、肝胆火炽、风邪外袭、瘀血阻滞、中气不足等。西医学的耳科病变（中耳炎）、颅内病变（听神经瘤）、高血压、神经衰弱等疾病均可出现耳鸣症状。

【辨治思路】

李振华教授认为，耳鸣之证应抓住"虚""火""痰""瘀"四端，肾藏精，上通于脑，开窍于耳，"上气不足，脑为之不满，耳为之苦鸣"。此外尚有肾阴亏虚，不能滋水涵木，阴不敛阳以致肝阳上亢，发为耳鸣；若患者素体阳盛，每遇郁怒伤肝，"木郁之发，甚则耳鸣旋转"，见耳鸣如潮如雷；或见气虚、体胖之人，中焦水液运化失司，饮留体内，清阳不升以致耳鸣如蝉；或见久病耳鸣，则多为气血流行不畅，瘀血阻于病变局部，耳窍失养所致。临证治疗时应注意区别不同的病机，辨证施治，尤其应注意该病常多种病因合而为病，因此临证需谨守病机，察其虚实多少，在火在痰，灵活选择用药。对于因"虚"致病的患者，在治疗时应徐图缓进，当知该病"虚证难治"，切不可大队蛮补以致壅塞，则病必不除。

【典型医案】

病例 高某，女，30岁。2007年1月13日初诊。

［主诉］耳鸣2年，加重1月。

［病史］患者2年前无明显诱因出现双耳发痒，流脓，外耳道压痛，经耳鼻喉科检查，诊断为中耳炎，经口服及静脉滴注抗生素（具体药物不清楚）等治疗，经治病愈，此后出现耳鸣症状，曾于多家医院服用中西药物治疗，效果不佳。4月前生育1子。近1个月耳鸣发作频繁，半月前开始伴头痛，自觉头部胀闷不适，遂来就诊。

［现症］耳鸣，每日发作1～2次，每次持续半小时以上，伴头闷胀，心烦，乏力，纳寐一般，二便尚可。舌稍红，苔薄黄，脉沉弦。

问题

（1）患者2年前耳鸣的病因病机如何？

（2）本次发病与2年前之病因病机是否相同？

（3）患者生育史与本次发病是否有关系？

（4）患者本次耳鸣应采取何种治法？可选用哪些方剂？

［治疗过程］

初诊方药：蒸首乌 18g，白芍 12g，牡丹皮 10g，山茱萸 15g，黄精 15g，醋郁金 10g，石菖蒲 10g，炒枳壳 10g，磁石 30g，蝉蜕 10g，天麻 10g，菊花 12g，钩藤 12g，炒栀子 10g，甘草 3g。14 剂，水煎服。

二诊：2 月 3 日。耳鸣稍减轻，以夜间为甚，劳累后加重，头闷胀明显减轻，时有心烦，纳眠及二便尚可。舌质稍红，舌体稍胖大，舌苔正常，脉沉弦。患者症状减轻，但病程较长，且仍夜间耳鸣明显，上方加泽泻 12g，山药 15g，丹参 12g。20 剂，水煎服。

三诊：2 月 23 日。耳鸣症状基本消失，其余无明显不适，舌质淡红，舌体舌苔正常，脉沉细。原方继服 12 剂以巩固疗效。

随访：随访 1 年，耳鸣未再复发。

问题

（5）处方中选用的主方是什么？如何理解处方配伍？

（6）二诊中为何加泽泻、山药、丹参？

【问题解析】

（1）患者 2 年前耳鸣为感受外邪所致，《太平圣惠方》有云："风邪所乘，入于耳脉，则正气痞塞，不能宣通，邪正相击，故令耳鸣也。"正邪相搏故见耳部痒，耳道压痛，正邪交争，痰、火、湿、瘀互结于耳朵局部破溃后可见流脓。

（2）本次发病的病机为：患者有中耳炎病史，耳鸣日久，局部气血不足，加之产后亡血伤津，阴血亏耗，清窍更失其养，故见耳鸣频发。阴精亏虚，水不涵木，虚火上炎故见头部胀闷不适，心烦，舌稍红，苔薄黄，脉弦。可见前后两次均发生耳鸣，但其病因病机却有很大不同。

（3）患者 4 月前生育史是造成近一个月耳鸣加重的重要诱因。亡血伤津是产妇的一个基本病机，故先贤有产后"禁汗、禁下、禁利小便"之训，本例患者耳鸣日久，本已存在阴津不足之病机，此次生产，进一步加重阴血亏虚这一病机变化，所以阴血亏虚、清窍失养是本次耳鸣发生的基础病机。

（4）针对患者"阴血亏虚，清窍失养"并兼有"虚火上炎"的病机，治疗原则应以"补肾填精，育阴潜阳，清热平肝"为主，方药可选耳聋左慈丸、杞菊地黄丸、六味地黄汤等。

（5）李振华老师针对该患者选择以耳聋左慈丸为主方加减治之，方中蒸首乌、黄精、山茱萸滋补肝肾，滋阴以潜阳；醋郁金、炒枳壳疏肝理气，调畅气机，使补而不滞；白芍疏肝柔肝；磁石、钩藤、菊花平肝潜阳、清肝泄热；佐以炒栀子、牡丹皮清气血分之热；蝉蜕、天麻清肝息风，治头胀闷；石菖蒲通九窍，化痰且能安神。诸药合用，标本兼治，肝肾同调，使阴复阳潜而耳鸣自息。

（6）二诊患者耳鸣以夜间为甚且劳累后加重，舌体稍胖大，是为中焦脾胃气虚之象，中焦气虚运化无力可造成水湿内停等一系列变证，故加山药、泽泻以健运脾胃、利水渗湿。久病多瘀，丹参味苦微寒，具有活血祛瘀、通经止痛、清心凉血之功，用之既可祛瘀又可除烦。

【学习小结】

本案中患者中年女性，长期耳鸣加之此次新产后更伤阴血，阴血亏虚、清窍失养、虚火上炎以致此次耳鸣发作更重伴心烦等症。李振华教授"滋阴补肝肾，理气清肝火"立法，方随法出，根据患者病证加减以治之，体现了李振华教授一贯"治病求本"的主张。然耳鸣一症由于其病因多样，因此不可拘泥于一法，临证必须根据患者四诊情况具体治之。

【课后拓展】

1. 再次复习"同病异治""异病同治"相关内容。

2. 查阅西医学对耳鸣病因的研究进展。

3. 参考阅读：

（1）刘蓬. 中医药治疗耳鸣的研究［J］. 听力学及言语疾病杂志，2007，15（5）：343-345.

（2）颜微微，李明. 耳鸣的中西医基础研究进展［J］. 中国中西医结合耳鼻咽喉科杂志，2010，18（3）：178-180.

第六章 肾膀胱系病证

第一节 水 肿

水肿在《内经》称之为"水"，亦称"水肿""水胀"，主要是指体内水液潴留，泛滥肌肤，表现以头面、眼睑、四肢、腹背，甚至全身浮肿为表现的一类病证。水肿是多种疾病的一个症状，相当于西医学的心、肝、肺、肾脏各种病变引起的水肿，营养不良性水肿及内分泌失调水肿等。

【辨治思路】

水肿多由风、湿邪气外袭、疮毒内犯、饮食不节、禀赋不足及久病劳倦等导致肺失通调，脾失转输，肾失开阖，三焦气化不利而致水肿。病位在脾、肺、肾，关键在肾。病理因素不外乎风邪、水湿、疮毒、瘀血。肺主一身之气，有主治节、通调水道、下输膀胱的作用。风邪犯肺，宣降失常，不能通调水道，风水相搏发为水肿；外感水湿，困厄脾阳，或饮食劳倦损伤脾胃，致使水湿不化，聚于体内而成；肾主水，水液的输布转化有赖于肾阳的蒸化、开阖作用。久病劳欲，伤及肾脏，则肾失蒸化，开阖不利，水液泛滥肌肤而致水肿。

临证时要区分阴水、阳水。阳水属实，由风、湿、热、毒诸邪导致水气潴留；阴水多属本虚标实，因脾肾亏虚，气不化水，久则可见瘀阻水停。其次辨病变之脏腑，在心、肺、脾、肾或两脏、多脏兼而有之。治疗多以发汗、利尿、泻下逐水为治疗水肿三大法则。李振华教授善于从脾胃论治疑难杂病。治疗水肿时，多从健脾胃为主，兼以温阳、行气利水等法。

【典型医案】

病例 1　张某，女，29 岁。2007 年 5 月 19 日初诊。

［主诉］双下肢水肿 2 月余。

［病史］去年 5 月怀孕后不久，自感心中烦热，加之天气逐渐炎热，每日多食冷饮瓜果，以求清凉。8 月初感行走沉重，手指按双下肢有凹陷。在当地市级医院妇科诊治，确诊为"妊娠水肿"，因虑服药对胎儿或有影响，故未服药，平时多平卧于床以求肿轻。今年 3 月剖宫产后至今，双下肢水肿较妊娠期更重，服西药利尿剂如双氢克尿噻、螺内酯等药，水肿时消时聚，仅取一时之效。

［现症］全身肥胖，双下肢水肿，膝以下为甚，晨起肿轻，活动后加重，按之凹陷。体重 82kg。肾功能及其他有关理化检查结果均无异常。患者面色偏于萎黄，舌质稍淡，舌体胖大，边有齿痕，舌苔稍白腻多津，脉沉细弱。

问题

（1）何为妊娠水肿？

（2）谈谈对"诸湿肿满，皆属于脾"的理解。

（3）说出此案患者的病机是什么？

（4）结合患者现症，对其证候进行简要分析。

［治疗过程］

初诊方药：党参 15g，炒白术 12g，茯苓 10g，泽泻 15g，陈皮 10g，半夏 8g，醋香附 10g，砂仁 8g，厚朴 10g，桂枝 5g，盐小茴香 10g，炒乌药 10g，木香 6g，生薏苡仁 25g，玉米须 30g，沉香 3g，甘草 3g。12 剂，水煎服。嘱：忌食生冷，饮食宜淡，避免劳累。

二诊：6 月 2 日。自述晨起后下肢水肿已明显减轻，下肢脚踝处水肿稍甚。

舌质稍淡，苔腻已去而薄白，脉沉细弱。上方加生黄芪 15g，丹参 20g。12 剂，水煎服。

三诊：6 月 16 日。浮肿基本消失，唯活动后脚踝处按之稍有凹陷。上方加桂枝量为 9g，丹参 30g。12 剂，水煎服。

四诊：6 月 30 日。水肿消失，活动后亦未再水肿，体重减轻 13kg，自感身体轻快，余无异常。以参苓白术散，每服 6g，每日早晚各服 1 次，嘱连服 1 个月。病愈之初，应继续培土化湿以求巩固，故以参苓白术散健脾益气，理气燥湿。

问题

（5）此案所选乃为李振华教授自拟方香砂温中汤，如何理解处方配伍？

（6）二诊为何加生黄芪、丹参？

病例 2　韩某，女，汉族，28 岁，已婚，农民。2005 年 8 月 20 日初诊。

［主诉］头面部及膝关节以下水肿半年余。

［病史］今年 4 月上旬不明原因出现头面部及双膝关节以下水肿，按之凹陷，即住入洛阳市第三人民医院，诊断为慢性肾小球肾炎，中医治以口服中药汤剂（具体药物不详），西医治以静滴（药物不详）及口服氢氯噻嗪、氨苯蝶啶等，好转出院，后间断性服用中药汤剂（具体药物不详），病情相对稳定。5 月底因感冒致病情加重，到洛阳市钢铁公司医院住院 20 余天，病情再度好转出院。2005 年 8 月 19 日洛阳市第三人民医院尿常规：红细胞（＋），蛋白质（＋）；肾功能化验正常。血压：120/76mmHg。

［现症］颜面和双下肢浮肿，全身困重，脘腹胀闷。面色萎黄浮肿。舌质淡，舌体稍胖大，舌苔薄白，脉象沉缓。面部及膝关节以下部位按之凹陷。

问题

（1）感冒为何导致水肿症状加重？

（2）说出本案的病机是什么？

（3）对本案患者出现的症状进行简要分析。

［治疗过程］

初诊方药：泽泻 18g，葶苈子 20g，玉米须 25g，茯苓 18g，猪苓 15g，生黄芪 25g，炒白术 15g，薏苡仁 30g，桂枝 8g，豆蔻 10g，厚朴 10g，炒乌药 10g，檀香 10g。25 剂，水煎服。嘱：注意休息，勿劳累，防止感冒，饮食勿咸。

二诊：9 月 6 日。小便较多，头面部及双膝关节以下水肿明显减轻，身困、脘胀亦有好转，食量有所增加。大便日两次，不成形。舌质淡，舌体稍胖大，舌苔白，脉沉细。上方加党参 20g，山药 25g，升麻 10g。25 剂，水煎服。

三诊：10 月 15 日。水肿、身困、脘腹胀满消失，大便日 1 次成形。舌质淡红，舌体稍胖，苔薄白，脉沉细。2005 年 10 月 12 日洛阳市第三人民医院尿常规：红细胞（－），蛋白质（－）。处方：五苓散合四君子汤加减。生黄芪 20g，党参 15g，炒白术 10g，茯苓 18g，薏苡仁 30g，猪苓 15g，玉米须 20g，桂枝 6g，豆蔻 10g，厚朴 10g。20 剂，水煎服，每日半剂。

随访：2006 年 2 月 21 日电话随访，患者告知水肿未再复发，病情稳定，尿常规正常。

> 问题
> （4）本案所选的主方是什么？如何理解其加减用药寓意？
> （5）二诊时为何加党参、山药、升麻？

【问题解析】

病例 1

（1）妊娠水肿又称子肿、脆脚、皱脚，是妊娠过程中由于胎体增大，加之内因、外因、不内外因等原因，以致机体脏腑功能失调，气血运行不畅，临床证见全身或局部水肿为主要表现的一种妇产科病证。

（2）"诸湿肿满，皆属于脾"见于《素问·至真要大论》，见到湿、肿、满一类病证，首先应该考虑是脾病而致。脾主运化，布散水精，若外感水湿，困遏脾阳或饮食劳倦损及脾气，导致脾失转输，则水湿内停成水肿，此处强调主要病位在脾，主要病机是脾失转输。

（3）李振华教授多年潜心研究脾胃学说和脾胃病证的治疗，结合本案病史及其表现，李振华教授概括其病机为脾失健运，湿阻气机证。

（4）本例患者因素体脾虚，肢体肥胖，孕期又过食寒凉，寒湿停于中焦，损伤中阳，脾虚则土不制水，阳气不足则无以化湿，水湿停聚，而表现为双下肢水肿，膝以下为甚，既而产后脾虚益甚，更增肿满。《素问·生气通天论》曰："故阳气者，一日而主外。平旦人气生，日中而阳气隆。"因患者为脾胃气虚，晨起阳气生，故水肿晨起肿轻，活动后加重，按之凹陷；脾胃虚弱，清阳不升，濡养不能而见面色偏于萎黄；舌苔脉皆属于脾失健运、痰湿内阻之象。

（5）治疗当以标本兼治，以健脾益气治本为主，脾实则水治；温阳则水化为气而助肿消。李振华教授治疗本病时颇为重视理气药物的应用，认为水赖气以动，气行则水行，水停则气阻，水肿者无不三焦气化失利，在治本的同时，加用疏理中焦气化之醋香附、木香、炒乌药、沉香辈，对于脾虚的恢复，水肿的消退实有确凿功效。

（6）二诊时，患者脾虚状况得到改善，寒湿渐得温化，水湿输布渐趋正常，故水肿减轻；然李振华教授考虑到因脾虚水肿日久，气机不畅，可致络脉不利，瘀阻水停，此即水蓄可病及于血，故治疗佐以活血化瘀药丹参，使络畅而促肿消肥减；并加生黄芪以补气利水退肿。

病例 2

（1）水肿的总的病机可概括为肺失通调，脾失转输，肾失开阖，三焦气化不利。正如在《景岳全书·肿胀》篇指出："凡水肿等证，乃肺、脾、肾三脏相干之病，盖水为至阴，故其本在肾；水化于气，故其标在肺；水惟畏土，故其制在脾。"其病位在脾、肺、肾，关键在肾。肺主一身之气，有主治节、通调水道、下输膀胱的作用。感冒乃外冒风邪，致使肺宣降失常，不能通调水道，故而加重水肿。

（2）本案病机为脾气亏虚，水湿内停，气机不畅。

（3）本例患者表现为头面部及双膝以下水肿，按之凹陷不起，全身困重，脘腹胀闷，为脾虚气弱，运化失职，水湿不化，壅滞于体内，泛滥于肌肤所致,《症因脉治》有云:"脾虚身肿之症……面色萎黄,语言懒怯,常肿常退,此脾虚肿之症也。"湿邪内停则身重困倦;湿困中焦,升降失调,胃失和降,气机不畅,故脘腹胀闷。舌脉皆脾虚湿停之象。

（4）治宜健脾益气,化湿利水,行气通阳。方以五苓散加味,药用泽泻、葶苈子、玉米须渗湿利水,辅以茯苓、猪苓之淡渗,以增利水消肿之功;更以生黄芪、炒白术、薏苡仁健脾渗湿以助运化水湿之力;佐桂枝以助膀胱之气化;《景岳全书·水肿》云:"然水气本为同类,故治水者,当兼理气,盖气化水自化也;治气者亦当兼水,以水行则气亦行也。"故用豆蔻、厚朴、炒乌药、檀香行气化湿,畅中除胀。小便增多,水肿明显减轻,诸症好转。由于水肿"其治在脾",故在本病的治疗中,始终围绕着健脾以治而终获痊愈。

（5）二诊时患者水肿明显减轻,身困脘胀亦有好转,为水湿渐去,气机渐畅之象。大便不成形为脾虚尚未恢复,脾气下陷之征,效不更方,加党参、山药、升麻,以加强健脾益气之力,并升阳举陷。

【学习小结】

水肿证多责之于虚,且关键在于脾虚。脾胃为中焦气机升降的枢纽,脾胃一虚,则气机升降失常,津液生成及运化输布均异常,且脾主身肌肉,湿渍气弱,则肌肉虚,水气流溢而令身肿满;同时与肺肾亦密切相关,这就需要临证时详加辨析。李杲提出"内伤脾胃,百病由生"及"善治病者,惟在调理脾胃",李振华教授经过多年临床实践和对脾胃学说的精心研究,充分认识和掌握并实际运用了这一脾胃病的病理特点及规律,提出"脾本虚证,无实证,胃多实证"的学术观点和"脾宜健,肝宜疏,胃宜和"的治疗观点。在治疗水肿病时,李振华教授也多运用此辨证及治病思路,同时兼行气利水、活血化瘀等法,临床疗效显著;而很少用大量攻下逐水之品,防其伤及脾胃之气,加重水肿,并影响食物与药物的吸收,致使患者体质每况愈下。

【课后拓展】

1.熟读《内经》中水肿有关的文段。

2.背诵并理解《金匮要略·水气病脉证并治》中将水肿分为五水的条文。

3.查阅西医学对本病的认识、研究和进展。

4.通过对本病的学习，写出学习心悟。

第二节　淋　证

淋证是以小便频数、淋沥涩痛、小腹拘急引痛为主要症状的一类疾病，《素问·六元正纪大论》中有本病的最早的记载。《金匮要略·消渴小便不利淋病脉证并治》载："淋之为病，小便如粟状，小腹弦急，痛引脐中。"具体描述了该病的症状。《诸病源候论·诸淋病候》将本病的病因病机及病位概括为"诸淋者，由肾虚而膀胱热故也"。临床上根据其病因和症状特点不同，将淋证分为热淋、血淋、石淋、气淋、膏淋、劳淋，基本病机为湿热蕴结下焦，肾与膀胱气化不利，以湿热为主要病理因素，病位在肾与膀胱。西医的泌尿系感染、泌尿系结石等疾病有上述临床表现时可参考本节论治。

【辨治思路】

淋证以小便频数，淋沥涩痛，小腹拘急引痛，为主要症状，临证时应首辨六淋之别，再辨证候之虚实，虚实夹杂者，须分清标本虚实之主次，证情之缓急，最后辨各淋证的兼夹转化。热淋起病多急骤，小便赤热，溲时灼痛，或伴有发热，腰痛拒按。石淋以小便排出砂石为症状，或排尿时突然中断，尿道窘迫疼痛，或腰腹绞痛难忍。气淋小腹胀满较明显，小便艰涩疼痛，尿后余沥不尽。血淋为溺血而痛。膏淋症见小便混浊如米泔水或滑腻如膏脂。劳淋小便不甚赤涩，溺痛不甚，但淋沥不已，时作时止，遇劳即发。病久或反复发作后，常伴有低热、腰痛、小腹坠胀、疲劳等。治疗上以膀胱湿热为主者，治宜清热利湿；以热灼血络为主者，治以凉血止血；以砂石结聚为主者，治以通淋排石；以气滞不利为主者，治以利气疏导。虚证以脾虚为主者，治以健脾益气；以肾虚为主者，治宜补虚益肾。同时正确掌握标本缓急，在淋证治疗中尤为重要。对虚实夹杂者，又当通补兼施，审其主次缓急，兼顾治疗。

【典型医案】

病例1 马某，女，34岁，职员。1993年10月27日初诊。

[主诉] 间断性尿频、尿急，小腹疼痛1年余。

[病史] 1年前患急性肾盂肾炎，虽经中西药治疗，但病情时轻时重，始终未愈，且每因劳累使病情加重。1周前，因工作劳累而致病情再度加重。

[现症] 腰痛，小腹坠胀疼痛，小便量少色黄，伴尿频、尿急，食欲不振，身倦乏力。望之体型较胖，面色萎黄，上眼睑及下肢轻度浮肿。舌质淡，体胖大，边有齿痕，苔黄腻，脉弦滑。

> 问题
>
> （1）综合患者临床症状及四诊信息可辨为何病何证？
>
> （2）如何理解该患者淋证的特点？
>
> （3）该患者可采取何种治法？选用哪些方剂？

[治疗过程]

初诊方药：炒白术10g，茯苓15g，山药30g，莲子肉15g，泽泻12g，白茅根30g，黄柏10g，石韦30g，金钱草20g，续断10g，狗脊10g，薏苡仁30g，芡实15g，甘草3g。24剂，水煎服。医嘱：勿劳累，注意卫生，忌生冷、油腻、辛辣之品。

二诊：11月20日。上眼睑及下肢浮肿消失，诸症大减，小便基本正常，唯感食欲欠佳，小腹胀痛，舌质淡，体胖大，边有齿痕，苔薄白，脉弦滑。守上方去黄柏、金钱草，加陈皮10g，砂仁6g，炒乌药10g。20剂，水煎服。

三诊：12月10日。诸症消失，小便正常，无特殊不适感，经复查尿常规、尿培养均无异常，病获痊愈。

> 问题
>
> （4）处方中选用的主方是什么？如何理解处方配伍？
>
> （5）为何二诊时去黄柏、金钱草，加陈皮、砂仁、炒乌药？
>
> （6）简述本案患者的用药特点。

病例 2　史某，女，46 岁，农民。1993 年 1 月 8 日初诊。

［主诉］血尿伴腰痛半年。

［病史］1992 年 6 月在农田干活时，突然感到腰部剧痛，放射至会阴部，遂至县医院治疗，经用杜冷丁、安定等西药，疼痛得止。B 超提示：左肾结石 8.2mm×4.7mm，左输尿管结石 7.8mm×3.6mm，诊断为左肾及输尿管结石，伴轻度肾积水。经中西排石药物治疗，效果不佳，前来就诊。

［现症］小便时会阴部有痛感，尿中带血，腰困无力。面色黄，形体较瘦，语言无力。舌淡红，苔黄腻，脉弦数。

> 问题
> （1）综合患者临床症状及四诊信息可辨为何病何证？
> （2）该患者淋证有何特点？与尿血如何鉴别？
> （3）该患者可采取何种治法？选用哪些方剂？

［治疗过程］

初诊方药：处方一：当归 9g，赤芍 15g，牡丹皮 9g，川牛膝 12g，金银花 15g，蒲公英 24g，木通 9g，防己 9g，黄柏 9g，金钱草 30g，石韦 30g，萹蓄 24g，海金沙 15g，滑石 18g，白茅根 30g，地榆炭 12g，甘草 3g。处方二：硝石矾石散加味。硝石 15g，白矾 9g，滑石 27g，甘草 6g。共研细粉，每服 3g，早晚各 1 次。处方一服 30 剂，处方二结石排出后停药。

二诊：2 月 10 日。血尿消失，腰部无不适。舌质淡，苔薄白，脉弦。B 超提示：左肾及输尿管未见结石，肾积水亦消。血尿消失，腰部无不适，是湿热已去，脾肾功能恢复之征象。结石已去，当以健脾利水等药以善其后。处方：参苓白术散加减。党参 10g，炒白术 10g，茯苓 15g，桂枝 5g，薏苡仁 30g，玉米须 30g，川牛膝 21g，木通 6g，防己 10g，山药 30g，海金沙 15g，甘草 3g。15 剂，水煎服。

三诊：2 月 28 日。小便正常，纳食可。停药观察。嘱：忌食辛辣，以求善后。

问题

（4）如何理解处方一的药物配伍？

（5）如何理解处方二的药物使用？

（6）二诊为何改易参苓白术散加减治疗？

病例3 姚某，女，39 岁，职员。1993 年 5 月 7 日初诊。

[主诉] 尿频、尿急、尿痛 3 日。

[病史] 平素有慢性胃炎病史，3 天前因出差劳累，加之饮食不当，出现尿频、尿急、尿痛，尿时有轻微灼热感，小腹坠痛，腹胀纳差，嗳气。服氟哌酸 3 日，疗效不佳，要求服中药治疗。

[现症] 尿频、尿急、尿痛，尿时有轻微灼热感，小腹坠痛，面色少华，形体较胖，表情痛苦，精神倦怠。舌质淡红，体胖大，边见齿痕，苔黄腻，脉弦滑。

问题

（1）综合患者临床症状及四诊信息可辨为何病何证？

（2）该患者可采取何种治法？选用哪些方剂？

[治疗过程]

初诊方药：萹蓄 15g，炒栀子 10g，黄芩 10g，白茅根 30g，石韦 30g，炒乌药 10g，醋香附 10g，薏苡仁 30g，滑石 18g，泽泻 12g，车前子 30g，炒白术 10g，茯苓 15g，甘草 3g。3 剂，水煎服。嘱：忌生冷、油腻、辛辣之品，注意个人卫生。

二诊：5 月 10 日。尿频、尿急、尿痛，小腹坠痛等症消失，仍感腹胀纳差，嗳气。舌质淡红，体胖大，边见齿痕，苔黄腻，脉弦滑。处方：炒白术 10g，茯苓 15g，泽泻 12g，薏苡仁 30g，桂枝 3g，橘红 10g，半夏 8g，醋香附 10g，砂仁 8g，醋郁金 10g，白茅根 30g，石韦 30g，炒乌药 10g，甘草 3g。6 剂，水煎服。

三诊：5月16日。诸症消失，精神、饮食好，二便正常无特殊不适。嘱其注意休息，调理饮食，以巩固疗效。

问题

（3）处方中选用的主方是什么？如何理解处方配伍？

（4）二诊时改易何方加减治疗？为什么？

（5）简述本案患者的用药特点。

【问题解析】

病例1

（1）本病可辨为淋证（气淋虚证兼有热淋证）。

（2）患者肾盂肾炎经年不愈，病情时轻时重，且每因劳累使病情加重，劳则耗气伤脾，脾失健运，水湿下注，肾虚不能治水，膀胱气化失常，以致脾肾气虚，正虚邪恋，故病情迁延不愈，久则蕴湿生热，此次劳累后更损中气，以致病情加重。因此其病特点为脾肾气虚、湿热下注。腰为肾之府，肾虚则腰痛；湿热久留下焦，气机不利，膀胱气化失常，则小腹疼痛，小便量少色黄，尿急尿频；脾虚失运，胃失和降，则食欲差；脾虚形体失于充养，故身倦乏力。舌质淡，体胖大，边有齿痕，苔黄腻，脉弦滑，均为脾虚湿热蕴结之象。

（3）该患者治疗应以健脾益气、清热利湿为主，方药可选补中益气汤合八正散加减。

（4）本案处方用李振华教授自拟经验方益肾利湿汤加减。方中炒白术、茯苓、泽泻、薏苡仁甘以健脾，淡渗利湿；续断、狗脊温肾强腰止痛；黄柏、金钱草、石韦、白茅根燥湿清热，利尿通淋；山药、莲子肉、芡实健脾益肾；甘草即能补益脾气又可调和药性。诸药合用共奏健脾益肾补气、清热利湿通淋之功。

（5）二诊时上眼睑及下肢浮肿消失，诸症大减，小便基本正常，是湿热渐去，脾肾之气渐复，肾能制水，膀胱气化之职日趋复常之象。然湿邪久恋，病程日久，脾胃之气渐充还未复健，气机尚未舒畅，故仍见食欲欠佳，小腹胀痛。舌质淡，体胖大，边有齿痕，苔薄白，脉弦滑均为脾虚湿恋之象。方中去清热利湿之黄柏、金钱草，加陈皮、砂仁、炒乌药以期健脾和胃行气之目的。

（6）本案病机特点为脾肾气虚，正虚邪恋，湿热流于下焦之证，以此方扶正祛邪，标本兼治，凡此类病机所致者，均可获效。李振华教授自拟经验方益肾利湿汤，药物组成：炒白术10g，茯苓15g，山药30g，莲子肉15g，泽泻12g，白茅根30g，黄柏10g，石韦30g，金钱草20g，续断10g，狗脊10g，薏苡仁30g，芡实15g，甘草3g。治疗脾肾气虚，湿热蕴结型淋证。若尿中带血或有红细胞者加地榆炭，尿中有白细胞者加蒲公英，小便黄者加滑石，腰痛者加续断、枸杞子等。

病例2

（1）本病可辨为淋证（石淋兼血淋证）。

（2）本案患者由于过度劳累，加之夏季湿热之邪侵袭，损伤脾胃，脾虚失运，积湿生热，蕴结日久，煎熬尿液，日积月累，使尿中杂质结为结石。结石停于尿路，阻塞水道、伤及肾络，则腰部剧痛、尿中带血。面色萎黄，形体较瘦，语言无力。为脾虚气弱之象。舌淡红，苔黄腻，脉弦数均系湿热蕴结之征。证属本虚标实，本虚为脾虚气弱，标实湿热蕴结。血淋与尿血的鉴别要点是排尿时有无尿道疼痛。如《丹溪心法·淋》所说："痛者为血淋，不痛者为尿血。"

（3）患者以疼痛、排尿困难等为主症，治疗应先以清热利湿，止血排石为主，方药可选石韦散加减。

（4）李振华教授采用自拟方治疗本案患者，处方一中石韦、木通、防己、金钱草、萹蓄、海金沙、滑石利尿通淋排石，当归、赤芍、牡丹皮活血化瘀止痛，白茅根、黄柏、蒲公英、金银花、地榆炭清热利湿止血，牛膝利水通淋且引药下行，甘草清热解毒并调和药性。

（5）处方二中硝石泻下软坚，白矾清热祛湿，滑石利尿通淋，甘草调和诸药。硝石、白矾、滑石三药相配，目的先蠲除其临床症状，减轻患者病痛，缓解病情，与处方一合用以达标本兼顾的药效。

（6）李振华教授认为本案为本虚标实证，治以标本兼治，先治其实，后补其虚，急则先攻其标以治结石，后则治其本以恢复身体，故先清利湿热，利水通淋排石。结石排出后则用参苓白术汤加减，以益气健脾化湿，稍加清热通淋药，可巩固疗效，防其疾病再犯、结石再生。

病例 3

（1）综合本案患者临床症状及四诊信息，该病可辨为淋证（热淋湿热下注）。患者平素脾胃虚弱，又因出差劳累，加之饮食不当，更损脾胃，使脾胃气虚，运化无力，健运失职，水湿内停，湿阻气机，郁而化热，热随湿邪下注，湿热蕴结膀胱，气化不利，故出现尿频、尿急、尿痛，小腹坠痛等症状；脾虚湿阻，升降失常，则腹胀纳差，嗳气；舌质淡红，体胖大，边见齿痕，苔黄腻，脉弦滑，均为湿热下注兼有脾胃气虚之象。

（2）本案患者治疗应以清热解毒，利湿通淋为主，辅以健脾益气之法，方药可选八正散加减。

（3）本案中李振华教授依据患者四诊信息首先以八正散加减，重在清热利湿以求快速缓解症状，方中萹蓄、滑石、石韦通淋利尿；白茅根凉血止血，配合炒栀子、黄芩清热解毒；炒乌药、醋香附通利气机以助湿化；薏苡仁、泽泻、车前子、炒白术、茯苓健脾利水，通利小便。

（4）二诊改易五苓散加减治疗，盖因八正散用药后湿热渐除，膀胱气化复常，尿频、尿急、尿痛，小腹坠痛等症消失，然脾胃功能未复，脾虚失于健运，生湿阻气，湿热去，治重在脾，故继以健脾祛湿为法。

（5）本案治疗先以八正散加减，重在清热利湿以解标实之苦，佐以健脾以顾其本，主症减轻后改易五苓散加减，重于健脾而兼施祛湿，然湿为阴邪，重浊黏腻，易滞气伤阳，故方中伍以理气之品，清补兼施，标本兼顾，意在顾护后天之本，使脾得健运，升降有序，脾胃功能正常，病则痊愈。

【学习小结】

淋证是临床常见病证，其病主要病因病机为膀胱湿热、气化失司。初起发病者证多属实，病程久者则由实转虚，临床以虚实夹杂者为多见。临证时应注意首辨小便频急，淋沥不尽，尿道涩痛，小腹拘急，痛引腰腹等主症以确定患者属何病，再辨尿道灼热刺痛、尿中兼有砂石或血块、小便浑浊如米泔水、小腹胀满、腰酸膝软，神疲乏力等兼症以确定属何证，然后辨虚实，一般来说实证多疾病初起或病程短，病因为砂石结聚、气滞不利所致，尿路疼痛较甚者；久病不愈，尿路疼痛不甚，或遇劳即发者，多属虚证。治疗上，实证宜清，虚证宜补，膀胱湿热者，清热利湿；热灼血络者，清热凉血；砂石结聚者，通淋排石；气机不利者，理气疏利；脾虚者，健脾益气；肾虚者，补虚益肾。然临证时单纯病因病机极为少见，虚实夹杂者十之八九，故治疗用药应谨守病机，辨清虚实多少，在气在血，随证加减以治之。

【课后拓展】

1. 试述淋证与癃闭、淋证血淋与尿血、淋证膏淋与尿浊的区别。

2. 试述淋证不同证型的治法及方药。

3. 参考阅读：

（1）王海林，贾春华，战志华，等.中医治疗淋证药物配伍规律的研究〔J〕.中国中医基础医学杂志，2005，11（1）：36-39.

（2）罗光浦.张锡纯治疗淋证学术思想探要〔J〕.中医药学刊，2001，19（2）：111-132.

第七章　气血津液病证

第一节　郁　证

　　郁证（脏躁）是由于情志不舒、气机郁滞所致，以心情抑郁、情绪不宁、胸部满闷、胸胁胀痛，或易怒易哭，或咽中如有异物梗塞等为主要临床表现的一类病证。根据郁证的临床表现及其以情志内伤为致病原因的特点，该病相当于西医学神经衰弱症、癔症及焦虑症等病。

【辨治思路】

　　1. 辨明受病脏腑与六郁　郁证以气郁为主要病变，但在治疗时应首辨六郁与受病脏腑，肝失疏泄，脾失健运，心失所养是本病发生的主要原因，一般来说，气郁、血郁、火郁主要关系于肝，食郁、痰郁主要关系于脾，而虚证则与心关系最为密切。

　　2. 辨别证候虚实　实证病程较短，表现精神抑郁，胸胁胀痛，咽中梗塞，时欲太息，脉弦或滑；虚证则病已久延，症见精神不振，心神不宁，心慌，虚烦不寐，悲忧善哭，脉细或细数等。治疗总以调畅气机为总则，对于实证患者，首当理气开郁，并根据辨证酌情予活血、清火、祛痰、化湿、消积之法，对于虚证患者，或养心安神，或补益心脾，或滋养肝肾，虚实夹杂者，又当兼顾。

【典型医案】

病例 1　王某，女，49 岁，工人。1992 年 3 月 13 日初诊。

［主诉］急躁易怒，心烦失眠 6 个月。

［病史］半年前因母病故，悲忧过度，致心烦易怒，失眠多梦，哭泣无常。半年来经多家医院检查均提示无器质性病变，按自主神经紊乱治疗，服安定、谷维素、维生素 B_1、更年康等药物，效果不佳。

［现症］心烦急躁，哭泣无常，头晕失眠，夜寐多恶梦，惊恐，胸闷气短，腹胀纳差，倦怠乏力。面色少华，精神萎靡，善太息。舌红，苔黄稍腻，舌体胖大，脉弦滑。

问题

（1）综合患者临床症状及四诊信息可辨为何病何证？

（2）该患者出现心烦易怒、失眠的病因病机如何？

（3）该患者可采取何种治法？选用哪些方剂？

［治疗过程］

初诊方药：炒白术 10g，茯苓 15g，橘红 12g，半夏 8g，胆南星 5g，醋香附 10g，炒栀子 10g，莲子心 5g，醋郁金 10g，菖蒲 10g，淡竹叶 12g，龙骨 15g，琥珀粉 3g（冲服），甘草 3g。12 剂，水煎服。嘱：畅情志，调饮食，忌生冷、辛辣。

二诊：3 月 26 日。烦躁除，能安睡，诸症减轻，唯时感胃脘隐痛，舌质淡红，苔薄白，舌体胖大，脉稍弦。上方加砂仁 8g，炒枳壳 10g。24 剂，水煎服。

三诊：4 月 20 日。诸症消失，偶感心慌。舌质淡红，苔薄白，脉和缓。处方：当归 10g，白芍 12g，炒白术 10g，茯苓 15g，柴胡 5g，炒栀子 10g，醋郁金 10g，醋香附 10g，菖蒲 10g，远志 10g，酸枣仁 15g，龙骨 15g，炒枳壳 10g，甘草 3g。15 剂，水煎服。

四诊：5 月 6 日。患者面色红润，精神饱满，饮食、睡眠好，余无明显不适，病获全愈，嘱其调畅情志，起居有常。

问题

（4）处方中选用的主方是什么？如何理解处方配伍？

（5）如何理解三诊的用药配伍？

病例 2 李某，男，54 岁。2007 年 8 月 11 日初诊。

[主诉] 烦躁，忧郁 2 年余。

[病史] 患者 2 年前受惊吓后出现情绪低落不振，易烦躁，时有眠差，服百优解至今，效果一般，上述症状仍时有发生，为求进一步治疗今来求诊。患者平素易感冒，易上火。患者有高血压病史，服尼莫地平后血压控制一般。

[现症] 精神不振，心烦，眠差，纳可，二便正常。舌稍暗红，舌体胖大，苔稍白腻，脉沉弦略数，尺脉无力，血压 140/90mmHg。

问题

（1）患者受惊吓后为何会出现抑郁、烦躁等症状？

（2）患者临床症状与其高血压病有何联系？

（3）该患者可采取何种治法？选用哪些方剂？

[治疗过程]

初诊方药：炒白术 10g，醋香附 6g，醋郁金 6g，煅龙齿 20g，沉香 3g，炒枳壳 6g，首乌藤 9g，炒乌药 5g，石菖蒲 10g，甘草 2g，茯苓 6g，橘红 6g，旱半夏 8g，盐小茴香 5g，莲子心 4g，合欢皮 15g，炒栀子 8g，豆蔻 10g，焦三仙各 10g，厚朴 10g，甘松 10g。14 剂，水煎服。嘱：畅情志，调饮食，生活规律。

二诊：9 月 8 日。易上火症状消失，烦躁、忧郁减轻，睡眠好转，现偶有情绪低落、心烦，纳可。舌稍暗红，舌体胖大有齿痕，苔稍白腻，脉沉弦。上方去豆蔻、焦三仙、厚朴、甘松。14 剂，水煎服。

三诊：10 月 6 日。药后，患者烦躁、忧郁时见，睡眠好转，现情绪正常，心不烦，纳少，二便正常。舌稍红，舌体胖大有齿痕，苔稍白腻，脉沉弦。上方去炒栀子、合欢皮，加豨莶草 18g，泽泻 15g，夏枯草 15g，焦三仙各 10g。14 剂，水煎服。

四诊：10 月 20 日。睡眠好转，自觉体质增强。仍时有烦躁等症，纳可，二便正常。舌稍淡，舌体胖大有齿痕，苔薄白，脉沉弦。上方豨莶草加至 20g，泽泻加至 18g，珍珠母 20g，菊花 12g。14 剂，水煎服。

五诊：11 月 3 日。患者烦躁、忧郁基本痊愈，自诉睡眠较以前已有明显改善，纳可、二便正常。舌稍淡，舌体胖大有齿痕，苔薄白，脉沉弦。上方加合欢皮 15g。14 剂，水煎服，以巩固疗效。

问题

（4）处方中选用的主方是什么？如何理解处方配伍？

（5）为何二诊时去豆蔻、焦三仙、厚朴、甘松？

（6）为何四诊方加入菊花、珍珠母等药？

病例 3　赵某，女，33 岁。2005 年 5 月 21 日初诊。

［主诉］失眠多梦 1 年。

［病史］患者 1 年前因事物纠纷致心绪烦乱渐致失眠，经市中医院检查无异常发现，诊断为神经官能症，经服安神补脑液及镇惊安神养心汤剂效果不显，需借助西药方可入眠。3 个月前因情绪波动，失眠加重，现每日服用谷维素，每晚需服舒乐安定 3 片方可入睡 4 小时左右，且多梦，易于惊醒。

［现症］白日自觉脑中纷纭，不能自已，心烦，急躁，易怒，常有悲伤欲哭之感，记忆力明显减退，心慌，惊悸，四肢无力，头晕，胸闷气短，全身不定时游走性疼痛。面色萎黄呈慢性病容，精神疲惫。舌体胖大，舌质淡红，苔薄腻，脉数弦。

问题

（1）试述患者失眠等症状的病因病机。

（2）患者为何会出现全身游走性疼痛？

（3）患者治疗初期采取镇惊安神养心之剂为何效果不佳？

[治疗过程]

初诊方药：炒白术 10g，茯苓 15g，远志 10g，柏子仁 15g，橘红 9g，半夏 9g，醋香附 10g，盐小茴香 9g，胆南星 9g，石菖蒲 9g，炒栀子 9g，莲子心 6g，龙骨 15g，淡竹叶 10g，琥珀粉 3g（冲），甘草 3g。15 剂，水煎服。嘱：自我精神调节，按时作息，适当活动。

二诊：6 月 8 日。心烦，心悸胸闷气短，急躁，欲哭感及头晕症状大减，现已停服谷维素，每晚服舒乐安定 2 片可睡 6 小时左右，夜梦减少，唯胃部有时隐痛。舌体胖大，舌质淡红，苔薄腻，脉数弦。上方去淡竹叶，加砂仁 6g，木香 6g。25 剂，水煎服。

三诊：7 月 6 日。已停服舒乐安定，夜晚可安稳睡眠 7 小时左右，精神、饮食及面色均恢复正常，唯走路快时感觉心慌，余无不适。舌体胖大，舌质淡红，苔薄白，脉弦。处方：当归 12g，白芍 15g，炒白术 12g，茯苓 15g，炒酸枣仁 15g，石菖蒲 10g，龙骨 15g，柴胡 6g，醋香附 10g，盐小茴香 9g，炒栀子 9g，菊花 10g，甘草 3g。15 剂，水煎服。15 剂，水煎服。

随访：12 月 21 日电话随访，知患者夜寐安，诸证消失而痊愈。已正常工作三个多月，现每晚 10 时左右即睡，早晨 6 时许起床，身体一切正常，无任何不适感。

问题

（4）处方中选用的主方是什么？如何理解处方配伍？

（5）为何二诊时患者出现胃部隐痛？

（6）至三诊改以何方加减调治？

【问题解析】

病例 1

（1）根据患者临床症状及四诊信息，该患者可辨为脏躁病，证属脾虚肝旺，痰火扰心。

（2）脏躁病始见《金匮要略》："妇人脏躁，喜悲伤欲哭，象如神灵所作，数欠伸，甘麦大枣汤主之。"李振华教授认为脏躁病涉及心、脾、肝等多个脏腑，针对本例患者，其基本病机为肝脾失调，气机升降失调，郁久化痰生火，扰动心神，以致心虚神怯，故见心烦急躁，哭泣无常，头晕失眠，恶梦惊恐；肝木乘脾，肝郁脾虚，则胸闷气短，腹胀纳差，倦怠乏力；舌苔脉象皆为痰火扰心表现。

（3）依该患者临床辨证可予健脾疏肝，清心豁痰之法，方选逍遥散合甘麦大枣汤加减。

（4）李振华教授认为治疗脏躁病不可妄施阴柔滋补，以免滞气助邪，治疗当以健脾豁痰，理气安神等立法，针对本例患者，李振华教授选用自拟经验方清心豁痰汤加减进行治疗，方中炒白术、茯苓健脾以绝生痰之源；同时配伍橘红、半夏乃遵二陈汤之意，标本兼治，既健脾和胃、化生气血以养心安神，同时配胆南星、菖蒲、远志又能祛湿化痰、清热开窍以宁心安神；醋郁金、醋香附理气疏肝解郁，使气畅湿行，郁解热散；炒栀子、莲子心、淡竹叶清心火，除烦躁；同时配伍龙骨、琥珀镇惊安神。甘草调和众药而安五脏。诸药相合，使脾运得健，肝气条达，痰火散祛，则心神自宁，脏燥自安。

（5）三诊时患者痰火已清，标症已无，现患者主症为心慌，治疗以疏肝健脾，养心安神为主，稍用清心化痰之药以巩固疗效。故予逍遥散加减，方中当归、白芍、炒白术、茯苓同用，实土以抑木，使脾健则气血生化有源，血充则肝得滋柔；炒栀子、醋郁金、醋香附、柴胡疏肝解郁清心；菖蒲、远志、酸枣仁、龙骨配伍，有开有合，既清心镇怯定志，又养心安神益智；炒枳壳行气除胀。

病例 2

（1）"惊则气乱"，《素问·举痛论》有云："惊则心无所倚，神无所归，虑无所定，故气乱矣。"心主血脉，心主藏神，大惊导致心之气血紊乱，心神被扰，故见烦躁、抑郁、眠差等症。

（2）中医学无高血压病，但依据患者临床症状可将该病的病因、病机归为痰饮、瘀血、肝肾不足、肝郁化火、肝阳上亢等。患者本属脾虚肝郁之体，气郁痰湿蕴结于里，日久化火而见血压升高，2年前再受惊吓之扰，加之治疗不及时，日久不愈，故见精神不振、眠差、心烦等症。

（3）依据患者临床辨证治疗可采用健脾疏肝，清心豁痰，理气安神之法，方药可选清心豁痰汤加减。

（4）该患者证由脾虚肝郁，气滞痰阻，化火生痰，痰火内盛，上扰心神所致，其发病多在素体脾弱的基础上，复为情志因素所伤而起，治疗应甘缓躁急，健脾安中以治其本；豁痰理气，清心安神以治其标，李振华教授认为本病不可妄施阴柔滋补，以免滞气助邪，当以健脾豁痰，理气安神等法，选自拟验方清心豁痰汤加减。方中炒白术、茯苓健脾以绝生痰之源；醋香附、醋郁金、炒乌药、盐小茴香疏肝理气解郁，使气畅湿行，郁解热散；醋郁金配石菖蒲透窍和中；炒栀子、莲子心清心泻火，除烦燥湿；煅龙齿、首乌藤、合欢皮安神宁志；橘红、旱半夏豁痰降逆；沉香、炒枳壳、豆蔻、川厚朴、甘松、焦三仙理气宽中导滞；甘草调和众药而安五脏。诸药相合，使脾运得健，肝气条达，痰火散祛，则心神自宁，脏燥自安。

（5）脏燥为精神情志方面的病证，其发病与五脏皆有关联，但与肝脾的关系尤为突出。首诊方中沉香、炒枳壳、豆蔻、川厚朴、甘松、焦三仙等诸药合用，以理气宽中、行气导滞。二诊患者脾气渐复，肝郁将解，气机舒畅，且患者久病不愈，行气理气太过恐又伤正故去豆蔻、焦三仙、厚朴、甘松。

（6）四诊时患者脾气渐复，肝气得疏，心神得宁，脏腑功能日趋恢复，然仍时有烦躁，血压控制不理想，珍珠母、菊花可平肝潜阳、养阴泄热，故用之。

病例 3

（1）患者因与人发生纠纷，烦恼思虑太过，"怒则气上""思则气结"，与人争执，郁怒伤肝；忧思过度，脾气郁结。中焦失其健运，以致气血生化乏源，血少气衰而致面色萎黄、体倦神疲，气短声怯；运化失常，无以化生精微，血虚不能奉养心神，而致心神不安，遂为不寐，多梦易惊，心慌惊悸，健忘；情志不畅，肝气郁结，气郁化火，上扰心神故见心烦、急躁易怒；肝气郁结，情志不畅故见时欲悲泣，其人舌体胖大，苔薄腻，脉弦数，为脾虚肝郁、痰火扰心之征。

（2）患者以肝郁脾虚为基本病机，肝主疏泄，肝郁气滞，全身气机不畅可见游走性疼痛。此外，"风为百病之长""善行而数变"，患者久病忧思伤脾，以致脾虚，卫外不固，亦可见全身游走性疼痛。

（3）患者起病因为与人纠纷，情志不畅，肝气不舒，以致出现失眠、心烦等症，治疗当从疏肝解郁，调畅中焦气机立法，初诊医者不查，遂与患者安神补脑液及镇惊安神养心汤剂，安神补益之剂更加重中焦壅塞，故患者用药后效差。

（4）四诊合参，该患者心、肝、脾三脏俱病，且病情虚实夹杂，治疗当从补益心脾，疏肝解郁，清化痰热之法，方为妥当。处方选择李振华教授自拟验方清心豁痰汤加减。方中炒白术、茯苓、柏子仁健脾益气，养心安神；石菖蒲、远志、琥珀粉、龙骨开窍平肝，定惊安神；橘红、半夏、胆南星、醋香附、盐小茴香清化痰热，疏肝理气；炒栀子、莲子心、淡竹叶清心火而除烦。

（5）二诊时患者心脾得补，肝气得疏，痰火已降，诸症好转。胃脘有时隐痛考虑为药用炒栀子、淡竹叶等药性偏凉之品所致，为防寒凉伤胃，故二诊时去淡竹叶，加砂仁、木香以温中理气止痛。

（6）三诊时患者经健脾疏肝，清化痰热之治疗，阴阳基本恢复平衡，脏腑气血功能得以复常，诸症基本消失。故以加味逍遥散治疗善后。

【学习小结】

脏躁之证起病多由情志内伤，主要责之于心、肝、脾等脏，起病之初多为气机郁滞，病久则由实转虚，以心、脾气虚，甚至气阴两虚，临床上虚实夹杂者亦不在少数。针对本病情志内伤，气机郁滞这一基本病机，治疗上总以疏肝理气，解郁安神为主，若兼气郁化火者辅以清肝理气，解郁化火；兼有湿邪阻滞者，配合健脾燥湿，化湿和胃；若见痰气交阻则应行气理气，化痰散结；若见心神不宁者可予龙骨、琥珀等安神定志。总之，本病以调畅气机为治疗总则。另外对于本病患者应重视心理调摄，正确看待各种压力，内外兼治方可获效。

【课后拓展】

1. 试述中医郁证与脏躁病的区别与联系。

2. 比较甘麦大枣汤与清心豁痰汤方义的异同。

3. 参考阅读：

（1）李郑生.李振华教授治疗脏躁病经验［J］.中医药学刊,2006,24（10）：1804.

（2）华荣.国医大师李振华：疏肝理气清心豁痰治抑郁症［N］.中国中医药报，2015-11-9.

第二节　梅核气

梅核气是以咽中异物感，咯之不出、咽之不下、时发时止为主要表现的一种疾病，多因情志不遂，肝气瘀滞，痰气互结，停聚于咽所致。早在《金匮要略》即有对该病的记载："妇人咽中如有炙脔，半夏厚朴汤主之。"而梅核气病名首见于宋代《南阳活人书》中"如梅核絮样，咯不出，咽不下"。该病多发于青中年人，以女性居多，相当于西医学的慢性咽炎、咽异感症等病。

【辨治思路】

梅核气主要因情志不畅，肝气郁结，循经上逆，结于咽喉或乘脾犯胃，运化失司，津液不得输布，凝结成痰，痰气结于咽喉引起。李振华老师认为梅核气一病发于咽喉，然与肝、脾等脏腑的功能失调密切相关，情志过极，气机郁滞，久则肝气郁结，厥阴肝经循喉咙入颃颡，肝之经气上于咽喉，肝气郁结，升降失司发为本病；或有饮食劳倦，忧愁思虑伤及脾胃，脾失健运，水湿不化，聚湿生痰，痰湿阻滞，土壅木郁，痰气循经上逆，交阻于咽喉，发为本病者。故本病虽病位在咽部，以咽部异物感，吐之不下，咯之不出为标，然与肝、脾、心等脏密切相关，临证时应注意抓住气滞痰凝这一关键病机。

【典型医案】

病例1 周某，男，32岁，司机。1992年3月2日初诊。

［主诉］咽中异物感半年，加重15天。

［病史］平素吸烟、饮酒量多，半年前感咽中如有异物梗阻，吐之不出，咽之不下，伴胸闷，腹胀，食欲不佳，经当地医院胸部X线检查、B超检查未发现异常，遂按慢性咽炎治疗，服冬凌草片、山豆根片等药物，症状稍有缓解，其后病情时轻时重。半月前因饮酒过多，致病情加重，再服冬凌草片疗效不佳，故前来就诊。

［现症］咽中有异物感，胸闷，气短，腹胀，口干口苦。精神尚好，面色红润，语言有力，形体较胖。舌边尖红、体胖大，苔薄白，脉弦细。

问题

（1）结合病史分析，患者为何服用清喉利咽之剂后症状时轻时重？

（2）试述患者的病因病机。

（3）该患者可采取何种治法？

［治疗过程］

初诊方药：炒白术10g，茯苓15g，陈皮10g，半夏8g，醋香附10g，厚朴8g，紫苏10g，炒枳壳10g，醋郁金10g，盐知母12g，桔梗10g，炒牛蒡子10g，射干10g，山豆根10g，甘草3g。6剂，水煎服。

二诊：3月9日。患者口干口苦症状消失，余症大减，舌质淡红，苔薄白，脉弦细。上方去盐知母，加砂仁6g。6剂，水煎服。

三诊：3月16日。咽中异物感消失，无特殊不适症状，舌质淡红，苔薄白，脉弦细。上方去紫苏，继服6剂。

问题

（4）处方中选用的主方是什么？如何理解处方配伍？

（5）二诊中为何去盐知母加砂仁？

（6）如何理解三诊中去紫苏？

病例 2　李某，女，43 岁，干部。2005 年 11 月 30 日初诊。

［主诉］咽中异物梗阻感 3 月余。

［病史］患者自述有慢性反流性胃炎病史，3 月前因情志不遂，出现咽中似有异物梗阻，吐之不出，咽之不下。经当地人民医院耳鼻喉科检查诊断为慢性咽炎，服多种清喉利咽药物治疗，效果不佳，自觉症状每因情志抑郁而加重。为求进一步治疗今来就诊。

［现症］咽中似有异物，吐之不出，咽之不下，进食顺利，无梗噎。口干不欲饮，胸闷气短，腹胀纳差，身倦乏力，面色萎黄，形体消瘦。舌质淡红，体胖大，边见齿痕，舌苔白稍腻，脉弦细。

问题

（1）结合病史分析患者的病因病机特点。

（2）本病应注意与哪些疾病相鉴别？

（3）结合该患者分析"口干不欲饮"的病因。

（4）试述该患者可采取何种治法。

［治疗过程］

初诊方药：炒白术 10g，茯苓 15g，橘红 10g，半夏 8g，醋香附 10g，厚朴 10g，紫苏 6g，砂仁 8g，炒枳壳 10g，醋郁金 10g，炒牛蒡子 10g，桔梗 10g，山豆根 10g，射干 10g，甘草 3g，生姜 3 片。15 剂，水煎服。嘱：忌食生冷、辛辣之品，调畅情志。

二诊：12 月 15 日。咽中似有异物梗阻、吐之不出、咽之不下、口干不欲饮、胸闷气短等症大减，但仍感腹胀纳差，身倦乏力。舌质淡红，体胖大，苔薄白，脉沉细。治法同前，方中加焦三仙各 12g。15 剂，水煎服。

三诊：12 月 30 日。咽中似有异物梗阻、吐之不出、咽之不下、口干不欲饮、胸闷气短、腹胀等症消失，纳食、体力基本正常，面色红润，体重较前增加 1kg，无明显不适症状。舌质淡红，体稍胖大，苔薄白，脉沉细。处方：党参 10g，炒白术 10g，茯苓 15g，陈皮 10g，半夏 8g，木香 6g，砂仁 8g，厚朴10g，炒枳壳10g，醋郁金10g，炒乌药10g，焦三仙各12g，炒薏苡仁30g，甘草3g。20剂，水煎服。

随访：3月后随访，诸症消失，病获痊愈，病未复发。

> 问题
>
> （5）处方中选用的主方是什么？如何理解处方配伍？
>
> （6）二诊中为何仅仅加入焦三仙？
>
> （7）三诊中改以何方治疗？为何改用此方？

病例3 石某，男，37岁，业务员。2005年11月1日初诊。

［主诉］咽中异物感1年余。

［病史］患者自述2004年9月初，自觉咽喉有异物梗阻，咯之不出，咽之不下，吞咽食物顺利，时有胸闷气短，夜间口干，每食辛辣、饮酒及心情不舒时加重。2005年9月21日郑州市第五人民医院喉镜检查见咽腔黏膜呈暗红色充血，咽后壁有大小不等的颗粒状突起，提示慢性咽炎。经服用头孢拉定、罗红霉素、黄连上清丸、西瓜霜含片、金嗓子喉宝等，病情稍轻。为求进一步治疗今来就诊。

［现症］咽中异物感，吐之不出，咽之不下，面色正常，体态偏瘦。舌体偏瘦，舌质偏红，苔薄白，脉数弦。

> 问题
>
> （1）该病的病因病机为何？
>
> （2）该患者可采取何种治法？

［治疗过程］

初诊方药：炒白术10g，茯苓15g，陈皮12g，半夏8g，醋香附10g，砂仁6g，盐小茴香10g，炒乌药10g，厚朴10g，桔梗10g，炒牛蒡子10g，山豆根6g，射干10g，麦冬15g，甘草3g。15剂，水煎服。嘱：忌食辛辣刺激食品，忌烟酒，自我调节情绪。

二诊：11 月 14 日。患者咽喉异物感基本消失，已无胸闷气短，夜间口干现象。舌体偏瘦，舌质淡红，苔薄白，脉数弦。上方去射干，加乌梅 10g。20剂，水煎服。

随访：2006 年 3 月 12 日电话随访，患者告知服药后，咽喉异物感消失而基本痊愈。饮酒后咽喉稍有不适，大量喝水后即消失，平时无异常感觉。

> **问题**
>
> （3）处方中选用的主方是什么？如何理解处方配伍？
>
> （4）如何理解二诊的处方加减？

病例 4 朱某，女，38 岁，干部。2005 年 5 月 11 日初诊。

［主诉］咽喉异物感近半年。

［病史］患者于半年前与邻居发生口角，其后自觉咽喉部不适，患者自诉咽部好似贴一小树叶，吐之不出，咽之不下，遂到当地医院检查并服用西药对症治疗，疗效不佳。自觉咽喉有异物感，饮食吞咽顺利，胸闷气短，时感胃脘痞塞，满闷不适，晚间咽喉部干燥，心情不畅时病情明显加重。

［现症］咽部异物感，食欲下降，大便时溏，嗳气。舌体稍胖大，质淡红，舌苔薄白。脉弦。

> **问题**
>
> （1）患者起病的病因如何？
>
> （2）试述本例患者的治则治法。

［治疗过程］

初诊方药：炒白术 10g，茯苓 15g，陈皮 10g，半夏 8g，醋香附 10g，厚朴 10g，紫苏 10g，炒牛蒡子 10g，桔梗 10g，山豆根 6g，射干 10g，木香 6g，麦冬 15g，甘草 3g。7 剂，水煎服。嘱：注意情志，宜心胸开阔；注意饮食，忌辛辣，油腻和刺激性食物。

二诊：5 月 18 日。服药后患者诸症大减，舌体稍胖大，质淡红，苔薄白，脉弦。效不更方，继服 7 剂。

三诊：5月25日。咽喉部异物感基本消失，胃中已无痞塞满闷感，食欲正常，夜晚时咽喉干燥现象消失。舌体稍胖大，质淡红，苔薄白，脉沉缓。上方去麦冬，加砂仁、炒枳壳。10剂，水煎服。

随访：咽喉异物感等症消失而治愈，5个月后随访无复发。

> 问题
>
> （3）处方中选用的主方是什么？如何理解处方配伍？
>
> （4）如何理解三诊中去麦冬，加砂仁、炒枳壳的配伍应用？

【问题解析】

病例1

（1）本案患者据其四诊信息辨证属脾虚肝郁，气滞痰凝，每遇饮食不节或情志失调等加重脾虚肝郁的因素即可造成咽中异物不适感，然每次仅以冬凌草片，山豆根片等清热解毒，消肿散结，利咽止痛之剂对症治疗，虽可短时获效，但其药寒凉，以致更伤脾胃，故以上因素造成了患者症状时轻时重，不能痊愈。

（2）患者烟酒过量，损伤脾胃，脾失健运，水湿内停，聚湿生痰，痰湿阻滞，土壅木郁；肝失调达，气机郁滞，肝胃不和，气逆于上，痰凝气滞于咽喉而发病，故见咽中有异物感；脾胃升降失常，中焦气机阻滞，故胸闷，气短，腹胀；肝气郁结，气郁化热，随胆气上乘，则口干口苦；舌边尖红，体胖大，苔薄白，脉弦细为脾虚肝胃气郁，痰凝气滞之象。

（3）根据患者临床症状及四诊信息，该患者可辨为梅核气，证属脾虚肝胃气郁，痰凝气滞。治疗应以健脾疏肝和胃，清气利咽化痰立法。

（4）本案选用李振华教授自拟经验方理气消梅汤，理气消梅汤由炒白术10g，茯苓15g，陈皮10g，半夏8g，醋香附10g，厚朴10g，紫苏10g，炒枳壳10g，醋郁金10g，盐知母12g，桔梗10g，炒牛蒡子10g，射干10g，山豆根6g，甘草3g组成，治疗肝胃郁热，痰凝气滞型梅核气。若咽干者加盐知母、麦门冬；咽痛者加黄连；痰多咳吐不利者加贝母等。方以炒白术、茯苓、陈皮、半夏健脾益气，祛湿化痰；醋香附、厚朴、紫苏、炒枳壳、醋郁金疏肝解郁，理气宽中；盐知母清热养阴；牛蒡子、射干、山豆根清利咽喉；桔梗引药上行，直达病所。临证经验体会：治疗梅核气在使用疏肝和胃，理气化痰药物的同时佐入苦寒清热之品牛蒡子、山豆根、射干可以清利咽喉，迅速缓解咽中不适等症状，但过用苦寒清热之品则易损伤脾胃，故临证用药时应将健脾理气、化痰利咽、清热养阴之品合而用之，顾本祛实，方可获效。

（5）二诊时患者脾胃功能渐复，使痰浊渐得运化，气机升降有序；肝郁将疏，气机趋于通畅，热势消去，故病情好转。病情虽轻，但未痊愈，口干口苦症状消失，故去清热养阴之盐知母，加砂仁以加强温中和胃之功。

（6）三诊时患者体内痰湿渐化，脾胃功能逐渐恢复正常，肝气条达舒畅，然紫苏多服泄人真气，不宜久服，故去之。

病例 2

（1）本案患者有慢性胃炎病史，素体脾胃虚弱，复因情志不遂，肝失条达，气机郁结，木郁乘土，运化失职，升降失常，痰湿内生，痰与气相互搏结，聚于咽喉而发为梅核气，故临床症见咽中似有异物梗阻，吐之不出，咽之不下；脾虚湿阻，津液不能上乘，则口干不欲饮；脾虚肝郁，中焦气机郁滞，脾胃升降失常，故胸闷气短，腹胀纳差；脾胃虚弱，气血生化乏源，机体失于荣养，则身倦乏力，面色萎黄，形体消瘦；其人舌质淡红，体胖大，边见齿痕，苔白稍腻，脉弦细，均为脾虚肝郁之象。

（2）本病应注意与慢性扁桃体炎、咽部良恶性肿物相鉴别。慢性扁桃体炎可表现为咽部异物感、咽痒等不适症状，但其查体可见扁桃体增生肥大、表面凹凸不平或扁桃体隐窝内可见栓塞物。咽部良恶性肿物常见的有咽部乳头状瘤、脂肪瘤、平滑肌瘤、鳞状细胞癌、淋巴瘤等，占位性病变可通过耳鼻咽喉科专科查体、鼻内镜及纤维喉镜予以区别。早期食管癌患者也可出现咽部不适感，易与本病混淆，可进行食管造影、食管镜检查予以确诊。

（3）口干不欲饮表现为口虽干渴却不欲饮水或饮水后胃中不适，其常见的病因为：脾虚运化失司，湿邪偏盛，痰停水留于胃以致不欲饮水或饮后不舒；温病热入营血，蒸腾营阴，出现口干不欲饮或不甚渴饮；或温病后期，瘀血与热邪交搏，瘀阻气机，以致津不能上承，出现口渴漱水不欲咽等症。

本案患者长期胃病，以致脾胃气虚，中焦运化失司，见腹胀纳差，身倦乏力，面色萎黄，形体消瘦。然其舌体胖大，边有齿痕，舌苔白稍腻，为湿邪蕴于中焦之象，脾虚无力升清，痰湿阻滞中焦故见口干而不欲饮。

（4）该患者诊断为脾虚肝郁，痰凝气滞之梅核气。治疗当以健脾疏肝，理气化痰，清利咽喉为法。

（5）本案方选用自拟经验方理气消梅汤加减，药以炒白术、茯苓、橘红、半夏、砂仁健脾和胃，祛湿化痰；醋香附、厚朴、紫苏、炒枳壳、醋郁金疏肝解郁，理气宽中；牛蒡子、射干、山豆根清利咽喉；桔梗引药上行，直达病所。诸药合用，共奏健脾疏肝，理气化痰，清利咽喉之功而获效。

（6）二诊患者诸症俱减，脾胃运化功能渐渐恢复，肝气趋于条达，津液得以正常输布，但由于患者脾虚日久，健脾非一时之功，且患者仍感腹胀纳差，身倦乏力，故加焦三仙以消食和胃，更助中焦健运。

（7）三诊患者服药后，使中气得充，肝气得疏，痰湿得化，肝脾功能协调，故诸症消失。因患者胃病日久，虽慢性咽炎初愈，但仍需固护脾胃之气，不可继用牛蒡子、山豆根、射干等苦寒清热之品，避免损伤胃气。改用香砂六君子汤加减以健脾益气，扶正善后。

病例3

（1）本案患者因工作不顺遂致肝气不舒，气阻经络，结于咽喉，故感咽部不适，有异物感而无其形；肝喜条达恶抑郁，故其症每随情志不舒而加重；肝郁日久，木郁克土，脾虚失其升清降浊，津液不能正常输布，凝聚成痰，痰气循经互结于咽喉，则咽中如物梗阻且益加严重，咯之不出，咽之不下；痰气郁久化火，蕴结于咽，故咽干，饮酒或进食辛辣刺激后症状加重。舌质偏红、苔薄白，脉弦数亦为脾虚肝郁，气郁化火之象。

（2）依据患者四诊信息可辨证为：脾虚肝郁，气郁化火证，治疗当以健脾疏肝，清利咽喉立法。

（3）治疗选用李振华教授经验方理气消梅汤加减，方中炒白术、茯苓、陈皮、半夏健脾益气，祛湿化痰，助中焦之运化，绝痰湿之生源；醋香附、盐小茴香、炒乌药、厚朴疏肝解郁，理气宽中；山豆根、射干均味苦性寒，功可清热解毒、利咽消肿，牛蒡子味辛苦性寒，入肺胃经，疏散风热，宣肺透疹，解毒利咽，此三味药可迅速缓解咽部不适症状；桔梗苦辛，可引药上行，同时合用麦冬共奏宣肺祛痰，养阴生津之功。

（4）患者二诊时咽喉异物感基本消失，胸闷气短、夜间口干等症状基本消失，故去射干，加用酸收之乌梅以增强养阴生津之功。

病例4

（1）梅核气主要为肝胃气逆，痰凝气滞于咽喉；或肺胃有热，气血结于咽喉；或肾水不足，虚火上炎于咽喉所致。本案患者因情志不舒，导致肝气郁结，肝失疏泄。横逆犯胃，胃失和降，脾失运化，聚湿生痰，痰随肝胃上逆之气，凝滞咽喉，故自觉咽喉有如梅核阻塞，吐之不出，咽之不下，咽喉虽不觉疼痛但觉发紧；由于肝气不舒、胃气不降、脾失运化，故见胸闷气短，胃脘痞塞，满闷，食欲不振，嗳气等症。

（2）本案患者治则治法为疏肝和胃，清利咽喉。

（3）本案患者方选理气消梅汤加减，方中炒白术、茯苓、陈皮、半夏健脾和胃，祛湿化痰，调理中焦；醋香附、厚朴、木香、紫苏疏肝理气，畅达气机以解郁结；牛蒡子、山豆根、射干清利咽喉；桔梗引药上行，直达病所；患者咽喉干燥，麦冬味甘微寒，归肺胃经，养阴生津，清心除烦。诸药合用，共奏健脾疏肝，理气化痰，清心利咽之功而获效。

（4）三诊时患者胃中已无痞塞满闷感，夜晚时咽喉干燥现象消失故去甘润之麦冬，加砂仁、炒枳壳理气宽中，调理脾胃气机，巩固疗效。

【学习小结】

梅核气以咽部异物不舒感，吐之不出，咽之不下为典型临床表现，其病因多由情志内伤所引起，病理变化与肝、脾、心等脏腑关系密切。梅核气起病之初多为肝气不舒，气机郁滞，病久则由实转虚，临证以虚实夹杂的复杂病机较为多见。治疗上总以疏肝理气，健运中焦，清利咽喉为治疗原则，兼见气郁化火者，佐以清气；兼见痰湿者，佐以燥湿化痰；兼有气郁血瘀者，佐以活血化瘀。梅核气一般预后较好，在药物治疗的同时应注意嘱患者放松心情，去除可能引起精神紧张的外部因素。

【课后拓展】

1.梅核气应注意与哪些疾病进行鉴别？

2.比较理气消梅汤与半夏厚朴汤方义的异同。

3.参考阅读：

（1）李郑生.李振华教授治疗梅核气经验［J］.中医研究，2006，19（1）：46-47.

（2）周军丽.李振华教授从肝脾论治杂病经验［J］.中医研究，2009，22（6）：55-56.

第三节　消　渴

消渴病是多种原因所致的以阴虚燥热为主要病机，以多饮、多食、多尿、或尿有甜味，疲乏少力，或消瘦为典型临床表现的病证。可见于西医学的糖尿病。西医学的尿崩症因有多尿、烦渴等症者，也属中医学消渴病范畴。

【辨治思路】

消渴的成因可有体质因素、饮食失节、情志失调、劳欲过度、药石所伤等。其病机特点多为阴虚为本，燥热为标；日久燥热耗伤则易耗气伤阴，甚则阴损及阳，久病可使络脉瘀结，变生百症。治疗大法当以清热润燥，养阴生津。气阴两虚者，则益气养阴；阴阳两虚者，则滋阴温阳；血脉瘀滞者，当活血化瘀。除药物治疗外，还需节制饮食，戒除甘肥醇酒，调理情志，劳欲适度，适当运动。

【典型医案】

病例　杜某，女，56岁。1991年10月25日初诊。

［主诉］多饮、多食、多尿3个月。

［病史］素有糖尿病史，3 个月前出现多饮、多食、多尿症状，在河南省人民医院检查，空腹血糖 11.7mmol/L，尿葡萄糖（+++），经口服优降糖、消渴停等中西药物，效果不显。

［现症］现每日饮水达 3000mL 以上，多食，多尿，口苦咽干，腰困无力。舌质红，苔薄黄，脉弦细。

问题

（1）本病例当诊断为何病？何证型？

（2）本病治法是什么？

（3）该患者当如何辨证施治？

［治疗过程］

初诊方药：辽沙参 30g，麦冬 18g，石斛 30g，盐知母 30g，天花粉 15g，生石膏 24g，葛根 15g，制首乌 15g，王不留行 15g，生山药 30g，黄精 15g，枸杞子 15g。6 剂，水煎服。嘱：勿劳累，忌食甜食及辛辣。

二诊：11 月 01 日。诸症减轻，舌质红，苔薄白，脉弦细。上方去石膏，加党参 20g，菟丝子 15g，黄连 10g，泽泻 12g。20 剂，水煎服。

三诊：11 月 20 日。三多症状消失，舌红，苔薄白，脉细。复查空腹血糖 5mmol/L，尿糖阴性。处方：沙参麦门冬汤加减。辽沙参 30g，麦冬 18g，石斛 30g，盐知母 30g，天花粉 15g，菟丝子 15g，黄连 10g，泽泻 12g，葛根 15g，蒸首乌 15g，王不留行 15g，生山药 30g，黄精 15g，枸杞子 15g，生黄芪 30g，山茱萸 15g，丹参 15g。30 剂，水煎服。

问题

（4）本病用方的方义是什么？

（5）二诊中为何加菟丝子 15g，黄连 10g，泽泻 12g？

（6）三诊中为何加生黄芪、山茱萸、丹参？

【问题解析】

（1）本病以多饮、多食、多尿为主证，故当诊断为消渴，其证型为阴虚火旺。

（2）其治法为滋阴清火，益气生津。

（3）消渴病多因遗传，或恣食肥甘、燥热内生；五志过极、化火伤阴；房事不节、耗伤肾精；过服温燥等所致，其病变以肺、胃、肾三脏腑为主，且三者多相互影响，但主要责之于肾，病理变化主要是阴虚燥热，故清热泄热，益气养阴为基本治则。本例患者因阴虚肺燥，火热灼肺，肺津亏虚不能输布，故口渴多饮，咽干口苦；火热内炽，影响气化，肺失治节之权，不能布散津液，反使水液直趋于下；复因肾阴不足，封藏失职，约束无权，故小便频数量多。胃有燥热，每多消耗精微，故消谷善饥；肾气不固，脾失统摄，水谷精微不能化气血以充养周身，反随小便下注而排出，使形体失于荣养，则面色少华，身体消瘦。腰为肾府，肾虚精亏故腰困无力。舌质红，苔薄黄，脉弦细，均属阴虚燥热之象。

（4）方义分析：本案特点三消症状并见，表现为肺阴亏虚，胃中燥热，肾精亏虚，故治以滋阴清热，益气生津为主。方中辽沙参、麦冬、石斛、盐知母养阴生津，清热润燥；生石膏、天花粉、葛根清热泻火，生津止渴；生山药、黄精、蒸首乌、枸杞子健脾益精，滋补肝肾；王不留行通利血脉。全方围绕肺、胃、肾治之，体现了滋、补、清的原则，使虚者得补，热得以清。而复诊重在补脾益肾，兼清余热，此即《医学入门·消渴》中载："治渴初宜养肺降心，久则滋肾养脾……养脾则津液自生。"《医贯·消渴论》中载："故治消之法，无分上中下，先治肾为急……滋其肾水，则渴自止矣。"治疗着重于调理脏腑功能，从本施治，则可使顽疾得疗，取效巩固。

（5）二诊时患者阴虚胃有燥热之病机已有缓解，故去生石膏。因阴虚内热，壮火食气，易致气虚，故加党参20g；"降其心火，滋其肾水，则渴自止矣"（赵献可《医贯·消渴论》），故加菟丝子15g补肾益精，黄连10g清泻心经实火，泽泻12g清泻相火。

（6）三诊时症状消失，空腹血糖、尿糖均转正常，因"人之水火得其平，气血得其养，何消之有"（赵献可《医贯·消渴论》），又因气阴两伤往往导致脉络瘀滞，故加生黄芪、山茱萸、丹参以增益气活血，补肾通络之功。

【学习小结】

消渴由过食肥甘厚味、禀赋不足、房劳过度、五志过极等多种病因引起，以多饮、多食、多尿、消瘦为主要临床特征，其病与肺、胃、脾、肾关系密切。辨证多属气阴两虚、阴虚热盛或气滞血瘀，治疗上总以养阴益气，滋水降火为主，辅以活血化瘀，理气疏肝之法，注意慎用苦寒清热之品。消渴病后期多见痰、湿、瘀交杂等复杂变证，治疗时更应注意分清标本虚实，着重于调理患者脏腑功能，以治其本。

【课后拓展】

1. 复习"三消"相关内容。

2. 如何理解文中"养脾则津液自生"。

3. 参考阅读：李士瑾，冯志海，徐立然，等.浅谈从脾论治糖尿病［J］.四川中医，2003（08）：13–15.

第四节　内伤发热

内伤发热是以气血阴阳亏虚、脏腑功能失调为基本病因病机，以发热为主要临床表现的病证。起病缓，病程长，多表现为低热。《金匮要略》中即有以小建中汤治疗手足烦热的记载，此后历代医家对从气郁化火、中气不足、瘀血阻滞、肾阴亏虚、血虚失养等方面对该病的病因病机进行论述。凡不因感受外邪所导致的发热，均属内伤发热的范畴。内伤发热相当于西医学的功能性低热，由于肿瘤、血液病、结缔组织疾病、内分泌疾病等所引起的发热。

【辨治思路】

李振华教授认为，内伤发热以气血阴津亏虚、脏腑功能失调为基本病机，临证时应首先辨明证候虚实及具体病因，即辨明在气、在血，是气虚还是气郁，是血虚还是血瘀。其次应注意辨明病情的轻重缓急，凡经久不愈、反复发热者均应予以重视。具体临证时本病又可表现为多种病因夹杂的复杂病机，如气郁血瘀、气阴两虚、气血两虚等。治疗上针对不同的病因病机给予疏肝解郁、活血化瘀、补中益气、养血、滋阴等治法。"实火宜泻，虚火宜补，固其法也。然虚中有实者，治宜以补为主，而不得不兼乎清……若实中有虚者，治宜以清为主而酌兼乎补。"对病机虚实夹杂者，则宜兼顾之。内伤发热虽有热，但多为低热，发散解表及苦寒泻火之剂应慎用，发散则易耗气伤阴，而苦寒则更易损伤中阳以致病情进一步恶化。

【典型医案】

病例　葛某，男，26 岁。1992 年 11 月 10 日初诊。

[主诉] 持续低热 2 个月。

[病史] 患者 2 个月前因感冒发热自服板蓝根冲剂、抗病毒口服液、清热解毒口服液、银翘片等药，服药 1 周后出现每日午后低热，体温在 37～38℃之间，至河南省人民医院住院治疗，经检查未发现异常，诊断为功能性低热，用抗生素类药物治疗两周无明显效果，患者逐渐出现腹胀、纳呆、嗳气等症，遂出院求治于门诊。

[现症] 低热，午后为甚，胸脘痞闷，纳呆食少，恶心欲呕，嗳气，大便溏薄，日 1～2 次。望之面色萎黄，慢性病容，形体消瘦，精神倦怠。语音低微。舌质淡红，体胖大，边有齿痕，苔黄腻，脉滑数。

> 问题
> （1）该患者出现内伤发热的病因病机为何？
> （2）经治后为何患者出现腹胀、纳呆等症？
> （3）该患者可采取何种治法？选用哪些方剂？

[治疗过程]

初诊方药：炒白术 10g，茯苓 15g，薏苡仁 30g，泽泻 12g，杏仁 10g，豆蔻 8g，厚朴 10g，炒枳壳 10g，橘红 10g，半夏 8g，姜竹茹 10g，佛手 10g，藿香 10g，葛根 10g，甘草 3g。3 剂，水煎服。

二诊：11 月 13 日。诉体温降至 37.2℃，胸脘满闷、恶心好转，纳食增加。舌质红，体胖大，脉滑。上方加滑石 18g。6 剂，水煎服。

三诊：11 月 19 日。体温降至 37℃以下，诸症进一步好转。纳食仍欠佳。舌质淡红，苔白稍腻，脉滑。上方去滑石、葛根，加焦三仙各 12g。6 剂，水煎服。

四诊：11 月 27 日。体温正常，诸症消失，精神可，饮食如常。舌质淡红，苔薄白，脉沉细。上方去泽泻、杏仁、豆蔻、竹茹、藿香，加党参 10g，砂仁 8g，木香 6g。12 剂，水煎服。

随访：3 个月后随访，患者一切正常，无任何不适感。

问题

（4）处方中选用的主方是什么？如何理解处方配伍？

（5）三诊中为何去滑石？

（6）如何理解四诊时李振华教授的用药配伍？

【问题解析】

（1）患者 2 月前感冒后用抗病毒口服液、清热解毒口服液等并使用抗生素治疗 2 周，所用之药皆为寒凉之品，其人感邪说明本已为正虚之体，加之过服寒凉，以致损伤脾胃中阳，中气不足，阴火内生故见低热，中焦气虚不能运化水谷，水湿内停，久则郁而化火，亦为机体发热的另一重要原因。湿为阴邪，旺于申酉，邪正交争，故见午后发热较甚。

（2）患者中阳不足，本已气虚，无力运化水谷加之水湿内停，湿困中焦，阻碍纳化，故见胸脘痞闷，纳呆食少；中虚脏寒，湿邪下趋大肠故见大便溏薄；其人舌质淡红，舌体胖大，边见齿痕，苔黄腻，脉滑稍数均为脾胃受损，湿邪阻滞兼有化热之象。

（3）该患者四诊合参诊为中气不足，湿蕴化热之证，治疗当以祛湿清热，补益中气立法。方选三仁汤合六君子汤加减。

（4）本案中以三仁汤宣畅气机，清利湿热，方中杏仁宣利上焦，肺主气，气行则湿化；豆蔻芳香化湿，行气宽中，以利中焦脾气；薏苡仁味甘淡而性寒，渗湿利水，使湿热之邪从下焦而去；李振华教授强调无论健脾还是祛湿均应注意理气行气，故用炒枳壳、厚朴行气化湿，散结除满，患者虽有湿蕴化热之象，然其病本为过用寒凉所致，故暂不予滑石、通草、竹叶之品，仅以性微寒之竹茹清热，止呕恶。六君子汤健脾益气，燥湿化痰，患者目前胸脘痞闷，纳呆食少故暂不予参芪之属。

（5）二诊中患者体温仍偏高，舌质红，故用滑石以加强清热、利水、渗湿之功，盖患者为中阳不足之体，故用性寒之品应慎之又慎，若确需使用，又当中病即止，切不可久服，本例患者三诊时舌质淡红且苔白，故去之不用。

（6）本案患者证属中气不足，湿蕴化热。四诊时，患者体温正常，精神可，饮食如常，舌质淡红，苔薄白，脉沉细，为湿已去，热已清之象，故去泽泻、杏仁、豆蔻、竹茹、藿香等，加党参、砂仁、木香乃宗香砂六君子之义，以四君子培补中气，然补者不应腻补、呆补，故加橘红、半夏以疏脾土之湿气，使痰饮可除，伍用木香以行三焦之滞气，砂仁以通脾肾之元气，君得四辅而药力倍宣，四辅奉君则元气大振，相得而益彰矣。

【学习小结】

内伤发热多由情志不畅、饮食劳倦或久病失治误治等病因引起，以气血脏腑功能失调为基本病机，临床多表现为反复发生的低热症状。临证时需注意与外感发热相鉴别，本病常见病因有肝郁、瘀血、气虚、血虚、阴虚等，病程长，病情缠绵难愈，且多表现为复杂兼证，因此治疗上应详辨其不同病因病机立法组方。用药应注意慎用苦寒清热之品，辛散之品亦当慎用，治疗用药当徐图缓进，切不可操之过急。

【课后拓展】

1.复习外感发热与内伤发热的异同。

2.如何理解半表半里之小柴胡汤证？

3. 参考阅读：

（1）王海军，王亮. 李振华教授治疗内伤发热、失音经验 [J]. 中医学报，2012，27（4）：413-415.

（2）崔文成. 甘温除热法管见 [J]. 中医杂志，1994，35（8）：3.

第五节　肥　胖

肥胖是多种原因引起的体内膏脂堆积过多，体重异常增加，并伴有头晕乏力、神疲懒言、少动气短等症状的病证。《素问·奇病论》中有"食甘美而多肥"的记载，后世医家在此基础上认为本病的发生与气虚、痰湿密切相关。该病相当于西医学的单纯性肥胖、继发性肥胖。

【辨治思路】

李振华教授认为，肥胖病的因素复杂，饮食不节，或过多进食脂肪及糖类等膏粱厚味，脾胃不能全部代谢，过剩的水谷精微在体内化为痰浊膏脂；或久坐久卧，损伤脾胃之气，中焦气虚，运化无力，聚湿生痰，水谷精微代谢紊乱，使机体脂质储存增多；或肝气郁结，疏泄失调，肝木侮土，脾不升清，胃不降浊，水谷精微失其输布，化为膏脂痰浊；或瘀血阻滞气机，影响水谷运化，脂积成痰，发为肥胖等。本病以脾虚为主，与肝、肾有密切关系，脾虚不能健运，肝郁失于条达，肾气不足不能化气行水均可导致本病的发生。治疗上以健运中焦脾气，利湿化痰祛浊立法，辅以行气消食，降脂消痰，疏理通便之法。治疗用药的同时必须配合饮食、运动等综合治疗，方能达到减肥消胖之目的

【典型医案】

病例 1　郭某，男，48 岁。1993 年 9 月 21 日初诊。

［主诉］肥胖 3 年余。

［病史］患者有慢性胃炎病史 7 年余，3 年前不明原因逐渐出现肥胖，头

晕头沉，乏力，后出现行走困难，不能工作。经多次检查未发现糖尿病、下丘脑及垂体病等代谢障碍性疾病。3 年来多方求治，症状减轻不明显，为求进一步治疗遂求治于门诊。

［现症］身体肥胖，头晕头沉，倦怠乏力，睡眠梦多，记忆力减退；食后腹胀，大便溏薄；舌质淡，体胖大，边有齿痕，苔白腻，脉濡缓。查身体呈对称性肥胖，体重 92.5kg，身高 1.75 米，血压 160/110mmHg，甲状腺无肿大，心肺无异常，皮肤无紫纹，腹壁脂肪厚，下肢轻度凹陷性浮肿。

> 问题
>
> （1）肥胖的发生与患者慢性胃炎是否相关？
>
> （2）患者出现肥胖的病因病机如何？
>
> （3）患者双下肢水肿的病机如何？
>
> （4）该患者肥胖应采取何种治法？可选用哪些方剂？

［治疗过程］

初诊方药：炒白术 10g，茯苓 20g，泽泻 18g，玉米须 30g，桂枝 6g，半夏 8g，厚朴 10g，砂仁 8g，木香 6g，山楂 15g，炒鸡内金 10g，橘红 10g，醋郁金 10g，菖蒲 10g，甘草 3g。25 剂，水煎服。嘱：调理饮食，忌生冷、肥甘之品，适当活动。

二诊：10 月 17 日。诉头晕头沉，梦多，乏力，腹胀等症减轻，大便成形，日一次，体重稍有减轻。上方去玉米须、橘红，加炒桃仁 10g，丹参 15g，莪术 10g。30 剂，水煎服。

三诊：11 月 16 日。体重减至 82kg，无双下肢凹陷性浮肿，头晕头沉、梦多、倦怠等症消失，饮食增加，食后腹部无胀满感，血压 130/90mmHg。行走有力，舌质淡红，体胖大，苔薄白，脉沉细。上方加党参 15g。20 剂，水煎服。

> 问题
>
> （5）处方中选用的主方是什么？如何理解处方配伍？
>
> （6）二诊中为何加炒桃仁、丹参、莪术？
>
> （7）三诊中为何加党参？为何初诊时不用该药？

病例 2 于某，男，62 岁。1992 年 7 月 25 日初诊。

［主诉］肥胖 8 年余。

［病史］患者平素喜食肥甘之品，于 8 年前自觉体重增加，未予重视，后体重不断增加，身体呈对称性肥胖，下肢浮肿无力，查肾功能正常，服用多种中西药物，疗效不佳，平素不喜运动，近日测体重 123kg（身高 1.78 米），今特来门诊求治。

［现症］身体肥胖，乏力，下肢浮肿，行走不便，眼睑浮肿，伴头晕头痛，头沉，咽喉干涩，五心烦热。舌质暗红，苔少，脉弦细。

问题

（1）患者肥胖的病因病机如何？

（2）该患者肥胖的病因病机与例 1 中患者有何异同？

（3）该患者肥胖应采取何种治法？可选用哪些方剂？

［治疗过程］

初诊方药：蒸首乌 15g，枸杞子 15g，丹参 20g，牡丹皮 10g，赤芍 15g，莪术 10g，炒桃仁 10g，醋郁金 10g，山楂 15g，炒鸡内金 10g，炒决明子 15g，荷叶 12g，泽泻 18g，琥珀粉 3g（冲服）。30 剂，水煎服。嘱：适当锻炼身体，调理饮食，忌食生冷、肥甘、辛辣之品。

二诊：8 月 24 日。诉下肢浮肿减轻，体重减至 118kg，五心烦热症状消失，仍感咽喉干涩，舌质红，苔薄，脉沉。上方去枸杞子，加山药 30g，茯苓 18g。30 剂，水煎服。

三诊：9 月 22 日。体重减至 112kg，下肢无明显浮肿，咽部不适感消失，舌质淡红，苔薄，脉沉。上方蒸首乌减至 10g，加党参 10g，薏苡仁 30g。25 剂，水煎服。

四诊：10 月 15 日。体重减至 106kg，余无明显不适，舌质淡红，苔薄白，脉沉细。嘱其停服中药，多合理饮食，加强运动锻炼。

问题

（4）如何理解本案的处方配伍？

（5）二诊中为何去枸杞子加山药、茯苓？

（6）三诊中为何加党参、薏苡仁？

病例 3 解某，男，34 岁。1991 年 10 月 2 日初诊。

[主诉] 肥胖 2 年余。

[病史] 患者平素嗜食肥甘厚味，缺乏体育锻炼，两年前自觉体重逐渐增加，体重增至 102kg（身高 170cm），伴乏力，动则气喘，曾服用多种中西药物治疗（具体不详），疗效不佳。今特来门诊求治。

[现症] 身体肥胖，倦怠懒动，动则气短，语言无力，时自汗出，畏风怕冷，头晕头重，面及四肢浮肿，心慌心悸，健忘失眠，面色少华。舌质淡，体胖大，边有齿痕，苔白微腻，脉细弱。

问题

（1）患者肥胖的病因病机如何？

（2）该患者肥胖应采取何种治法？可选用哪些方剂？

[治疗过程]

初诊方药：党参 12g，黄芪 30g，炒白术 10g，茯苓 15g，泽泻 18g，桂枝 6g，白芍 12g，砂仁 8g，厚朴 10g，炒酸枣仁 15g，石菖蒲 9g，细辛 3g，炙甘草 6g。20 剂，水煎服。嘱：适当锻炼身体，调理饮食，忌食生冷、肥甘、辛辣之品。

二诊：10 月 22 日。患者体重减至 96kg，诸症减轻。上方加薏苡仁 30g，玉米须 30g，莪术 12g。25 剂，水煎服。

三诊：11 月 17 日。体重减为 90kg，头晕头重消失，失眠改善，气色好转，舌淡红，苔白，脉滑。上方去酸枣仁、细辛。15 剂，水煎服。

四诊：11 月 30 日。体重减为 87kg，舌淡红，苔薄，脉滑。无特殊不适，上方继服 20 剂，嘱多运动，忌生冷、油腻之品。

随访：一年后追访，患者体重一直维持在 85kg 左右。

问题

（3）如何理解本案的处方配伍？

（4）二诊中为何加薏苡仁、玉米须、莪术？

（5）三诊中为何去酸枣仁、细辛？

（6）此患者与例 1 中患者均存在脾虚证，为何本例首诊即使用党参、黄芪？

病例 4 杨某，女，45 岁。1982 年 4 月 12 日初诊。

［主诉］形体逐渐肥胖 1 年余。

［病史］去年 3 月以来体重持续增加，形体逐渐呈均匀性肥胖，未曾治疗，现体重已达 68.5kg。

［现症］形体肥胖，烦躁易怒，眩晕耳鸣，神疲乏力，肢体困倦，胸闷脘胀。饮食、二便如常，经多种检查未发现异常而来就诊。舌质红，舌体胖大，脉沉缓而滑。

问题

（1）本病例当诊断为何病？何证型？

（2）本证的病机是什么？

（3）本病治法是什么？

（4）中医学对本证型如何认识？

［治疗过程］

初诊方药：炒白术 10g，伏苓 30g，泽泻 18g，半夏 8g，橘红 10g，豆蔻 8g，荷叶 30g，醋香附 10g，石菖蒲 10g，醋郁金 10g，炒栀子 10g，莲子心 5g，龙骨 10g，甘草 3g。35 剂，水煎服。

二诊：5 月 20 日。以上方加减调治 30 余剂，后诸症消失，体重减为 61.5kg。

随访：1991 年 4 月 16 日，本人带其女儿前来诊治肥胖病，自述体重未再增加，一切如常。

问题

（5）简述本病用药的方义及服药后的注意事项。

【问题解析】

病例 1

（1）患者慢性胃炎 7 年，日久不愈，中焦脾胃之气日渐损耗，且慢性胃病影响中焦运化功能，运化失司，气血化生乏源，两者共同作用以致患者脾胃气虚，此为肥胖发生的根本原因。

（2）本案患者胃病日久不愈，气的损耗增加，化生乏源，以致形成脾胃气虚之证，脾胃气虚，失其健运，水谷运化、输布、排泄失常，精微、痰湿瘀积，发为肥胖。痰湿阻滞，清窍被蒙，则头晕头沉，睡眠梦多，记忆力减退；脾胃气虚，湿邪下趋，则大便溏薄；脾运无力，则食后腹胀。其舌脉亦为脾虚湿盛之象。

（3）下肢水肿的病因病机与肥胖相同。

（4）患者为脾胃气虚，痰湿阻滞之证，故治疗当以健脾益气，祛湿化痰立法，方药可用参苓白术散、四君子汤合二陈汤等。

（5）本案中选用的是李振华教授自拟经验方健脾豁痰汤，方中炒白术、茯苓、泽泻、玉米须健运中焦、利水渗湿；半夏、橘红燥湿化痰；厚朴、砂仁、广木香芳香理气，助半夏、橘红燥湿祛痰；山楂、炒鸡内金消导积滞；桂枝振奋脾阳，并助膀胱之气化以通阳利湿；菖蒲与醋郁金伍用，使豁痰、行气、祛瘀相得益彰。健脾豁痰汤由炒白术 10g，茯苓 20g，泽泻 18g，玉米须 30g，桂枝 6g，半夏 8g，厚朴 10g，砂仁 8g，木香 6g，山楂 15g，炒鸡内金 10g，橘红 10g，醋郁金 10g，菖蒲 10g，甘草 3g 组成，主治脾胃气虚，痰湿阻滞证。

（6）二诊时患者诸症减轻，大便成形，减祛湿化痰之玉米须、橘红，加活血化瘀之炒桃仁、丹参、莪术，以增强消瘀祛脂之力。

（7）患者以脾胃气虚为基本病机，三诊时饮食增加，食后腹部无胀满感，故加入党参15g以补中益气，增强脾胃运化之力。初诊时由于患者食后腹胀甚，故暂不予参、芪之属，此为李振华教授再三强调的用药注意之处。

病例2

（1）患者素体肝肾不足，复因嗜食肥甘，膏粱厚味，损伤脾胃，平素失于锻炼，脏腑功能日下，脾失健运，水谷精微代谢异常，而逐渐肥胖；水湿内停，不得输布，充于面部及下肢，故眼睑、下肢浮肿；肝肾阴虚，内热以生，则五心烦热；阳亢于上，痰随气升，阻于脑络，故头晕头痛，头沉，咽喉干涩。舌质暗红，苔少，脉弦细均为阴虚内热，湿阻血瘀之象。

（2）肥胖的病因病机以气虚、痰湿为基础，然本案患者素体肝肾阴虚，由于其嗜食肥甘厚味，滋腻伤脾，聚湿生痰，复因失于锻炼，以致水谷精微代谢异常，发为肥胖之症，本案与病案1患者均有痰湿内阻之证，但本案患者以肝肾阴虚为本，故两者临床症状表现不尽相同。

（3）本案患者治宜滋阴清热养血，利水化痰祛湿。方药可选六味地黄汤合二陈汤。

（4）本案中李振华教授以制首乌、枸杞子合牡丹皮、赤芍滋阴养肝，清热凉血；丹参、炒桃仁、醋郁金、莪术活血行气化瘀；山楂、炒鸡内金消导积滞；炒决明子、荷叶散瘀消脂；泽泻渗湿泄热，配琥珀以利水化瘀。诸药配用，具有滋阴而不助湿，健脾利湿而不伤阴，清热而不伤脾之功。

（5）二诊患者五心烦热症状消失，故去枸杞子，稍减滋阴之力，以防腻胃，不利于脾胃之气的恢复，而加山药30g，茯苓18g正是此意之体现。

（6）三诊减首乌用量，加党参10g，薏苡仁30g，进一步增强健脾益气之力，以绝痰湿之源。随着治疗的深入，二诊、三诊时患者诸症大减，然此时对于虚实夹杂的复杂病机更需谨小慎微，谨守病机，用药宜轻灵，否则极易变生他证。

病例3

（1）本案患者平素嗜食肥甘厚味以致痰湿内生，脾胃气虚，气虚脾失健运，水湿内停，土不生金，日久及肺，导致肺脾俱虚，痰湿内停之证。脾不运化，则水谷精微输布排泄失常，水湿内停，则见体重增加，肺脾气虚，失于充养，则倦怠懒动，动则气短，时自汗出，畏风怕冷；脾不养心，心神失养，故心慌心悸，健忘失眠；脾失健运，水湿内停，湿聚成痰，痰蒙轻窍，则头晕头重。

（2）治宜益气固表，健脾利湿，方选用四君子汤、玉屏风散加减。

（3）李振华教授处方中党参补中气、益气生血，黄芪固卫气、补气升阳，二药相得益彰，为君；炒白术、茯苓、泽泻健脾益气，利水渗湿为臣；佐以砂仁、厚朴行气燥湿，使气行则水行；桂枝、白芍调营卫，和气血，振奋中阳。李振华教授体会水湿为阴邪，日久易损伤人体阳气，使水湿更难运化，故须加升阳温通之品，使阳气来复，水湿得化，这是治疗水湿的原则之一，如《医宗金鉴·删补名医方论》所云：“用桂之辛温，宣通阳气，蒸化三焦以行水也。”石菖蒲、酸枣仁，养心安神；细辛扶阳通肾，可治体虚头晕头疼。全方益气温中，健脾利湿，共奏扶正固本，增强机体代谢之功。

（4）二诊患者诸症减轻，“效不更方”，考虑患者体内痰湿较重，故二诊加入薏苡仁、玉米须增强利水化湿之力，同时久病多瘀，故以莪术活血、行气、消瘀。

（5）三诊患者头晕头重消失，气色好转，舌脉亦趋正常，脾气健运，水湿得化，气血得复，故去酸枣仁、细辛。

（6）本案患者倦怠懒动，动则气短，语言无力，时自汗出，头晕头重，心慌心悸，健忘失眠，面色少华，一派肺脾气虚之象，故急用参、芪以补其中虚。案1患者虽以脾胃气虚为基本病机，但其食后腹胀甚，此时若加入参、芪之属则患者必腹胀更甚。李振华教授再三强调气虚腹胀者不可予参、芪，若确需使用补气者，可少量使用太子参。

病例4

（1）本病以形体逐渐肥胖为主证，故当诊断为肥胖，其证型为脾虚肝热，痰湿内蕴。

（2）本证以肝郁脾虚为本，痰浊、水湿、郁热为标的本虚标实证。

（3）本病治法为健脾豁痰祛湿、疏肝清热理气。

（4）由于饮食结构不合理、活动量小、情志失畅等多种因素，导致肥胖者日益增多，因本病易并发高血压、冠心病、糖尿病、痛风等多种疾病，因此防治本病具有非常重要的临床意义。中医学对肥胖早有论述，如认为"肥人多痰而经阻，气不运也""肥人多痰、多湿、多气虚""惟是湿痰颇多"等。临床观察认为其成因与体质、年龄、饮食习惯、劳逸、情绪、遗传等因素有关。本例病初因情志不畅，而致肝气郁结，胆失疏泄，不能正常泌输精汁，净浊化脂，则浊脂内聚而肥胖；又因肝木过旺克土，致脾胃升降功能失职，水谷精微运化输布失常，滋生水湿痰浊膏脂，停留堆积体内，亦致肥胖。

（5）方义分析：方中以炒白术、茯苓、甘草、泽泻健脾利水渗湿；炒栀子、荷叶、莲子心清热利湿，清心除烦；半夏、橘红、豆蔻、石菖蒲燥湿化痰，和胃行气；醋香附、醋郁金疏肝理气，活血通络；龙骨平肝安神。诸药为伍，标本同治，契合病机，故取效甚捷。其中荷叶升发脾胃之气，有降脂、利湿之功，古有"服荷叶过多，令人瘦劣"之说，故荷叶在临床中被广泛运用于减肥。同时需说明的是，减肥绝非朝夕之功，必须坚持服药，在减肥过程中，配合节制饮食，适当运动，调畅情志等，则可事半功倍。

【学习小结】

肥胖一证总以各种原因导致的中焦运化失司，水湿痰饮蕴结为基本病机。肥甘厚味最易酿湿生痰，治疗应以健运中焦为基础，辅以理气活血，利水渗湿，补脾益肾等。用药应注意几点：①健脾之人参、黄芪、炒白术之属使用时应注意伍用木香、砂仁、炒枳壳、厚朴等，健脾与运脾相合，使补而不滞；②"气行则血行，气滞则血瘀"，脾虚痰湿蕴结日久者，用药应注意适量伍用活血化瘀之丹参、炒桃仁、莪术等。③"胖人多虚"，若临证见肥胖之人有腹胀者，补气应注意参、芪的使用，患者脾虚甚，气虚无力推动，本应以参、芪，或四君子补之，然脾虚甚者"虚不受补"，此时若予参、芪之属必将加重腹胀症状，李振华教授强调对于此证，若确需补气者，可暂予太子参。

【课后拓展】

1. 肥胖与脂代谢紊乱的关系如何？

2. 试述健脾豁痰汤与香砂温中汤的异同。

3. 参考阅读：

（1）徐彦飞，刘津，李振华. 李振华教授治疗单纯性肥胖病经验 [J]. 中华中医药杂志，2011，26（7）：1542-1543.

（2）李松，邹旭，邓铁涛. 肥胖机制及中医药防治肥胖症的研究进展 [J]. 中西医结合心脑血管病杂志，2004，2（11）：657-659.

第六节　肌　衄

肌衄，也称紫斑，为一种非外伤引起的肌肤表面出血病证，以患者皮肤出现青紫斑点或斑块为临床主要表现，又名血汗、红汗。《证治要诀·诸血门》载："血从毛孔而出，名曰肌衄。"气血亏虚，气不摄血或阴虚火旺，灼伤络脉，以致血溢脉外均可造成本证的发生，治疗以补血益气固表或滋阴养血清热为主。本证可见于西医的血友病、血小板减少性紫癜等疾病。

【辨治思路】

肌衄一病以无外伤情况下肌肤出现青紫斑点或斑块为临床主要表现，其病因病机多为气血亏虚、气不摄血，阴虚火旺、虚火灼络所引起。患者素体脾胃虚弱，中焦气血化生乏源，中气不足，气虚摄血无力，血溢脉外；或肝肾阴虚，精血不足，失其濡润滋养，虚火内生，灼伤络脉，血溢脉外，发为肌衄。然亦有少数证属血热妄行或瘀血阻络者，但此二证临床极少单独出现，常在疾病过程中兼夹出现，给辨证用药造成困难，临证时应注意鉴别。肌衄属血证范畴，故治疗上应遵循血证"治火、治气、治血"的三原则，治火当辨"实火、虚火"，实火宜清热泻火，虚火宜滋阴降火；"血随乎气，故治血必先理气"，对于虚证宜补气加强固摄之力，实证则宜清气降气；对于"治血"则应根据不同病情分别施以凉血止血、收涩止血、活血止血之品，谨记"存得一分血，便保得一分命"。

【典型医案】

病例1　张某，女，46岁，工人。1991年3月5日初诊。

［主诉］四肢皮肤紫癜3个月。

［病史］素有慢性胃炎，经多方治疗效果不佳。3个月前，因工作繁忙，饥饱失宜，随出现四肢皮肤紫癜，伴食欲不振，体倦乏力，动则气短，少气懒言，心慌心悸，月经量多。求治于河南医科大学第一附属医院，诊断为原发性血小板减少性紫癜，予中西医药物（具体不详），病情时轻时重，缠绵难愈，故前来诊治。

［现症］四肢皮肤散在出血点和紫斑，头晕乏力，心悸气短，纳差，齿衄、鼻衄，月经量多。舌体瘦小，舌质淡暗，苔薄，脉缓无力。

> 问题
> （1）综合患者临床症状及四诊信息可辨为何病何证？
> （2）该患者肌衄、齿衄等症的病因病机如何？
> （3）该患者可采取何种治法？选用哪些方剂？

［治疗过程］

初诊方药：党参10g，炒白术10g，茯苓15g，当归12g，白芍15g，山茱萸15g，枸杞子12g，炒酸枣仁15g，阿胶10g（烊化），龟甲胶10g，鸡血藤30g，地榆炭12g，炙甘草6g。15剂，水煎服。嘱：注意休息，避免劳累，调节饮食，忌生冷、肥甘之品。

二诊：3月20日。皮肤紫癜明显减少，气短、心悸、头晕等症均有好转，仍感食少腹胀，舌淡，体胖大，苔薄白，脉缓无力。上方加木香6g，砂仁8g。25剂，水煎服。

三诊：4月15日。除下肢存在少量皮肤紫色斑点外，诸症均愈，查血小板计数：75×10^9/L，效不更方，将上方共研细粉，制成蜜丸，每丸重 9g，每服 1 丸，早晚各 1 次。

四诊：7 月 20 日。上药服 3 月余，诸症消失，面色红润，精神饱满，皮肤色泽正常，嘱其畅情志，节饮食，起居有常。

> 问题
>
> （4）如何理解该患者的处方配伍？
>
> （5）二诊为何加入木香、砂仁？
>
> （6）为何三诊改以服用蜜丸？

病例 2 关某，女，28 岁。2007 年 8 月 2 日初诊。

[主诉] 皮肤发斑 2 月余。

[病史] 平素身体羸弱，两月前出现皮肤紫斑，2007 年 7 月 25 日于驻马店 159 医院检查示：WBC 3.0×10^9/L，PLT 35×10^9/L。未予其他治疗。

[现症] 皮肤紫斑，下肢多发，大者如掌，皮肤时时作痒，神疲乏力，头晕心烦，急躁易怒，失眠多梦，自汗盗汗，时作干呕，月经量多，夹有血块，纳可，二便正常。舌质稍红，舌体稍胖，苔少，脉沉弦细。

> 问题
>
> （1）本病例当诊断为何病？何证型？
>
> （2）本例治法是什么？
>
> （3）该患者当如何辨证施治？

[治疗过程]

初诊方药：黄芪 25g，党参 18g，炒白术 10g，茯苓 15g，当归 12g，白芍 15g，生地黄 15g，炒酸枣仁 15g，山茱萸 15g，枸杞子 15g，黄精 15g，阿胶 10g，地榆炭 15g，侧柏炭 15g，地骨皮 12g，牡丹皮 10g，制首乌 15g，仙鹤草 15g，麻黄根 10g，炙甘草 5g。20 剂，水煎服。

二诊：8 月 23 日。患者皮肤紫斑面积减小，体力有所增加，头晕稍轻，睡眠好转，出汗大减。舌质稍红，舌体稍胖，苔少，脉沉弦细。2007 年 8 月

21 日于 159 医院检查示：WBC 3.0×10^9/L，PLT 29×10^9/L。处方：归脾汤加减。黄芪 30g，党参 18g，炒白术 10g，茯苓 15g，当归 12g，白芍 15g，生地黄 15g，山茱萸 15g，牡丹皮 10g，鸡血藤 30g，黄精 15g，阿胶 10g（烊化），地榆炭 15g，侧柏炭 15g，制首乌 15g，熟地黄 15g，炙甘草 6g，豆蔻 10g。20 剂，水煎服。

三诊：9 月 14 日。患者诸症略有减轻，干呕已止，紫斑稍淡，精神较前好转，仍神疲乏力，不能从事体力劳动。舌体稍胖，苔少，脉沉弦细。于明港镇医院检查示：WBC 3.2×10^9/L，PLT 53×10^9/L。处方：归脾汤加减：黄芪 30g，党参 20g，炒白术 10g，茯苓 15g，当归 12g，白芍 15g，熟地黄 15g，川芎 8g，丹参 15g，山茱萸 25g，牡丹皮 10g，山药 30g，鸡血藤 30g，黄精 15g，阿胶 10g，地榆炭 15g，侧柏炭 15g，仙鹤草 15g，炙甘草 6g。20 剂，水煎服。

四诊：10 月 6 日。患者紫斑明显减少，神疲乏力，睡眠不佳。舌体稍胖，脉沉弦细。于确山县医院检查示：WBC 3.3×10^9/L，PLT 51×10^9/L。处方：归脾汤加减。黄芪 30g，白干参 10g，炒白术 10g，茯苓 15g，当归 12g，白芍 15g，川芎 8g，熟地黄 15g，鸡血藤 30g，山茱萸 25g，阿胶 10g（烊化），地榆炭 15g，地黄炭 15g，莲子肉 18g，炒酸枣仁 15g，炙甘草 6g。20 剂，水煎服。

五诊：10 月 27 日。患者紫斑基本消失，余症俱已不显，唯体力不佳。舌体稍胖，脉沉细。2007 年 10 月 21 日于明港镇医院检查示：WBC 3.5×10^9/L，PLT 60×10^9/L。上方继服。

> 问题
>
> （4）本病为何用归脾汤治疗？
>
> （5）二诊中为何去酸枣仁、枸杞子、地骨皮、仙鹤草、麻黄根等，加鸡血藤、熟地黄、豆蔻？
>
> （6）三诊中为何加山药、川芎、丹参、仙鹤草？
>
> （7）方中莲子肉、酸枣仁有何功用？四诊时为什么易党参代之以白干参？
>
> （8）本案在治疗用药上还有哪些特点？

病例3 李某，女，24 岁，学生。1991 年 12 月 21 日初诊。

［主诉］肌肤时常出现红点及紫斑已 3 年余。

［病史］近 3 年来肌肤时常出现红点及紫斑，先后在多家医院诊治，血常规化验血小板始终在 50×10^9/L 左右，确诊为血小板减少性紫癜，服西药止血敏、泼尼松等药及补血清热类中药效果不佳。

［现症］患者双下肢有暗淡色片状紫斑，伴头晕，心悸，纳差，身倦懒言，腰膝酸软，时时自汗。双下肢紫斑色淡，身倦懒言，面色萎黄。按压红点及紫斑色泽无变化。舌体胖大，舌质淡红，苔薄白，脉虚细缓。血常规检查示：PLT 50×10^9/L。

问题

（1）本病例当诊断为何病？何证型？

（2）本病的治法是什么？

（3）试述中医学对本证的认识。

［治疗过程］

初诊方药：生黄芪 30g，红参（另煎）6g，炒白术 10g，茯苓 18g，当归 10g，白芍 15g，熟地黄 15g，阿胶 10g，山茱萸 15g，枸杞子 15g，炒酸枣仁 15g，炒杜仲 15g，地榆炭 15g，陈皮 12g，炙甘草 6g。27 剂，水煎服。嘱：忌食生冷、油腻及辛辣食品。

二诊：1992 年 1 月 18 日。精神好转，食欲增加，头晕心悸减轻，紫癜逐渐消失，脉沉缓有力。舌体稍胖大，舌质淡红，苔薄白，脉细缓。血常规检查：血小板 170×10^9/L。上方去炒杜仲，加三七粉 2g（冲服）。35 剂，水煎服。

随诊：患者共服药 60 余剂，诸病证消失，嘱其继续服药治疗。

问题

（4）本病用方的方义为何？

（5）二诊处方加减何义？

【问题解析】

病例1

（1）本案患者四肢皮肤散在出血点和紫斑，齿衄、鼻衄，伴月经量多，头晕乏力，心悸气短，纳差，舌体瘦小，舌质淡暗，苔薄，脉缓无力，中医诊断为血证肌衄，辨证属气虚不摄证。

（2）患者素有慢性胃炎病史，久病不愈，中焦运化失司，气血化生乏源，渐致脾胃气血亏虚，复因工作劳累，饥饱失宜，加重病情。人体之气有推动、温煦、防御、固摄、气化、营养等作用，气虚无力固摄血液，血液溢出脉外，见四肢皮肤散在出血点和紫斑，齿衄、鼻衄，月经量多；气虚无力推动可见纳差；气虚无以营养脏腑，见头晕乏力，心悸气短。其舌脉为脾胃气虚兼夹血瘀、阴虚之象。

（3）四诊合参该患者证属气虚不摄，兼夹血瘀、阴虚等病机，因此治疗当以补气摄血立法，稍佐滋阴养血、活血通络之品。方药可以归脾汤加减。

（4）李振华教授再三强调对于血证的治疗应遵循"治火、治气、治血"三原则，该患者证属气虚不摄证，故治疗当以补气摄血，养血通络为主。方中党参、炒白术、茯苓、炙甘草健脾益气，中气足则固摄有力，以保证血液正常循行，不溢出脉外；白芍、山茱萸酸涩收敛配合敛汗生津之酸枣仁，养血活血之当归、枸杞子，滋阴补血之阿胶、龟甲胶，收敛止血之地榆炭共奏养血滋阴，收涩止血之功；然血溢脉外，留而为瘀，瘀血不去，新血难生，故以甘温之鸡血藤补血活血，化瘀消斑。《血证论》有云"惟以止血为第一要法⋯⋯以消瘀为第二治法⋯⋯以宁血为第三法⋯⋯以补虚为收功之法"，实为血证之治疗大纲。本案患者以健脾益气补血治其本，收敛止血活血治其标，正是这一思想的临证体现。

（5）二诊时患者皮肤紫斑症状减轻，脾气亏虚证有所改善，然患者仍感食少腹胀，故加入木香、砂仁理气和胃，以防补益之药滞脾腻胃，影响中焦之气机升降。这也是李振华教授治疗脾胃病以通为补的体现。

（6）三诊时患者诸症大减，然对中焦脾胃的调理非短时间服药可以改善，蜜丸具有溶散、释药缓慢，毒性、刺激性降低，调和气血作用平缓，服用方便等优点，适用于慢性病的长期服药，作用缓和而持久。

病例2

（1）本病以皮肤紫斑为主证，故当诊断为血证中的肌衄，其证型为气虚阴亏。

（2）其治法为健脾益气摄血，养阴止血消斑。

（3）《景岳全书·血证》说："血本阴精，不宜动也，而动则为病；血主营气，不宜损也，而损则为病。盖动者多由于火，火盛则逼血妄行；损者多由于气，气伤则血无以存。"然临床热盛、阴亏、气虚常相兼出现，或相互转化，临证应根据其侧重点的不同，采取相应的兼治方法。本例患者身体羸弱，素体不足，气阴两虚，阴亏虚火内生，灼伤脉络，迫血妄行，气虚不能摄血，溢于肌肤，发为肌衄紫斑；形体失养，故头晕神疲乏力；虚火内扰，则心烦急躁易怒，失眠多梦；气虚则腠理不固，营卫不和，阴虚则虚火蒸腾，迫津外泄，故自汗盗汗；胃阴不足，胃失濡降，则时作干呕；气阴亏虚，血失统摄，故月经量多，夹有血块。舌质稍红，舌体稍胖，苔少，脉沉弦细，皆为气阴两虚之象。

（4）脾胃为气血生化之源，脾主统血，治宜健脾益气摄血，养阴止血消斑。归脾汤一方，气血并补，重在补气健脾，气旺则血自生，脾健则血有统，为补气健脾摄血之名方，故当用之。

（5）二诊时患者脾气渐复，虚火渐清，气阴得充。气盛则血有所摄，热消则血行归经，故紫癜减小，诸症减轻。然此病本属难治，非一时之力可复，故恢复较慢，诸症尚存。现患者睡眠好转，出汗减轻，故去酸枣仁、枸杞子、地骨皮、仙鹤草、麻黄根等，加鸡血藤以补血调经，疏经活络；熟地黄养血滋阴；时作干呕，加豆蔻温中行气止呕。

（6）三诊时患者诸症继续好转，紫斑进一步消退，干呕止故去豆蔻，观其舌脉，阴虚内热之症已好转，故去生地黄、制首乌；现患者神疲乏力，紫斑色淡，脾虚尤待恢复，故在归脾汤养气补血之基础上加山药健脾益气，加川芎、丹参行气活血消斑，加仙鹤草以增止血之力。

（7）四诊考虑到患者长期发斑，气随血去，气血两虚，根本不固，虽药中病机，容易反复，仍采用归脾汤补气养血摄血。方中莲子肉、酸枣仁补脾养心安神以治心烦失眠，易党参代之以白干参，以增补脾益气之力。

（8）本病为气阴俱虚，在归脾汤基础上，配合养阴凉血止血，活血化瘀消斑之药随证加减，药中病机，诸症向愈。

病例3

（1）本病以皮肤紫斑为主证，故当诊断为血证中的肌衄，其证型为脾气亏虚，阴血失统。

（2）其治法为益气健脾，养血补血。

（3）肌衄之病证无非阴阳两类，其病机不外虚实两端。虚证之中，又以脾虚尤多。中医学认为：脾主升清，中焦枢机畅利则气血循行不息；脾主运化水谷，化生气血，脾气旺盛可统摄滋养血脉而不外渗。若脾气虚弱，既可使清气壅遏而不升，浊气横逆而不降，又可失却统血之权，使血失裹约溢于肌肤而为脾不统血之证，此即如《存存斋医话》所载："劳倦内伤，虚火游行于外，亦有淡红斑点。"《内科临证录·虚斑》亦载："斑之一证，有阳斑、阴斑、虚斑之辨，而虚斑之中，又有气虚不能摄血。"

（4）方义分析：本例所见诸症当为脾虚失统，气血亏虚之象，故治疗当以补养心脾，益气补血为大法。方取红参、黄芪大补元气，取其"阳生阴长"，互相资助，气充足以摄血则出血方止；炒白术、茯苓、炙甘草健脾益气，使脾健能统血则血自循经而不妄动；当归配黄芪取当归补血汤意以益气生血；熟地黄、白芍、阿胶补血生血，补精益髓；山茱萸、枸杞子、炒杜仲、炒酸枣仁滋养心肾，止汗安神；地榆炭味涩收敛止血；陈皮理气开胃，使补而不滞。全方大补元气，健脾益肾，养心敛汗，补气而不伤阴，养血而不滋腻；使脾气旺盛则统裹血液之功复，气旺血充，血循经脉，则肌衄可愈。

（5）二诊患者脾气渐旺，统血之功渐复，则紫斑渐退；气血渐盈，形神得充，则精神好转，头晕心悸减轻。故上方去炒杜仲，加三七粉。

【学习小结】

肌衄属于血证范畴，是因皮肤血液不循常道，溢于脉外所导致的一种以皮肤出血点或紫斑为典型临床表现的病证。肌衄病位在皮肤肌表，与肺、脾等脏腑关系密切，其病因病机主要为气虚不摄、阴虚火旺、血热妄行、瘀血阻络等，临证时应注意其证多有相互夹杂，当细细区分。治疗上应注意掌握"治火、治气、治血"的血证三原则，实火当清热泻火，虚火当滋阴降火；实证当清气降气，虚证当补气益气。肌衄的治疗还应根据患者病情酌情选用酸敛收涩、养血活血之品。由于血可载气，因此若患者出血量大应注意密切观察病情，做好调摄护理，防止产生厥脱之证。

【课后拓展】

1.复习《中医内科学》血证篇。

2.比较温病斑疹与杂病因虚发斑的异同。如何理解"斑疹，用升提则衄，或厥，或呛咳，或昏痉，用壅补则瞀乱"？

3.参考阅读：

（1）郭淑云，李墨航.国医大师李振华教授临证验案举隅［J］.中医研究，2013，26（12）：40-41.

（2）李永泉，郭淑云.国医大师李振华教授从脾论治紫癜验案2则［J］.中医研究，2012，25（05）：43-45.

第八章 肢体经络病证

第一节 痹 证

痹，即痹阻不通、闭塞不通。痹证又称痹痛，是指人体肌肤或经络因感受风、寒、湿、热等引起的以肢体关节及肌肉酸痛、麻木、重着、屈伸不利，甚或关节肿大灼热等为主症的一类病证。由于风、寒、湿等邪痹阻于局部，因此临床上本病反复发作性的特点，其主要病机为气血痹阻不通，筋脉关节失于濡养。古代痹证的概念比较广泛，包括内脏痹和肢体痹，本节主要讨论肢体的痹证，包括西医学的风湿热（风湿性关节炎）、类风湿性关节炎、骨性关节炎、痛风等。

【辨治思路】

《素问·痹论》云："风寒湿三气杂至，合而为痹也。"本病的发生与外感风、寒、湿、热之邪及人体正气不足密切相关，涉水冒雨、汗出当风、坐卧湿地等均可使风、寒、湿等邪气侵入机体经络，留于关节，加之人体卫气虚弱，无力驱邪外出，导致经脉气血闭阻不通，不通则痛。根据感受邪气的不同，临床上又将其分为行痹、痛痹、着痹、热痹等，其中行痹为风邪偏胜，特点是关节游走疼痛；痛痹为寒邪偏胜，其特点为疼痛固定、剧烈；着痹为湿邪偏胜，以肌肤麻木，肢体关节重着疼痛为特点；若患者素体阳盛或阴虚火旺，复感风寒湿邪，邪从热化或感受热邪，留注关节，则为热痹；亦有痹证日久，痰瘀阻络，以致关节肿大变形，体倦乏力，腰膝酸软者多为久痹气血亏虚证。治疗上以祛风散寒，利湿清热，通经活络为主，实证者当先驱邪，病久者用药注意应益气养血，补益肝肾，虚实夹杂者又当细细辨其标本虚实，兼而顾之。

【典型医案】

病例 1 陈某，男，15 岁。2007 年 9 月 20 日初诊。

［主诉］双膝关节肿痛 3 月。

［病史］患者居住环境潮湿。六年前始感关节肿痛而就诊于河南省中医院，确诊为风湿性关节炎，经治疗疼痛缓解。今年 7 月再次出现关节肿痛，先后于河南省某省级医院住院 22 天，郑州市某市级医院住院 20 天，治疗效果不佳。

［现症］双膝关节肿痛发凉，踝关节疼痛，行走不利，需他人搀扶行走，身重沉困。体温：38.5℃。X 线摄片示：双膝关节有积水征象。舌胖大，苔白滑，脉沉弦。

问题

（1）患者起病的病因为何？

（2）试述本案患者的病机特点。

（3）本案患者诊断为何病？何证？

［治疗过程］

初诊方药：炒白术 10g，茯苓 15g，炒苍术 10g，泽泻 15g，桂枝 8g，盐知母 12g，生薏苡仁 30g，鸡血藤 30g，丹参 15g，秦艽 10g，白芷 10g，独活 10g，乌梢蛇 12g，穿山甲 10g，川乌、草乌各 5g，木香 6g，甘草 3g。14 剂，水煎服。

二诊：10 月 4 日。双膝关节肿痛及踝关节疼痛减轻，已能自行适量行走，身困重，午后低热，38℃以下。舌体胖大，苔白腻稍黄，脉沉弦。处方：炒白术 10g，茯苓 15g，炒苍术 10g，泽泻 15g，桂枝 8g，盐知母 12g，生薏苡仁 30g，鸡血藤 30g，丹参 15g，柴胡 10g，黄芩 10g，葛根 15g，秦艽 10g，白芷 10g，独活 10g，乌梢蛇 12g，穿山甲 10g，木香 6g，甘草 3g。10 剂，水煎服。

三诊：10 月 15 日。发热消失，双膝关节稍痛但已不肿，踝关节疼痛大减，行走较前便利，身重消失。舌胖，苔白，脉沉弦。处方：黄芪 20g，炒白术 10g，茯苓 15g，炒苍术 10g，桂枝 8g，盐知母 15g，生薏苡仁 30g，丹参 15g，鸡血藤 30g，醋香附 12g，木瓜 18g，白芷 10g，秦艽 10g，川牛膝 15g，穿山甲 8g，独活 10g，乌梢蛇 12g，木香 6g，制马钱子 0.5g。10 剂，水煎服。

四诊：10 月 27 日。双膝关节不痛不肿，行走自如，踝关节偶有稍痛。舌稍胖，苔白，脉沉弦。处方：黄芪 20g，党参 15g，炒白术 10g，茯苓 15g，当归 12g，川芎 10g，赤芍 15g，丹参 15g，桂枝 4g，盐知母 12g，鸡血藤 30g，木瓜 10g，川牛膝 15g，穿山甲 8g，乌梢蛇 12g，木香 6g，甘草 3g。20 剂，水煎服。

随访：1 个月后电话随访，诸证完全消失，未再复发。

问题

（4）处方中选用的主方是什么？如何理解处方配伍？

（5）如何理解二诊中加柴胡、黄芩、葛根的配伍应用？

（6）三诊中处方有何变化？试述其原因。

（7）四诊改易何方加减治疗？

病例 2　刘某，男，20 岁。2007 年 11 月 15 日初诊。

［主诉］关节游窜疼痛 1 月余。

［病史］患者 1 月前开始出现腿、腰、髋关节处游窜疼痛，逐步上移至肩、肘、腕关节，现发展至张口困难，经省级医院治疗无效。患者有溃疡性结肠炎病史 1 年余，反复发作。

［现症］腿、腰、髋、肩、肘、腕诸关节处游窜疼痛，屈伸不利，以髋关节最为明显，张口困难，关节有凉感，面色㿠白，乏力，消瘦，容易感冒。舌质淡，苔薄白，脉沉。

问题

（1）患者起病的病因为何？

（2）试述本案患者的病机特点。

（3）本案患者诊断为何病？何证？

[治疗过程]

初诊方药：当归 10g，川芎 10g，赤芍 15g，醋香附 12g，丹参 10g，鸡血藤 30g，穿山甲 10g，秦艽 10g，白芷 10g，羌活 10g，威灵仙 15g，全蝎 10g，乌梢蛇 12g，制马钱子 0.5g，寻骨风 20g，甘草 3g。20 剂，水煎服。

二诊：12 月 8 日。患者服上方后，局部游窜疼痛基本消失，唯下颌关节仍痛，张口不大。服药期间曾因感冒而停药数日。舌质淡，苔薄白，脉沉。守上方加黄芪 30g，再进 30 剂。

三诊：2008 年 1 月 20 日。口已基本张开，仍有酸沉感，四肢关节已不凉痛，未再感冒。黄芪 30g，党参 15g，当归 10g，川芎 10g，赤芍 15g，醋香附 12g，炒白术 10g，茯苓 15g，丹参 15g，鸡血藤 30g，穿山甲 8g，秦艽 10g，白芷 10g，羌活 10g，威灵仙 15g，地龙 10g，乌梢蛇 12g，甘草 3g。12 剂，水煎服，以巩固疗效。

问题

（4）处方中选用的主方是什么？如何理解处方配伍？

（5）如何理解二诊加黄芪？

（6）如何理解三诊的处方变化？

病例 3 葛某，女，42 岁。2007 年 11 月 24 日初诊。

[主诉] 周身窜痛 20 年，纳差腹胀 4 年余。

[病史] 20 年前产子后未满月即出现全身窜痛，先从腰部，再到腿部、背部、前胸等处，经多家医院治疗，效果不佳，在河南风湿病医院诊断为强直性脊柱炎。平素易烦躁头晕。

[现症] 全身游走性窜痛，腰背部、膝关节痛甚，纳食欠佳，食后脘腹

胀，稍痛，下午为甚，时有反酸，大便每日一行，时干时稀。舌质淡暗，舌体稍胖大，边有齿痕，苔白腻，脉沉细无力。

> 问题
>
> （1）患者起病的病因为何？
>
> （2）试述本案患者的病机特点。
>
> （3）本案患者诊断为何病？何证？

［治疗过程］

初诊方药：炒白术 10g，茯苓 10g，陈皮 6g，半夏 8g，炒白芍 6g，醋香附 6g，砂仁 8g，桂枝 3g，炒乌药 6g，盐小茴香 6g，炒枳壳 6g，木香 4g，山楂 5g，醋郁金 8g，甘草 2g，厚朴 10g，刘寄奴 15g，焦三仙各 10g，炒决明子 18g。14 剂，水煎服。嘱：慎起居，勿劳累，坚持适当锻炼。

二诊：12 月 10 日。周身窜痛减轻，已无吐酸，纳可，腹稍胀，胃稍痛，大便日 1～2 次，稍稀。舌质淡，体稍胖大，苔薄白，脉沉细。处方：炒白术 10g，茯苓 10g，陈皮 6g，半夏 8g，炒白芍 6g，醋香附 6g，砂仁 8g，桂枝 3g，炒乌药 6g，盐小茴香 6g，炒枳壳 6g，木香 4g，山楂 5g，醋郁金 8g，甘草 2g，厚朴 10g，盐知母 10g，续断 18g，木瓜 18g，制马钱子 0.5g，鸡血藤 30g，泽泻 15g，炒薏苡仁 30g。15 剂，水煎服，巩固疗效。

三诊：2008 年 1 月 6 日。服上药后，周身窜痛、腹胀消失，胃痛改善，大便日 1～2 次，晨起大便稀，腹痛。舌质稍淡，舌体稍胖大，苔白。处方：炒白术 10g，茯苓 10g，陈皮 6g，半夏 8g，炒白芍 6g，醋香附 6g，砂仁 8g，桂枝 3g，炒乌药 6g，盐小茴香 6g，炒枳壳 6g，木香 4g，山楂 5g，醋郁金 8g，甘草 2g，厚朴 10g，盐知母 10g，泽泻 15g，炒薏苡仁 30g，炒苍术 15g，炮姜 6g，大枣 5 枚。15 剂，水煎服，巩固疗效。

> 问题
>
> （4）处方中选用的主方是什么？如何理解处方配伍？
>
> （5）如何理解二诊的处方变化？
>
> （6）如何理解三诊的处方变化？

病例 4 刘某，女，30 岁，农民。2004 年 12 月 15 日初诊。

［主诉］关节疼痛肿胀 1 年半。

［病史］2003 年 5 月间因居处潮湿，复感外寒，致左髋关节疼痛，当时未予重视，两月后延及腰椎、两踝、肘及指关节疼痛肿胀，遇寒加重，手足沉重，活动不便。至 2004 年 8 月，诸关节疼痛愈甚，终日卧床，转侧困难，无法行走，在区、市级医院服中药 200 余剂并配合针灸治疗未效而来诊。查：ESR：42mm/h，ASO > 500U，RF 试验：阴性，诊断为风湿性关节炎。

［现症］肢体关节肿胀重着，屈伸不利，触之发凉。舌体胖，舌质淡，苔白腻，脉弦紧。

问题

（1）本病例当诊断为何病？何证型？

（2）中医对于本证型的认识是什么？

（3）本病治法是什么？

［治疗过程］

初诊方药：炒白术 20g，茯苓 18g，泽泻 12g，桂枝 9g，防己 9g，醋香附 12g，制川乌 5g，千年健 15g，炒苍术 10g，黄柏 5g，穿山甲 10g，木瓜 18g，薏苡仁 30g，制马钱子 0.5g，甘草 3g。6 剂，水煎服。

二诊：12 月 22 日。关节疼痛、肿胀减轻，肢体稍可活动，可下床自行缓慢行走。舌质淡，苔白薄腻，脉弦紧。上方继服 30 剂。

三诊：2005 年 1 月 23 日。关节疼痛肿胀基本消失，行走自如，皮肤处已无发凉感，并可操持一般家务劳动。去防己、黄柏、穿山甲、马钱子，加生黄芪 30g，当归 15g，制首乌 15g，菟丝子 30g，杜仲 15g。继服 20 剂。

随访：2005 年 9 月电话随访，知其 3 月下旬复查：ESR：7mm/h，ASO < 500U，RF 试验：阴性，现做家务及农活与常人无异，关节疼痛未再发作。

问题

（4）二诊中为何守方守法治疗？

（5）三诊中为何去防己、黄柏、穿山甲、制马钱子，加生黄芪30g，当归15g，制首乌15g，菟丝子30g，杜仲15g？

（6）本案的治疗特点是什么？

【问题解析】

病例1

（1）本案患者年少正气未充，久居阴凉潮湿之地，寒湿留驻，滞于关节筋骨，经络气血不通，发为痹证。

（2）本案患者感受寒湿之邪，加之正气不足以驱邪外出，以致寒湿留滞于关节筋骨，经络气血不通，故肢体不利，身重沉困；湿为阴邪，湿性重浊，流注下肢，经络痹阻，不通则痛，故下肢关节疼痛、积水，邪蕴日久故见发热；其舌胖大，苔白滑，脉沉弦，皆为寒湿内盛之象。

（3）本案患者诊断为痹证，寒湿阻滞证。

（4）本案患者治疗以通阳健脾宣痹，活血通络止痛等法为治则，组方由《金匮要略》治疗风湿历节证之成方桂枝芍药盐知母汤化裁而来。桂枝能祛风通阳，并能助膀胱气化而利湿邪；方中诸多祛风除湿之品，气味辛温香燥，以盐知母清热养阴，可防其化热伤阴。李振华教授治疗寒湿痹证，强调不可忽略健脾益气，所谓"脾旺能胜湿，气足无顽麻"，脾胃功能强健，气血生化充沛，水湿能得输布，治疗本证可事半功倍。故以益气健脾，活血通络，散寒除湿诸法同用而收效。

（5）二诊时患者双膝关节肿痛及踝关节疼痛减轻，此为气血得以充养，正气足以御外邪之象，处方配合活血通络，通阳散寒，健脾除湿之品，使寒湿渐消，然寒湿久着，气血痹阻，则可郁而化热，故仍午后低热，上方加柴胡、黄芩、葛根以解肌退热。

（6）三诊时患者病证持续好转，当守法继用，患者不发热故去解肌退热之柴胡、黄芩、葛根。马钱子一药,《医学衷中参西录》言其"开通经络,透达关节之力远胜于它药",现以制马钱子代川草乌,加黄芪补虚益气,醋香附疏肝理气,穿山甲活瘀通经,川木瓜益筋脉、除湿浊,川牛膝走下肢,强筋骨,引诸药下行直达病所。

(7)八珍汤合桂枝盐知母汤加减。

病例 2

(1)《济生方·痹》有云:"皆因体虚,腠理空疏,受风寒湿气而成痹也。"患者有溃疡性结肠炎病史,反复不愈,久病正虚,卫外不固,腠理空虚,易为外邪侵袭,风寒着于经脉关节,经络不通,关节不利,气血壅滞,发为痹证。

(2)本案中患者关节疼痛游走不定为感受风邪,风性善行而数变所致;风寒为病,气血痹阻,故关节冷痛,屈伸不利;久病气血受损,正气不足,故面色㿠白,乏力,消瘦,易感;舌质淡,苔薄白,脉沉,皆为体虚之象。

(3)本案患者诊断为风痹,气虚伤风,脉络不畅证。

(4)本案患者治疗当以益气活血,通经活络,祛风除痹为法,方中当归、赤芍、丹参、鸡血藤配合"血中之气药"川芎共奏活血、养血、通络之功;醋香附疏肝理气,以助血行;穿山甲、乌梢蛇、蝎子等搜风活络通经;秦艽、威灵仙祛风湿止痹痛;白芷、羌活散寒,祛风,除湿,止痛;制马钱子、寻骨风通络止痛,止关节痛。

(5)患者以益气活血,通经活络,祛风除痹为法,治疗谨遵标本缓急之法,首诊中以活血、通络、祛风、止痛为主,二诊时气血得和,经络渐趋通利,关节疼痛明显减轻,故加黄芪30g增强补气温阳之功。

(6)三诊时患者诸症进一步好转,关节游窜性凉痛已不甚明显,当以改善患者体质为主,恢复正气,使邪气尽去。脾旺则四季不受邪,故上方加党参、炒白术、茯苓以补气健脾,使气血有源;去剔络搜风,通经除痹力强之制马钱子、蝎子,改用地龙。

病例 3

(1)本案患者由于胎产之后气血亏虚,正气不足,卫外不固,外邪侵袭造成经络壅塞，气血运行不畅发为痹证。

（2）本案患者西医诊断为强直性脊柱炎，其病属中医学骨痹、肾痹等范畴，多以素体阳虚、肝肾阴精不足为内因，风寒湿热之邪为外因。案中患者由于胎产之后气血亏虚，正气不足，卫外不固，外邪侵袭造成经络壅塞，气血运行不畅，而筋脉失养，肢体关节绌急而痛；复因病久脾胃虚损，脾虚则不运不升，胃损则不化不降，故而中焦纳化失常，脘腹胀，时有吐酸；土壅木郁，肝脾不调，故大便时干时稀，其舌脉亦为肝郁脾虚之象。

（3）本案患者诊断为痹证，脾虚肝郁，气血郁滞证。

（4）本案患者李振华教授以经验方香砂温中汤加味治之。方中炒白术、茯苓、陈皮、半夏、木香、砂仁取香砂六君子汤意以健脾理气；盐小茴香、炒乌药、厚朴可温中行气止痛；白芍、醋香附、醋郁金疏肝理气止痛；桂枝温通经脉，助阳化气；山楂消脂健脾；刘寄奴醒脾开胃，行气止痛。其中炒白术、白芍、醋香附炒用以增温中之力。

（5）首诊中治疗重在健脾理气，培补后天。药进14剂后患者脾胃健运，纳差、腹胀症状改善，加之疏肝理气止痛之品的应用，则全身窜痛减轻。故二诊去焦三仙、刘寄奴；加木瓜、鸡血藤舒筋通络，活血祛瘀；续断补肝肾、强筋骨，制马钱子通络止痛。患者大便稍稀，故去炒决明子，加泽泻、炒薏苡仁利水渗湿，利小便以实大便。制马钱子为治关节痹痛之要药，由于其有大毒故用药宜中病即止。

（6）三诊患者气血得通，脾胃得健，身痛、腹胀等症状消失，故去续断、马钱子、鸡血藤、木瓜等强筋骨，活血通络之品。余有胃痛，大便稀兼腹痛，结合舌脉为脾虚有湿，中焦微寒之象，须增温阳化湿之药力，故加苍术以健脾燥湿，兼止痹痛；加炮姜温中止痛，大枣甘缓补中，升腾中焦生发之气而调营卫，继服以资巩固。

病例4

（1）本病以关节疼痛肿胀为主证，故当诊断为痹证，其证型为寒湿内蕴，闭阻经络，气血瘀滞。

（2）痹证的发病多为素体虚弱，感受风寒湿邪，流注经络关节，气血运行不畅所致，临床表现为关节疼痛、肿胀、重着，屈伸不利，遇寒加重。治疗寒湿痹证应紧扣寒湿郁闭，气血瘀滞之病机，且痹证之肢体关节肿胀多为湿邪所致，湿聚与脾虚水湿不化有关，故须注意健脾药物的应用。

（3）其治法为温经散寒，健脾除湿，通经活络。

（4）二诊时患者诸症有所减轻，提示体内寒湿之邪稍已温散，经络得以舒畅，治宜守方守法，上方继服。

（5）三诊时病邪去十之八九，然久痹正气必虚，祛邪之中宜兼扶正。故减除湿活络之防己、黄柏，散寒湿蠲痹邪之穿山甲、制马钱子，增生黄芪30g，当归15g，制首乌15g，菟丝子30g，杜仲15g以补益气血，补肾壮骨。

（6）本案治宜温经散寒，健脾除湿，通经活络，方取五苓散、木防己汤及二妙散化裁加味，重点用走窜之穿山甲以通达脉络；用搜风活络之制马钱子散结止痛，以"搜筋骨之风湿"（《外科全生集》）。二诊效不更方，原方继服。李振华教授体会痹证的治疗：①应详审虚实，祛邪和扶正要妥当结合。②寒湿痹证，温经之法常可奏效。③久痹病机常有痰瘀存在，使本证深痼难愈，故化痰浊、逐血瘀必以用之。④痹病日久，病邪入深，往往非一般祛风散寒除湿之剂可奏效，故在辨治基础上，必加用虫类搜剔之品。⑤久痹正气必虚，须随证施用补益气血，滋养肝肾之药，使正气渐复，而顽疾得愈。

【学习小结】

痹证为临床常见病证，多由感受风、寒、湿等外邪，加之正气无力驱邪外出，留滞筋脉、关节，经脉闭阻不通所引起。痹证有行痹、痛痹、着痹、热痹等不同分型，辨证时应注意区分，此外痹证日久多伴有气血耗伤，兼见脾胃虚弱证或肝肾不足证的临床表现。治疗上总以散寒祛风，清热利湿，通经活络为大法，又当注意辨别行痹、痛痹、着痹、热痹的不同施以不同药物。

【课后拓展】

1.试述行痹、痛痹、着痹、热痹证候特点及病机的不同。

2.结合案例谈谈对李振华教授治疗痹证患者的用药特点。

3.参考阅读：

（1）李墨航，郭淑云.国医大师李振华治疗内科疑难杂症采撷［J］.中医研究，2014，27（3）：38-41.

（2）于鲲，董树平，郭淑云.李振华治痹证验案一则［J］.光明中医，2009，24（6）：1023.

第二节　痿　证

痿证是由各种原因造成气血津液损伤，肌肉筋脉失去濡养以致肢体弛缓、软弱无力，甚至肌肉萎缩的一种病证。痿者萎也，即肌肉萎缩不用，凡四肢手足或其他部位肌肉痿软无力均属痿病范畴。《内经》最早对该病进行了专篇论述，认为该病多因"肺热叶焦""湿热不攘"所致，并将痿证分为"痿躄""脉痿""筋痿""肉痿""骨痿"等，同时提出"治痿独取阳明"的治疗原则。后世医家以此为基础，经过临床实践，使本病的辨证论治不断得到丰富。《儒门事亲》提出："夫四末之疾……弱而不用者，为痿……此其状未尝同也。故其本源，又复大异。"朱丹溪认为痿证病因"有热、湿痰、血虚、气虚"，明确指出痿证"不可作风治"，同时提出"泻南方、补北方"的治痿法则；而张景岳则强调精血亏虚致痿。西医学的多发性神经炎、运动神经元病、重症肌无力、肌营养不良等病均可参考本节辨证论治。

【辨治思路】

本病以四肢肌肉痿软无力，筋脉弛缓，活动受限，甚至肌肉萎缩瘫痪为临床主要特征。李振华教授认为本病病因复杂，然各种病因致病又均以"气血阴津亏虚，肌肉筋脉不荣"为其共同病理基础。该病病位在肌肉筋脉，与脾、肝、肾、肺关系密切，中焦脾胃为气血化生之源，而肝藏血主筋，肾藏精生髓，肺为水之上源，脾胃运化失司、气血化生乏源；或肝不藏血，肾不藏精；或肺热叶焦以致精血受损，肌肉筋脉失于滋养发为本病。临床上本病虚证较多，或见虚实夹杂证者又以痰饮、瘀血、湿热等多见。治疗上，首重对中焦脾胃的调理，"治痿独取阳明"，盖脾胃为后天之本，气血生化之源，中焦健运方可将水谷化生为精血，充养四肢筋脉。同时对该病的治疗应重视补益肝肾，滋阴养血，肝肾精血充足，才能濡养肌肉筋骨。同时对有兼夹证候者，根据辨证适时使用化痰祛湿，活血化瘀，清利湿热等法。用药时应注意"补虚切忌大队蛮补，祛邪勿以峻剂伤正"，适量伍用行气理气之品常可收获意想不到的疗效。

【典型医案】

病例　李某，男，5 岁。2007 年 8 月 7 日初诊。

〔主诉〕双下肢无力 4 月余。

〔病史〕（家长代诉）4 月前发现患儿两腿无力，行走不稳并逐渐加重，至北京 301 医院，诊断为：进行性肌营养不良病，经药物（肌劲胶囊、三磷酸腺苷等）治疗 2 月余，疗效不佳。患儿仍双腿无力，走路不稳，易跌仆，为求进一步治疗求治于门诊。

〔现症〕两腿无力，走路易跌倒，不能跳起，上下楼梯困难，面色萎黄，饮食、二便皆正常。舌质暗淡，舌体稍肥大，苔白，脉沉细无力。

问题

（1）该患儿痿证病因为何？

（2）该患儿的中医病机。

（3）据患者症状、舌脉，可将其辨为何证？

〔治疗过程〕

初诊方药：黄芪 8g，党参 5g，炒白术 5g，炒苍术 5g，厚朴 5g，砂仁 3g，茯苓 6g，炒薏苡仁 10g，穿山甲 3g，木香 2g，桂枝 4g，蜈蚣 1 条，乌梢蛇 4g，木瓜 5g，丹参 5g，甘草 2g，生姜 2 片，大枣 2 枚。20 剂，水煎服。

二诊：8 月 29 日。诸症均略有好转，行走时间较前略有延长。舌暗淡，体胖大，脉沉细无力。上方加鸡血藤 9g，全蝎 3g。20 剂，水煎服。

三诊：9月18日。服药后患儿下肢较前有力，走路稍稳，余证亦有减轻，舌质暗淡，舌体胖大，苔薄，脉沉细。上方去厚朴，加当归5g，川芎5g，赤芍6g。20剂，水煎服。

四诊：10月7日。行走已不用人搀扶，然跑、跳仍然困难。舌暗，苔白，脉沉细弱。患儿症状有所缓解，方证相符，药已收功，上方继服25剂。

五诊：11月1日。行走基本正常，可跑、跳，唯跳起高度低于同龄儿童，可以步行上楼。舌略红，舌体稍胖大，苔薄白，脉沉较前有力。处方：黄芪15g，党参10g，炒白术6g，茯苓8g，炒苍术6g，当归5g，川芎6g，赤芍6g，桂枝4g，蜈蚣1条，全蝎3g，鸡血藤12g，丹参8g，穿山甲4g，醋香附6g，泽泻8g，木香3g，甘草2g。20剂，水煎服。

> 问题
> （4）首诊处方中选用的主方是什么？
> （5）试述本例患儿的处方配伍。
> （6）如何理解本病治疗过程中活血化瘀药的使用？

【问题解析】

（1）该患儿先天禀于父母之精血本已不足，而后天失于调养，精血津液生成之源匮乏，肌肉筋骨无以充养，以致痿软无力。

（2）患儿5岁，先天禀赋不足，加之后天失于调养，中焦运化失司，气血化生乏源，四肢肌肉尤其是双下肢肌肉失去血之濡养，亦无气之推动，故见下肢无力，行走不稳，易跌仆；中焦脾胃运化失司，无力化生气血上荣头面，故见面色萎黄；气虚无力推动血液运行，血行瘀滞，故见舌质暗，脉沉细。

（3）据患者症状、体征及舌脉信息，四诊合参当辨为脾胃气虚、瘀阻脉络证。

（4）综合本案分析，治疗以健脾益气，活血通络为主，本案中选用参苓白术散加减。

（5）方中甘温之党参、炒白术配伍黄芪大补脾胃之元气，令气旺血行，瘀去络通；茯苓、炒薏苡仁健脾胃，利水湿；苍术、木香、砂仁和胃醒脾，燥湿化痰；乌梢蛇、穿山甲、蜈蚣祛风活血，散结通络；丹参活血化瘀；同时加入性温味酸之木瓜增强和胃化湿，健运中焦之力；桂枝甘温，和营通阳行瘀，有活泼气机，协调阴阳之妙。诸药合用，共奏健脾益气、活血通络之功。

（6）本案中患儿病因以先天禀赋不足，后天失于调养，肌肉筋骨无以充养为主，证属气虚血瘀、气滞血瘀，故首诊中以健补中焦为主，大队伍用行气理气、醒脾祛湿之品，同时小量伍用丹参以通络活血。至二诊以甘温之鸡血藤"去瘀血，生新血"流利经脉，活血舒筋。三诊患儿诸症减轻，唯舌质暗淡，故加入气辛味甘之当归，使补中有行；赤芍味苦微寒，活血化瘀兼可清血中之热；川芎谓之"血中之气药"，其性走窜，能走而不守，进一步增强活血祛瘀之功，其后四诊、五诊中亦是以健运中焦脾胃、通络活血化瘀立法。从该患儿诊疗经过来看，体现着李振华教授"治病求本，方从法出"的辨证论治观点。

【学习小结】

痿证是常见的中医病证，以四肢肌肉痿软无力，不能随意运动，甚至痿废不用为临床特征的一种病证，其证多由外感内伤等病因进一步发展，以致气血阴精亏虚或不运，肌肉筋脉失养所致，其病位在肌肉筋脉，与脾、肝、肾、肺关系密切，以"气血阴津亏虚，肌肉筋脉不荣"为其共同病理基础。治疗上总以健运中焦脾胃为基础（即"治痿独取阳明"），根据患者不同的病因，又当采用益肾、化湿、清热、活血等治法，畅其气血阴精运行，充养四肢肌肉。在药物治疗的同时，应注意加强患肢活动，必要时可采取按摩、理疗等治疗手段，预防肌肉进一步萎缩。

【课后拓展】

1.体会痿证两治法"治痿独取阳明"与"泻南补北"的异同。

2.熟记加味二妙散、虎潜丸等痿证治疗的方药。

3.参考阅读：王宝华，赵京生．"治痿独取阳明"考释［J］．北京中医药，2010，29（7）：520-521．

第三节　麻木证

麻木见于《素问病机气宜保命集》，又称肌肤麻木，是一种以肢体肌肤局限性知觉障碍为临床表现的病证，"麻"指自觉肌肉内有如虫行感，按之不止；"木"指皮肤无痛痒感觉，按之不知。《内经》云："其不痛不仁者，病久入深，荣卫之行涩，经络时疏，故不痛；皮肤不营，故为不仁。"《医学正传·麻木》曰："夫所谓不仁者，或周身或四肢唧唧然，麻木不知痛痒，如绳扎缚初解之状，古方名为麻痹者是也。"各种外周神经系统疾病、糖尿病、颈椎病等引起四肢麻木者，均可参照本节论治。

【辨治思路】

李振华教授认为，麻木一证主要是机体局部气血运行不畅所致，然气血运行不畅又当责之于气虚、血瘀、痰湿等病理因素。诚如朱丹溪所云："麻是气虚，木是湿痰死血，然则曰麻曰木者，以不仁中而分为二也，虽然亦有气血俱虚，但麻而不木者，亦有虚而感湿，麻木兼作者，又有因虚而风寒湿三气乘之。"可见多种致病因素均可导致麻木的发生，然其基础病机在于经络气血不通，全责于"滞"字。治疗上以"通"字立法，兼中焦气虚者，当以四君子汤、归脾汤补益中气；血虚者，以桃红四物汤补血活血；气滞者，可予行气理气之品；血瘀者，予活血化瘀之品；痰湿盛者，以二陈汤合导痰汤健脾燥湿、祛湿化痰；兼风邪入络者，可予牵正散加减用之。本病病程一般较长，又以"滞""虚"为病理基础，因此临证时，单一证候较为少见，对于复杂兼证更应详细收集四诊信息，明辨虚实多少，灵活加减治之。

【典型医案】

病例　彭某，男，73 岁。2006 年 12 月 30 日初诊。

[主诉] 左手麻木 3 年，头项部麻木伴行走不稳 3 月。

［病史］患者3年前无不明诱因出现左手麻木，未予重视，未行系统治疗。3月前出现头项部麻木，行走不稳，经查提示为：椎基底动脉供血不足，经河南中医学院第一附属医院治疗（具体用药不详）2周，症状稍缓解，为求进一步治疗求治于门诊。

［现症］左手及头项部麻木，行走不稳，纳可，眠差，夜尿多，小便频数，大便正常。舌质暗，有瘀斑、瘀点，苔白，脉缓。

> 问题
> （1）该患者麻木的病因病机为何？
> （2）患者左手及头项部麻木与行走不稳在病机上有何联系？
> （3）据患者的症状、舌脉，可将其辨为何证？

［治疗过程］

初诊方药：黄芪18g，当归12g，川芎10g，赤芍15g，桂枝5g，盐知母12g，醋香附12g，丹参15g，鸡血藤30g，乌梢蛇12g，穿山甲6g，桑枝15g，秦艽10g，羌活10g，木香6g，甘草3g。10剂，水煎服。嘱：起居有时，适当活动，注意功能锻炼。

二诊：2007年1月20日。左手麻木症状明显减轻，活动渐灵活，头项部麻木感较前好转，纳可，夜尿多。守方继服以资巩固。

> 问题
> （4）处方中选用的主方是什么？
> （5）如何理解本例患者的处方配伍？

【问题解析】

（1）肌肤麻木，是一种临床常见症状，《医宗金鉴》指出"如大指次指麻木不仁，或手足无力，或肌肉微掣"均是中风先兆。所谓"年四十而阴气自半"，元气不足，运血无力，久则成瘀，瘀血阻络，脉络不通，经脉失养，而见手麻、头项部麻木、舌质暗，有瘀斑、瘀点等候。

（2）患者年老体弱，正气渐虚，髓海不充，加之气虚无力推动血液运行，日久为瘀，虚、瘀阻滞经络气血，筋脉肌肉失养故见行走不稳。对于该患者而言行走不稳与麻木两者病机密切相连。

（3）据患者症状、体征及舌脉信息，四诊合参当辨为气虚瘀阻脉络证。

（4）综合本案分析，治疗以补气活血，化瘀通络为主，本案中选用黄芪桂枝五物汤加减。

（5）本案以黄芪大补脾胃之元气，令气旺血行，瘀去络通；当归、川芎、赤芍合丹参、鸡血藤活血祛瘀；并应用乌梢蛇、穿山甲血肉有情之品通经活络；桑枝、羌活走上肢，引药力直达病所，治肢麻痹痛；辅以醋香附、木香理气，气行则血行；桂枝甘温，和营通阳行瘀，有舒畅气机，协调阴阳之妙。全方共奏活血通络益气之功。使用本方须久服缓治，愈后还应继续服用一段时间，以巩固疗效，防止复发。

【学习小结】

麻木是常见的中医病证，其为机体的一种感觉异常，发病部位有面部、四肢（尤其四肢末端）、肩背等处，主要表现为机体局部的麻木不仁、非痛非痒、虫蚀感，甚则痒痛不知。应注意区分麻木与疼痛之异同，麻木为自觉肌肤如虫行，甚者不知痛痒，而疼痛以痛为主，一般无麻木感觉，二者迥然有别。本病的发病原因繁多，但总以"瘀滞"为病理基础。治疗上以"通"字立法，补气行气、活血化瘀、燥湿化痰、补血养阴、祛风通络等加减用之。

【课后拓展】

1. 比较并熟记补阳还五汤与血府逐瘀汤的异同。

2. 查阅西医学对本病的认识、研究和进展。

3. 参考阅读：李建香，过伟峰. 益气养血、化痰祛瘀通络法治疗麻木［J］. 中国中医基础医学杂志，2010，16（04）：328-329。

第九章　妇科病证

第一节　痛　经

痛经是妇科常见病之一，以经期或经行前后小腹疼痛或痛引腰骶，甚至剧痛晕厥者，并随月经周期发作为其特征。西医妇产科将痛经分为原发性痛经和继发性痛经。前者指生殖器官无器质性病变，后者多继发于生殖器官的某些器质性病变，如子宫内膜异位症、子宫腺肌病、盆腔炎或宫颈狭窄等。

【辨治思路】

李振华教授认为，痛经的发生与冲任、胞宫密切相关，以"不通则痛"或"不荣则痛"为主要病机。因于滞者，行而通之；因于虚者，补而通之。一般痛在经前多属实证，痛在经后多属虚证。痛甚于胀多为血瘀，胀甚于痛多属气滞；剧痛多为实证，隐痛多为虚证。然临床上亦有证情复杂者，实中有虚，虚中有实，虚实夹杂者，须知常达变。临证时应注意辨别寒热、虚实，虚证多为气血虚弱、肝肾亏损，不荣则痛；实证多为气滞血瘀、寒湿凝滞，不通则痛。年轻未婚女性多以寒凝血瘀、气滞血瘀多见。李振华教授治疗痛经的特点如下。

1.根据女性的生理周期，治疗以调理气血为主。月经期重在调血止痛以治标，及时控制、减轻疼痛；经间期以辨证求因治本为主，一般疗程为 3 个月经周期。

2. 李振华教授认为本病以调理气血为主。治疗上：①宜温。血得温则行，得寒则凝，欲其通也，必得温之。故前人治痛经之用桂，非必为寒而设。②以止痛为要务。止痛的主法在于疏通气血，凡活血化瘀药，皆有疏通气血之效。如乳香、没药、醋延胡索、醋五灵脂等止痛药物。③镇静。《内经》云"诸痛痒疮皆属于心"，疼痛与心神关系密切，药用镇静，亦为要着，如钩藤、龙齿、琥珀等，临证时加入 1 ～ 2 味药可起到事半功倍的效果。

【典型医案】

病例 1 张某，女，30 岁。2005 年 5 月 22 日初诊。

［主诉］痛经 2 年半。

［病史］患者于 2002 年 10 月月经刚净，即去温泉馆游泳，由于水温较低，约半小时即上岸，当时未有异常感觉。11 月经前觉小腹针刺样疼痛，月经来潮两天后疼痛消失，未予重视，此后每次月经前即出现小腹疼痛。至 2003 年 3 月经前小腹疼痛加重，去当地妇产科医院就诊，经检查确诊为原发性痛经，给予口服己烯雌酚、田七痛经胶囊等，此后月经来潮时疼痛稍有减轻，又用 1% 普鲁卡因穴位封闭，同时去市中医院配合口服中药汤剂（具体用药不详）、针灸治疗，持续约 1 个月，病情进一步好转，但疼痛始终未能完全消失。末次月经：2005 年 4 月 28 日。

［现症］经前小腹针刺样疼痛，经后隐隐空痛，经期月经量少色暗，周身乏力，肢体酸软，面色较苍白。舌质暗，舌边有瘀斑，苔薄白，脉沉弱涩。

问题

（1）据患者的症状、舌脉，可将其辨为何病何证？

（2）试述本病的发病机理。

（3）痛经为什么发生在月经前后或经期，平时不发病？

（4）本病可采取何种治法？可选用哪些方剂配合治疗？

[治疗过程]

初诊方药：党参 15g，炒白术 10g，茯苓 12g，当归 15g，醋白芍 12g，熟地黄 12g，川芎 10g，炒桃仁 8g，红花 10g，醋延胡索 10g，醋香附 15g，炒乌药 10g，盐小茴香 10g，桂枝 5g，甘草 3g。15 剂，水煎服。嘱：忌食生冷，调畅情志，经期防止受凉。

二诊：6 月 7 日。本次月经于 5 月 31 日来潮，经前小腹疼痛及经后空痛均有所减轻，经量较前稍多，经色稍泛红色，但周身乏力，肢体酸软感无改善。舌质暗，舌边有瘀斑，苔薄白，脉弱涩细。上方继服 25 剂。

三诊：7 月 5 日。本次月经于 6 月 28 日来潮，述病情大有好转，经前小腹有轻微疼痛，闷胀感及经后空痛消失，经量明显增多，经色转红，周身较前有力，但仍有下肢酸痛感。舌质暗红，舌边少量瘀斑，苔薄白，脉沉。处方：党参 15g，炒白术 10g，茯苓 12g，当归 15g，醋白芍 12g，熟地黄 12g，川芎 10g，炒桃仁 8g，红花 10g，山茱萸 12g，醋香附 15g，续断 15g，巴戟天 12g，桂枝 5g，甘草 3g。30 剂水煎服。

随访：11 月 21 日患者来郑州出差，告知自中药服完后，现月经来潮前偶有隐痛，瞬间即消，经量经色如常，乏力及下肢酸困感亦消失。

问题

（5）处方中选用的主方是什么？如何理解处方配伍？

（6）二诊中方药为何没有变化？

（7）三诊中方药较一诊、二诊中有什么变化，为什么？

病例 2 孙某，女，28 岁。2007 年 4 月 7 日初诊。

[主诉] 经行腹痛 10 余年。

[病史] 患者 10 余年前暑天洗澡后出现行经时腹痛，第 1 日痛甚，痛引腰骶，坐卧不适，月经量少，色暗。多年来反复发作，服用中西药治疗，时轻时重。经前乳房胀痛，心烦急躁；平素食欲不佳，多梦，大便干。末次月经：2007 年 3 月 31 日。

[现症] 行经时腹痛，腰骶部酸痛，痛甚时面部发青，经色暗，有血块；

舌质紫暗有瘀点，舌体稍胖大，苔白稍腻，脉沉弦细。

> 问题
>
> （1）据患者的症状、舌脉，可将其辨为何病何证？
>
> （2）本案例的病机是什么？
>
> （3）痛经如何辨证？
>
> （4）本病可采取何种治法？可选用哪些方剂配合治疗？

［治疗过程］

初诊方药：当归 10g，炒白术 15g，白芍 10g，茯苓 15g，柴胡 6g，醋香附 10g，盐小茴香 10g，炒乌药 10g，醋延胡索 10g，炒桃仁 10g，红花 10g，吴茱萸 5g，艾叶 6g，丹参 15g，木香 6g，甘草 3g。3 剂，水煎服。嘱：月经将至，少腹出现胀痛之时服药。注意保暖，保持情绪舒畅。

二诊：5 月 11 日。服上药后，经时腹痛已无，精神好转，自诉服药期间，左上肢及下肢出现红色疹块，瘙痒不适，左侧牙龈红肿疼痛，纳可，多梦，大便已不干。服药 3 剂，疗效显著，故见经时腹痛已无。嘱其下次月经将至之时再服首方 3 剂，照此服用 3 个月，以巩固疗效，防止腹痛复发。

随访：追访 3 个月，未有复发。

> 问题
>
> （5）处方选用的主方是什么？如何理解处方配伍？
>
> （6）试述痛经的治疗原则和治疗时机。
>
> （7）如何预防痛经？

【问题解析】

病例 1

（1）该患者中医诊断：痛经，据患者症状、体征及舌脉信息，四诊合参当辨为气血亏虚，气滞血瘀，寒滞胞宫。

（2）该患者因游泳受凉致寒邪伤及下焦，客于胞宫，经血凝滞，运行不畅，则滞而作痛，痛如针刺；血瘀经络阻塞，致气机运行受阻而为气滞血瘀，故兼见胀闷疼痛，月经量少色暗；气血瘀滞日久致胞宫失养，精亏血少，血海空虚，故经后隐隐空痛；气血亏虚，无以温煦濡养四肢百骸，故周身乏力，肢体酸软。

（3）未行经期间，由于冲任气血平和，致病因素尚不足引起冲任、子宫气血瘀滞或不足，故平时不发生疼痛。经期前后，血海有满盈而泄溢，气血盛实而骤虚，子宫、冲任气血变化较平时急剧，易受致病因素干扰，加之体质因素，导致子宫、冲任气血运行不畅，不通或不荣而痛。经净后子宫冲任血气减复则疼痛自止。若病因未除，素体状况未获改善，则下次月经来潮，疼痛又复发。

（4）综合舌脉，总属气滞血瘀，气血亏虚，寒滞胞宫之象；治宜补通并行，方用八珍汤合少腹逐瘀汤加减。

（5）本病案主方八珍汤合少腹逐瘀汤，四君子汤以党参、炒白术、茯苓、甘草益气补中；当归、白芍、熟地黄、川芎补血调血；炒桃仁、红花、醋延胡索活血祛瘀；醋香附、炒乌药行气调经；盐小茴香、桂枝祛寒通阳，共为补气养血，理气活瘀，温经散寒之剂，以使气血得补，瘀滞得消，寒邪得散。

（6）治疗后，二诊时痛经有所减轻，经量较前稍多，但周身乏力，肢体酸软感无改善。由于久病耗伤气血，气血化源匮乏，故患者仍感乏力，肢体酸软，舌质暗，舌边有瘀斑，苔薄白，脉弱涩细，仍属气虚血瘀之象，效不更方，继续补通并行，仍用八珍汤合少腹逐瘀汤加减。

（7）三诊时患者病情大有好转，经前小腹有轻微疼痛，闷胀感及经后空痛消失，经量明显增多，经色转红，周身较前有力，但仍有下肢酸痛感，考虑为气血不足致肝肾亏虚之象，原方减理气化瘀之品，加山茱萸、杜仲、巴戟天以补肾温阳，补益冲任，固本培元。

病例 2

（1）该患者中医诊断：痛经，据患者症状、体征及舌脉信息，四诊合参当辨为肝脾不调，气滞血瘀。

（2）本案初为夏月经期受凉致寒凝胞宫，复因平素心烦急躁，情志伤肝，肝气郁结，而终成气血瘀滞之证，故见腹痛，痛时面部发青，经色暗，舌质紫暗有瘀点，脉沉弦细。而纳差、舌体胖大，苔白稍腻乃为脾虚之证。

（3）痛经要结合多结合痛经发生的时间及兼证，辨虚实、性质及部位，如经前或经期小腹胀痛或剧痛多为实，经后或经期小腹隐痛多为虚，灼痛得热反剧属热，冷痛得热痛减属寒，痛在少腹一侧或双侧多属气滞，痛在少腹、脐下正中多属血瘀，小腹虚痛引及腰脊多属肾，痛甚于胀为血瘀，胀甚于痛为气滞，持续痛属血瘀或湿热。

（4）本案例治疗以疏肝健脾，活血止痛为法。方选逍遥散合少腹逐瘀汤加减。

（5）本案例选用逍遥散合少腹逐瘀汤加减。柴胡、醋香附、盐小茴香、炒乌药、木香疏肝解郁，理气止痛；炒白术、茯苓、甘草健脾和胃，协调肝脾；醋延胡索活血止痛；更以当归、白芍、丹参养血活血通经；炒桃仁、红花活血化瘀，兼能通便；辅以艾叶温经散寒；吴茱萸温中止痛。因经水为血所化，气随血行，得寒则凝，得温则行。全方共奏疏肝理气健脾，活血通经止痛之功。

（6）经行腹痛，需急则治标或标本同治，以迅速缓解消除疼痛。应月经之前1周治疗，以防复发。一般连用3个月经周期或多个月经周期。

（7）痛经重在预防，注意经期、产后卫生，减少痛经的发生，经期注意保暖；保持情绪舒畅，气机畅达，经血流畅。注意调摄，慎勿为外邪所伤，不可过用寒凉或滋腻的药物或服用生冷之品。

【学习小结】

痛经属于妇科常见病之一，发病多由于"不通则痛""不荣则痛"，本案中病案1由于患者经后涉水感寒，久病气血虚弱，治疗时除遵循"通"的法则外，还应顺应月经规律，培补耗损之不足，注意补养精血。本病案治疗以补气养血，理气活瘀，温经散寒为主。病案2暑日受凉致寒凝胞宫，复因平素肝气不舒，肝气郁结，日久而终成气血瘀滞之证，纳差、舌体胖大，苔白稍腻乃为脾虚之证，故治疗上以疏肝健脾，活血止痛为法。纵观病案，李振华教授始终抓住痛经"不通则痛""不荣则痛"的发病机理，以"养血、活血、止痛"为治疗大法，均选用炒桃仁、红花、盐小茴香、醋延胡索等活血化瘀，温经止痛之品，同时结合患者具体临床症状灵活配伍，最终取得良好效果。这也提示我们临证时应紧紧抓住主要矛盾，随证治之。

【课后拓展】

1. 系统学习了解痛经的分型及处方用药，痛经的辨证。

2. 体会李振华教授治疗痛经的用药特点。

3. 如何理解痛经病的"标"和"本"？

4. 参考阅读：梅乾茵．黄绳武妇科经验集［M］．北京：人民卫生出版社，2004.

第二节　月经病

月经病是以月经的周期、经期、经量、经色、经质等发生异常，或伴随月经周期，或经断前后出现明显症状为特征的疾病，是妇科临床的多发病。经期延长属于月经病的一种，是指月经周期正常，经期超过 7 天，甚至 2 周方净者，亦称"月水不断""经事延长"。经期延长的发病机理多由于冲任不固，经血失于制约所致。以月经经期延长而月经周期正常为辨证要点。西医学的黄体萎缩不全、盆腔炎、计划生育手术引起的经期延长，或剖宫产憩室引起的经期延长可参照本病治疗。本节主要讨论月经病中的经期延长。

【辨治思路】

李振华教授认为，经期延长属于气虚冲任失约；或热扰冲任，血海不宁；或瘀阻冲任，血不循经所致。本病以月经经期延长而月经周期正常为辨证要点。临证时辨证以月经量、色、质为主，结合全身证候、舌脉综合分析。一般经期延长，量多、色淡、质清稀，伴倦怠乏力，舌淡，脉弱，多属气虚；经期延长，量少、色红、质稠、舌红，脉细数，多属虚热；经期延长，经色紫暗，有块，小腹痛，舌紫暗，脉涩多属血瘀。治疗以固冲止血调经为大法，重在缩短经期，以经期服药为主。治疗经期延长时李振华教授强调：①气虚者重在益气摄血，阴虚血热者益滋阴清热、安冲宁血，瘀血阻滞者以通为主。②不可一味应用固涩之剂，而是在辨证施治的基础上少佐 1 ～ 3 味止血药，使血止不留瘀，最终达到缩短经期的目的，切勿犯虚虚实实之戒。③结合现代医学检查，若确与节育环有关，须更换节育环或取环处理。

【典型医案】

病例　马某，女，35 岁。1993 年 4 月 27 日初诊。

［主诉］经期延长 1 年。

［病史］平素月经规律，5 ～ 6 天 /28 ～ 30 天，已婚育，未上环。1 年前出现经期延长均达 12 天以上。曾数次去多家医院就诊，彩超检查：未见明显异常。西医诊断为功能性子宫出血，服用西药（药物不详），效果不佳。末次月经：1993 年 3 月 12 日，持续 13 日至今未净。

［现症］现月经第 13 天，阴道流血淋漓不净，小腹空坠隐痛，伴有自汗，周身倦怠乏力，腰困酸痛，睡眠欠佳。舌质淡，体胖大，苔白腻，脉弱缓。

> 问题
> （1）该患者诊断为何病？
> （2）患者发病机理是什么？
> （3）据患者的症状、舌脉，可将其辨为何证？
> （4）本病可采取何种治法？可选用哪些方剂配合治疗？

【诊疗过程】

初诊方药：黄芪 30g，党参 12g，炒白术 10g，茯苓 15g，当归 10g，醋白芍 12g，炒酸枣仁 10g，续断 10g，炒杜仲 10g，炒艾叶 6g，丹参 12g，阿胶 10g(烊化)，天麻 12g，细辛 3g，炙甘草 6g。5 剂水煎服。嘱：注意经期卫生，忌食生冷、肥甘、辛辣之品，勿劳累，慎起居。

二诊：5 月 4 日。月经已净，唯腰稍有酸困隐痛。舌质淡红，体胖大，苔白薄腻，脉弱缓。加巴戟天 15g，桑寄生 12g。

三诊：5 月 9 日。腰酸困痛消失，无不适感。舌质淡红，体胖大，苔薄白，脉缓。患者要求服用成药巩固效果。给予参苓白术丸，每丸 6g 重，每服 1 丸，每日 2 次。坚持连续服用参苓白术丸 2 个月。月经正常而痊愈。

随访：8 个月后追访，谓其现月经按时而至，经量、色正常，经期为 4～5 天。

问题

（5）处方中选用的主方是什么？如何理解处方配伍？

（6）二诊中为何加巴戟天、桑寄生？

（7）三诊中用药有何变化？

【问题解析】

（1）本案例中医诊断：经期延长。西医诊断：功能失调性子宫出血（异常子宫出血）。

（2）本案中患者平素体劳过甚，致劳倦伤脾，中气不足，失于统摄，冲任不固，而致经血淋漓不净；脾虚火衰，不能化血为赤，故见色淡质稀；气虚不能提举，故小腹空坠隐痛；土虚不能生金，肺卫不固，故自汗出；脾虚不能充养先天而肾气亦虚，无以充养肾府，故腰困酸痛；出血既久，则气衰血少而心失所养，故见失眠。神情倦怠，面色㿠白，舌淡，体胖大，脉缓弱无力，皆为气血亏虚之象。

（3）据患者的症状、舌脉，可将其辨为脾肾亏虚，气血不足。

（4）本案例治疗上以补益脾肾，养血调经为法，使脾胃得健，中气渐复，气陷复升，气壮固本而止血。

（5）方选归脾汤加减，其中黄芪、党参、茯苓、炙甘草补气健脾，以资化源，使气旺而血充；当归、白芍、阿胶、炒酸枣仁养血和营安神；续断、杜仲补肝肾，强腰膝；当归、丹参通行血脉，补中寓行；炒艾叶温经固涩止血；当归、细辛温里散寒止痛；天麻一味，《开宝本草》载其"利腰膝，强筋力"，实有通利血脉，补益筋骨之用，对于经脉不畅，腰膝酸痛之证，辄用即效。各药合用，补益脾、肺、心、肾，调理冲任，且补而不滞，无闭门留寇之弊，以使气旺血生，则病证渐愈。

（6）二诊时出血已止，月经已净，为气血渐充，脾土渐健，已能行使统血之职。腰有酸困隐痛之感，为脾虚所累之肾未复，故加巴戟天、桑寄生以补肾益精，强健筋骨。

（7）三诊时腰酸困痛消失，未再出血，脾健肾充，统摄有权，冲任复能制约经血，给予参苓白术丸连用 2 个月，巩固效果。

【学习小结】

本案中患者育龄期女性，治疗前辅助检查排除盆腔器质性病变，病程日久，气虚冲任不固，不能制约经血，故发病。李振华教授临证以八纲辨证立法，补益脾肾，养血调经，加炒艾叶温经止血，达到经调血止的目的。本病案以补脾益气摄血为总的治疗原则，结合患者具体临床症状灵活配伍，最终取得良好效果。这也提示我们临证时应紧紧抓住主要矛盾，随证治之。

【课后拓展】

1. 比较补中益气汤、固本止崩汤、固冲汤的异同，并熟记组成及功效。
2. 查阅西医学对本病的认识、研究和进展。
3. 经期延长与异常子宫出血（功能失调性子宫出血）的关系？
4. 经期延长与崩漏的关系？

第三节　崩　漏

崩漏是指女性不在行经期间，阴道突然大量出血或者淋漓不断者。前者谓之"崩中"，后者谓之"漏下"。经期延长达 2 周以上者，应属"崩漏"范畴。一般突然出血，来势急，血量多的叫崩；淋漓下血，来势缓，血量少的叫漏。主要病机是冲任损伤，不能制约经血。本病相当于西医学排卵障碍相关的异常子宫出血，另外生殖器炎症和某些生殖器肿瘤引起的不规则阴道出血亦可参照本病辨证治疗，但治疗前要结合彩超或诊刮排除恶性病变。

【辨治思路】

李振华教授认为本病是由于肾－天癸－冲任－胞宫轴紊乱，引起月经周期、经期、经量的严重失调，冲任不固，不能制约经血，使子宫藏泻失常。导致崩漏常见的病因有：脾虚、肾虚、血热和血瘀。冲任为奇经，赖五脏以养，因此崩漏之因，本于脾肾亏虚。治疗应根据病情的缓急轻重，出血的久暂，采用"急则治其标，缓则治其本"的原则，灵活运用塞流、澄源、复旧三法。治疗用药李振华教授强调：①辨证时，应注意发病特点，详细询问病史，收集重要的检查结果。②崩漏中若出现大出血，首先要迅速止血，以免造成脱症，止血之法须视其虚、实、寒、热分别施治，不可单一使用止血之药。具体运用止血方法时，还要注意崩与漏的不同点。治崩宜固摄升提，不宜辛温行血，以免失血过多导致阴竭阳脱。治漏宜养血行气，不可偏于固涩，以免血止成瘀。临方用药时，李振华教授喜加较大量的米醋，与健脾益气诸药配伍，米醋标本兼顾，达到较好的止血效果。③出血缓后，要澄源问因，不可概投寒凉或温补之剂，以犯虚虚实实之戒。④血止后仍应固本调理以善后，不可骤然停药，以防崩漏复发。⑤临证时，要结合现代医学检查，排除子宫内膜恶性病变，以免贻误病情。

【典型医案】

病例1　韩某，女，37岁。2005年11月27日初诊。

［主诉］阴道不规则流血1月余。

［病史］平素脾胃虚弱，2月前因有应酬过食生冷、油腻之品，加之饮啤酒过量，致胃脘疼痛，大便溏泄。经对症治疗，胃病虽有缓解，但继之出现

阴道流血持续 30 余天淋漓不净，给予口服及注射止血类西药和中成药物治疗，效果不佳。末次月经：2005 年 9 月 15 日，5 天干净。

[现症] 阴道淋漓出血，色淡红质稀，小腹坠痛，食少便溏，气短乏力。面色无华，慢性病容。舌质淡，体胖大，苔薄白，脉沉弱。按压小腹部轻微疼痛。妇检未发现异常，血常规检查正常，彩超提示子宫及附件未见异常。

问题

（1）该患者诊断为何病？

（2）患者发病机理是什么？

（3）据患者的症状、舌脉，可将其辨为何证？

（4）本病可采取何种治法？可选用哪些方剂配合治疗？

[治疗过程]

初诊方药：黄芪 30g，党参 15g，炒白术 10g，茯苓 15g，陈皮 10g，升麻 6g，柴胡 6g，当归 10g，醋白芍 12g，阿胶 10g（烊化），地榆炭 12g，醋香附 10g，砂仁 10g，炙甘草 6g，米醋 120mL（晚煎）。10 剂，水煎服。嘱：忌食生冷、油腻、辛辣之品；避免过度劳累。

二诊：12 月 7 日。漏下血止，纳食有所增加，大便溏薄，日行一次，仍感小腹坠痛。舌质淡，体胖大，苔薄白，脉沉细。原方去阿胶、地榆炭、米醋，加炒薏苡仁 30g，醋延胡索 10g，生姜 3 片。10 剂，水煎服。

三诊：12 月 17 日。气短、乏力大减，纳食好转，大便成形，小腹坠痛消失，面色渐红润。舌质淡，苔薄白，脉沉细。上方加厚朴 10g。10 剂，水煎服。

四诊：12 月 27 日。诸症消失，精神、饮食好，无明显不适症状。语声有力，面色红润。舌质淡红，苔薄白，脉沉细。方选香砂六君子汤加减。党参 10g，炒白术 10g，茯苓 15g，陈皮 10g，半夏 8g，醋香附 10g，砂仁 8g，厚朴 10g，炒枳壳 10g，醋郁金 10g，黄芪 20g，当归 10g，醋白芍 12g，甘草 3g。20 剂，水煎服。

问题

（5）处方中选用的主方是什么？如何理解处方米醋的配伍意义？

（6）二诊中为何去阿胶、地榆炭、米醋，加炒薏苡仁、醋延胡索、生姜？

（7）三诊中为何又加厚朴？

（8）四诊中用药有何变化？

病例2 岳某，女，36岁。1993年4月17日初诊。

[主诉] 阴道淋漓流血半月。

[病史] 患者有慢性胃炎病史2年余，平素脾胃功能较弱。末次月经：1993年3月28日，5天干净。半月前因工作劳累导致阴道淋漓流血不止。至医院检查确诊为"功能性子宫出血"，曾用抗生素、止血类等药物治疗效果不佳。

[现症] 阴道漏下淋漓不断，色淡红质稀，小腹下坠，胸闷气短，腹胀纳差，大便溏薄，身倦乏力，精神倦怠，面色无华，形体消瘦，语言无力。舌质淡，体胖大，边见齿痕，苔薄白，脉沉弱无力。

问题

（1）该患者诊断为何病？

（2）该患者的发病机理是什么？

（3）据患者的症状、舌脉，可将其辨为何证？

（4）本病可采取何种治法？可选用哪些方剂配合治疗？

[治疗过程]

初诊方药：黄芪30g，党参15g，炒白术10g，茯苓15g，当归10g，醋白芍12g，制远志10g，炒酸枣仁15g，醋柴胡6g，升麻6g，地榆炭12g，阿胶10g（烊化），木香6g，炙甘草6g，米醋120mL（晚煎）。6剂，水煎服。嘱：忌食生冷肥甘之品，调畅情志。

二诊：4月23日。漏下止，小腹下坠，胸闷气短减轻，余症同前。方中去远志、酸枣仁、阿胶、地榆炭、米醋，加陈皮10g，醋香附10g，砂仁8g，厚朴10g，薏苡仁30g。15剂，水煎服。

三诊：5月8日。诸症消失，嘱其继服补中益气丸1个月。

问题

（5）处方中选用的主方是什么？如何理解处方配伍？

（6）二诊中为何去去远志、酸枣仁、阿胶、地榆炭、米醋，加陈皮、醋香附、砂仁、厚朴、薏苡仁？

（7）三诊中用药有何变化？

【问题解析】

病例1

（1）中医诊断：崩漏，西医诊断：异常子宫出血。

（2）妇女的生理特点概括为经、带、胎、产四者，均与脾胃密切相关，盖"女子以血为本"，而脾胃为后天之本，气血生化之源，脾又为统血之脏，其气主升，统摄血行，脾气旺则血能循常道而周统全身。患者平素脾胃虚弱，加之不节饮食，脾胃更伤，化源匮乏，气陷于下，冲任必因之损而不固，经血失于制约，即发为崩漏。本案症见淋漓漏下出血，血色淡红质稀，小腹坠痛，食少便溏，气短乏力，舌质淡，体胖大，苔薄白，脉沉弱，显为脾胃虚弱，气虚下陷之崩漏证。

（3）据患者症状、舌脉，可将其辨为脾胃虚弱，气虚下陷。

（4）本案例以健脾益气，举陷止血为治疗大法。可选用补中益气汤加味或固冲汤加减。

（5）本案例选以补中益气汤加减，本方剂所以能取得迅速止血的效果，与处方中使用了较大量的米醋有关。米醋一则可直折横逆之肝气，使肝不犯脾，以利脾气的恢复；二则健脾调中；三则收敛固涩，直损出血之势。与健脾益气诸药配伍，米醋标本兼顾，实为治疗出血的良药。

（6）二诊时漏下出血已止，纳食有所增加，为脾虚渐复，中气渐充，血循常道之象。所以去阿胶、地榆炭、米醋，加炒薏苡仁、醋延胡索、生姜以增健脾祛湿，理气止痛之功。

（7）三诊时气渐旺，运化之职逐步好转，故气短乏力大减，纳食好转。舌质淡，苔薄白，脉沉细为脾胃气虚尚存之象。故加厚朴以理气和胃。

（8）四诊时一切复常，因久病初愈，仍需健脾益气，防止病情复发，改用香砂六君子汤加减。

病例 2

（1）中医诊断：崩漏。西医诊断：异常子宫出血。

（2）患者平素脾虚，复因劳累，"劳则气耗"，更伤脾气，中气下陷，致使脾不统血，气不升摄，血海不固，气虚血脱而漏下淋漓不断，血色淡红质稀，小腹下坠；脾胃虚弱，运化无力，气滞湿阻，升降失常，则胸闷气短，腹胀纳差；脾失健运，肠失传导，则大便溏薄；脾虚不能濡养肌肉四肢，则形体消瘦，身倦乏力；舌质淡，体胖大，边见齿痕，苔薄白，脉沉弱无力均为脾胃气虚，中气下陷之象。

（3）据患者症状、舌脉，可将其辨为脾胃虚弱，气虚下陷。

（4）本病案治当以健脾益气，举陷止血为法，使脾胃得健，中气渐复，气陷复升，气壮固本而止血。本方选用补中益气汤加减或固冲汤加减或固本止崩汤加减。

（5）本方选用补中益气汤加减。黄芪、党参、炒白术、茯苓、炙甘草健脾益气；醋柴胡、升麻升阳举陷，固脱止血，与黄芪、四君子汤配合，可增强统血摄血之力；当归、醋白芍、远志、酸枣仁、阿胶、地榆炭养血止血；木香健胃理气；米醋酸涩收敛，可达迅速止血之目的。

（6）二诊时脾气渐复，统摄有力，血海有固，故漏止；脾胃功能趋于正常，气机将畅，中气欲升，故小腹下坠，胸闷气短减轻，故方中去远志、酸枣仁、阿胶、地榆炭、米醋，加陈皮、醋香附、砂仁、厚朴、薏苡仁、以增其疏肝化湿理气之力，使肝疏有助脾健，湿化有助脾运。

（7）三诊时诸症消失，补中益气丸继续服用以升提中气，以固疗效。

【学习小结】

崩漏以无周期性的阴道出血为辨证要点，临证时结合出血的量、色、质变化和全身证候辨明寒、热、虚、实。病例 1、2 均是素体脾胃虚弱，加之饮食劳倦损伤，脾气更虚，中气下陷，冲任不固，而致崩漏，选用补中益气汤加减治疗本病，10 剂可达到止血目的，但要患者脾虚较甚，为巩固疗效，促使脾气恢复，在补中益气汤基础上随症加减，服用 20～30 剂，从而达到治愈的目的。纵观本案治疗过程，李振华教授遵循"急则指标，缓则治本"的原则，以健脾益气，举陷止血为大法，针对脾虚型崩漏以补中益气汤加减，同时加少量止血药，特别是米醋的运用，达到标本兼治的效果。李振华教授的治疗思路非常值得我们学习。

【课后拓展】

1. 比较补中益气汤、固本止崩汤、固冲汤的异同，并熟记组成及功效。
2. 查阅西医学对本病（异常子宫出血）的认识、研究和进展。
3. 崩漏与异常子宫出血的异同。
4. 如何理解"塞流、澄源、复旧"。

第四节　产后恶露不绝

若产后血性恶露持续 10 天以上，仍淋漓不断者，称为"恶露不绝"，又称"恶露不尽""恶露不止"。正常恶露一般于产后 3 周左右干净，一般将血性恶露持续 3～4 天，若持续超过 7～10 天，称为子宫复旧不全。本病相当于西医学的子宫复旧不全、晚期产后出血。临床上也可将此病治法应用于孕中期妊娠引产、人工流产、药物流产后导致的子宫出血。

【辨治思路】

李振华教授认为，本病发病主要是由于气血运行失常，冲任失固。或因脾气虚弱，冲任不固，血失统摄；或瘀血内阻，新血不能归经；或湿热壅滞下焦，热扰冲任，迫血妄行，而致恶露不绝。临证时要根据恶露的量、色、质、气味辨寒热虚实，治疗以虚者补之，热者清之，瘀者攻之为原则辨证用药。用药要根据产后"多虚多瘀""勿拘于产后，亦勿忘于产后"的原则，结合病情进行辨证论治。选方用药注意补虚不留瘀，祛瘀不伤正，须照顾气血，必要时中西医结合。

【典型医案】

病例 刘某，女，25 岁。2006 年 11 月 21 日初诊。

[主诉] 剖宫产术后 2 月，阴道不规则出血 20 天。

[病史] 2006 年 9 月 11 日行剖宫产术，术中出血 500mL，术后阴道流血持续 20 多天干净。2006 年 11 月 1 日开始出现阴道不规则出血，淋漓至今未净。3 天前曾患感染性腹泻，经输液后腹泻消失。既往月经尚规律，偶有痛经。

[现症] 现阴道少量出血，色暗，无血块，无腹痛，乳房柔软，乳汁少，伴乏力，纳寐及二便尚可。舌质稍暗红，舌体舌苔正常，脉细弱。

> 问题
> （1）该患者为何诊断，发病原因为何？
> （2）本病的病机是什么？
> （3）据患者的症状、舌脉，可将其辨为何证？
> （4）本病可采取何种治法？可选用哪些方剂配合治疗？

[治疗过程]

初诊方药：黄芪 20g，党参 15g，炒白术 10g，茯苓 15g，当归 10g，醋白芍 12g，地黄炭 15g，地榆炭 15g，炒乌药 10g，丹参 15g，侧柏炭 12g，阿胶 10g（烊化），炒酸枣仁 15g，甘草 3g。10 剂，水煎服。

二诊：12 月 12 日。恶露已尽，乏力已无，现乳汁少，乳房稍有发胀，纳寐及二便尚可，舌淡红，舌体舌苔正常，脉细弱。处方：当归 10g，白芍 12g，山药 20g，茯苓 12g，柴胡 5g，醋香附 10g，醋郁金 10g，通草 10g，穿山甲 10g，王不留行 15g，路路通 15g，炒枳壳 10g，桔梗 10g，盐知母 12g，甘草 3g。10 剂，水煎服。嘱：畅情志，多休息，饮食清淡且营养丰富。

随访：12 月 23 日患者来电话称恶露未再行，乳房发胀已无，乳汁增多，已够哺乳所需。

问题

（5）处方中选用的主方是什么？如何理解处方配伍？

（6）二诊中病机有何变化？

（7）试述产后恶露不绝与缺乳的关系。

（8）据患者症状、舌脉，可将其辨为何病何证？

（9）二诊的治疗原则，选用的主方是什么？如何理解处方配伍？

【问题解析】

（1）该患者中医诊断：产后恶露不绝。西医诊断：晚期产后出血。

（2）《产育宝庆集》谓："产卧伤耗经络，未得平复而劳役损动，致血暴崩下，淋沥不止。"该患者产后本就气血耗伤，恶露日久，中气愈虚，无力固摄，而致长期阴道少量出血，乏力，缺乳均为气血亏虚之征，出血色暗为气虚无以行血而致血瘀之征。

（3）据患者症状、体征及舌脉信息，四诊合参当辨为气虚血瘀。

（4）治疗上治以益气摄血为主，兼养血化瘀，方用补中益气汤加减或举元煎合生化汤加减。

（5）本案例主方补中益气汤加减，方中重用黄芪以补中益气，配白芍、山药、茯苓、甘草以增补气之功；当归、丹参、白芍、阿胶养血和营，且可化瘀；地黄炭、地榆炭、侧柏炭制炭则专入血分，活血止血而不留瘀；炒乌药温中行气，气行则血行；酸枣仁味酸甘滋阴血，养心益肝，且稍稍收敛止血。本方以扶正为主，补虚而不留瘀，活血而不伤正，辨证准确，故收效颇著。

（6）二诊中恶露已尽，乏力已无，舌淡红，说明气虚得补，瘀血已化，然有形之血不能速生，营血虚弱，化源不足，而致缺乳。血虚肝失所养，则肝气郁滞，脉络不通，乳汁运行不畅，更致缺乳及乳房发胀。

（7）乳汁来源于脏腑气血，《女科撮要》曰："乳汁乃气血所化，在上为乳，在下为经。"前人有经乳同源之说。清·魏念庭言："乳即血也。"产后恶露随下，以畅为顺；乳汁产后即出，以通为顺，但与恶露有所不同，但两者又具有异物同源的特性，瘀血阻于胞宫，必然影响胞宫缩腹，胞脉阻滞，冲任失畅，经隧闭塞，上下失其通达调畅，致使乳络不畅，乳汁难下。加之产时产后耗伤气血，血虚津竭，不能充分循冲脉上行乳房化为乳汁，出现乳汁减少或全无。

（8）中医诊断：产后缺乳，据患者症状、体征及舌脉信息，四诊合参当辨为营血虚弱，肝郁气滞。

（9）二诊中治以养血疏肝，通络下乳，方选下乳涌泉散加减，方中当归、白芍、盐知母滋阴养血，山药、茯苓健脾胃，补气血生化之源以治本；醋香附、柴胡、醋郁金疏肝解郁；通草、穿山甲、王不留行、路路通善行而不留，为通经下乳之常用药；桔梗为诸药之舟楫，载之上行。诸药合用，标本兼治，虚实同调。

【学习小结】

产后恶露不绝，主要为冲任不固，气血运行失常。根据恶露的量、色、质、气味辨寒热虚实。治疗上虚者补之，热者清之，瘀者攻之。本案例患者长期阴道少量出血，乏力，出血色暗，为气虚血瘀之征。治以益气摄血为主，兼养血化瘀为主。李振华教授遵循"产后多虚多瘀"的特点，方选补中益气汤加减治疗，临床疗效显著。本案从另一方面也证实了产后恶露异常亦可导致缺乳，为我们临证治疗时提供了新的思路。产后多虚多瘀，日久失血耗气，使病情加重，治疗用药方面，要注意恶露不绝中虚中夹实，瘀热互见的病理，可施以益气化瘀清热的治疗原则。有学者认为在本病的治疗上益气是基础，化瘀是关键，清热是防止本病转变的手段，不可轻用固涩之剂，以致助邪，变生他病。另外，治疗前要行彩超检查，排除胎盘胎膜残留，及早清宫。久治不愈者要警惕变生他病，如绒毛膜上皮细胞癌，这在临证上不可被忽视。

【课后拓展】

1. 查阅文献了解生化汤、补中益气汤的临床应用。

2. 查阅西医学对本病的认识、研究和进展。

3. 试述产后恶露不绝如何辨证论治？

4. 参考阅读：胡国华，哈荔田.产后恶露不绝对乳汁分泌影响的临床调研〔J〕.天津中医学院学报，1993，（4）：20-22.

第五节　带下病

带下病是指带下量明显增多或减少，色、质、味发生异常，或伴全身、局部症状者，称为"带下病"。带下有广义、狭义之分，广义带下泛指妇产科疾病，狭义带下有生理、病理之别。正常女子自青春期开始，肾气充盛，脾气健运，任脉通调，带脉健固，阴道内即有少量白色或无色透明无臭的黏性液体，特别是在经期前后、月经中期及妊娠期其量增多，以润泽阴户，防御外邪，此为生理性带下。带下病即病理性带下，分为带下过多和带下过少，本文主要讨论带下过多。带下过多主要是由于湿邪阻滞任带二脉，任脉不固，带脉失约所致，相当于西医学的阴道炎、子宫颈炎、盆腔炎、妇科肿瘤等疾病引起的带下增多。

【辨治思路】

《傅青主女科》云："夫带下俱是湿症。"而水湿产生的原因主要是脾虚失运。《女科经纶》引缪仲淳语："白带多是脾虚……脾伤则湿土之气下陷，是脾精不守，不能输为荣血，而下白滑之物。"李振华教授认为感受本病是由于久居湿地或涉水淋雨，或不洁性交等感受湿邪，内侵胞宫，以致任脉损伤，带脉失约，引起带下病。由于脾虚失运，水湿内停，或肾阳不足，气化失常，水湿内停，或肝郁侮脾，肝火夹脾湿下注，伤及任带。因此本病的主要病因是湿邪，肝、脾、肾功能失常又是发病的内在条件。病位主要在前阴、胞宫，任脉损伤，带脉失约是带下病的核心机理。本病辨证主要根据带下量、色、质、气味，其次根据伴随症状及舌脉辨其寒热虚实。如带下色淡、质稀者多为虚寒，色黄、质稠、秽臭者多为实热。临证时尚需结合全身症状及病史等综合分析，方能作出正确的辨证。治疗原则以健脾，升阳，除湿为主，辅以疏肝固肾；临证或佐以清热除湿、清热解毒、散寒除湿等法。治疗时带下病李振华教授强调以下几点：①诊治时应首先明确带下异常的原因，特别对于赤带、赤白带、五色杂下，气味秽臭者，必须排除恶性病变。②"带下俱是湿证""诸湿肿满皆属于脾"，故健脾利湿之法应贯穿带下病各个证型的治疗之中。③生殖道炎症所致的带下病多属实证、湿热证。应结合西医检查了解致病的病原体，针对病原体选择药物以提高疗效。④阴痒或涩痛者，应内外合治。局部病变明显，药物治疗效果不显，可行局部物理治疗。

【典型医案】

病例 1　林某，女，46 岁。1992 年 7 月 8 日初诊。

［主诉］白带过多 1 月余。

［病史］1 月前因过度劳累，加之饥饱失宜，致使白带过多，色白，如涕如唾，无腹痛等不适，无接触性出血，遂至河南医学院一附院检查，曾行宫颈细胞学检查提示炎症反应性改变，并确诊为宫颈炎，治以青霉素静滴及 0.1% 高锰酸钾溶液外洗，外用妇炎宁阴道泡腾片，效果欠佳，白带过多时轻时重。末次月经：1992 年 6 月 30 日，5 天干净。

［现症］带下量多，色白，无臭味，绵绵不断，精神倦怠，四肢无力，下肢浮肿，食少便溏，时有腹部胀满，面色萎黄，神情疲惫，下肢浮肿，按之凹陷。舌质淡，体胖大，苔白腻，脉缓。

问题

（1）该患者为何诊断？

（2）该患者带下病发病原因为何？

（3）据患者的症状、舌脉，可将其辨为何证？

（4）本病可采取何种治法？可选用哪些方剂配合治疗？

［治疗过程］

初诊方药：党参 10g，炒白术 10g，茯苓 15g，泽泻 12g，炒苍术 10g，砂仁 6g，厚朴 10g，木香 6g，炒薏苡仁 30g，炒芡实 12g，炒白芍 12g，柴胡 6g，甘草 6g。10 剂，水煎服。嘱：忌食生冷、油腻、辛辣之品。

二诊：7 月 19 日。白带正常，纳食增加，精神饱满，诸症消失，病获痊愈。舌质淡，苔薄白，脉缓。继服上方 20 剂巩固疗效。

随访：5 个月后患者因患急性支气管炎前来就诊，述白带正常。

问题

（5）治疗选用的主方是什么？如何理解处方配伍？

（6）二诊中方药为何无变化？

病例 2 常某，女，33 岁。2007 年 11 月 3 日初诊。

［主诉］白带增多 6 年，阴痒 3 天。

［病史］患者有慢性宫颈炎病史 6 年，平素白带量多，时伴腰骶沉重，小腹坠胀，间断治疗，时轻时重。2007 年 9 月 6 日于郑大三附院做妇检提示：阴道分泌物增多，色白，无异味；宫颈：光滑，充血。行 B 超及宫腔镜检查提示：①宫腔侧壁轻度粘连。②双侧输卵管通而不畅。③慢性宫颈管炎。应用甲硝唑、青霉素治疗，并局部阴道冲洗，诸症减轻，然出现外阴瘙痒，白带又增，阴道分泌物检查示：真菌性阴道炎。故不愿再用抗生素，特来就诊。末次月经：2007 年 10 月 15 日，5 天干净。

［现症］阴痒，白带量多色白，质黏稠，无臭味，小腹坠胀，月经前四五天，常烦躁易怒，心情抑郁。纳寐可，二便调。舌质淡，苔白，舌体胖大，脉沉弱。

问题

（1）该患者为何诊断？

（2）该患者带下病发病原因为何？

（3）据患者的症状、舌脉，可将其辨为何证？

（4）本病可采取何种治法？可选用哪些方剂配合治疗？

[治疗过程]

初诊方药：苍术 10g，炒白术 12g，泽泻 15g，生薏苡仁 30g，茯苓 15g，芡实 15g，白果 12g，炒黄柏 10g，蛇床子 18g，炒乌药 10g，木香 6g，川厚朴 10g，甘草 3g。14 付水煎服。嘱：调畅情志，忌食辛辣、油腻。

二诊：11 月 17 日。白带较前量减，质转清稀，色白，无异味，小腹坠胀、阴痒已无。述口干明显，不欲饮，经前急躁易怒，悲伤欲哭。舌淡红，苔薄白，舌胖大，脉沉。原方加炒栀子 10g，龙胆草 10g，合欢皮 12g，盐知母 12g，龙齿 10g。14 付水煎服。嘱：调畅情志，忌食辛辣、油腻刺激食物。

三诊：11 月 30 日。服上方 12 剂后，偶见白带量稍多，次数明显减少，烦躁易哭已无，效不更方，继服 12 剂以巩固疗效。

问题

（5）处方中选用的主方是什么？如何理解处方配伍？

（6）二诊中方药病机有何变化？用药有何变化？

（7）三诊中方药有何变化？

【问题解析】

病例 1

（1）本病中医诊断：带下病。西医诊断：宫颈炎。

（2）本例病患因过度劳累，饥饱失宜，损伤脾胃，使脾失健运，水湿停聚，湿邪下注，致任脉不固，带脉失约，故带下量多色白，食少便溏，下肢浮肿，腹部胀满；脾虚生化乏源，不能上荣于面则面色萎黄；不能营养形体则四肢乏力，神情疲惫。舌脉所现皆脾虚中阳不振之象。

（3）结合病患的症状、舌脉，辨为脾气虚弱证。

（4）本例患者治疗原则：健脾益气，燥湿止带。可选用完带汤加减、参苓白术散加减、补中益气汤加减。

（5）本病例治以完带汤加减，以健脾益气，燥湿止带。药用党参、炒白术、茯苓、甘草益气健脾；薏苡仁、泽泻淡渗利湿；苍术、芡实益脾涩精止带；柴胡、白芍、厚朴、木香化湿解郁，理气升阳；更用砂仁理中宫、助湿行，全方脾、胃、肝三经同治，补中寓行，通中有涩，鼓脾气，荣中土，使清气升，冲任固，斡旋有权，则湿祛带除。

（6）二诊时患者白带正常，纳食增加，精神饱满，诸症消失，病获痊愈。效不更方，继服以巩固疗效。

病例 2

（1）本病中医诊断：带下病。西医诊断：①慢性宫颈炎。②真菌性阴道炎。

（2）本例患者为慢性宫颈炎患者，长期应用抗生素后导致菌群失调出现真菌感染。患者素体脾气不足，脾虚运化失职，水湿内停，下注任带，故久病带下，伴腰骶沉重，小腹坠胀；脾虚中焦气机不畅，致肝气郁结，故常经前烦躁易怒，心情抑郁；复受药毒浸淫，肝经湿热下注，蕴而生虫，虫蚀阴中，故阴痒；舌质淡，苔白，舌胖大，脉沉弱，皆为脾虚之象。

（3）结合病患的症状、舌脉，辨为脾虚肝郁，湿邪下注证。

（4）本例患者治疗原则为健脾疏肝，化湿止带，可选用完带汤加减。

（5）本病例选用完带汤加减。然本例虽以湿邪为主，湿郁日久，药毒侵淫，有化热之象，故加易黄汤加减以清利湿热，止带除痒。完带汤化裁，取其健脾疏肝，化湿止带之功，因小腹坠胀故较原方加重疏肝行气之力。此病虽以湿邪为主，然湿郁日久，药毒侵淫，有化热之象，故加清利湿热、止带除痒之品，而收效显著。

（6）二诊中，白带较前减少质稀说明脾虚肝郁减轻，湿浊渐化，然湿浊下注，加之药毒侵淫，日久化热，但本病现证型已为肝郁脾虚，心火偏亢，热重于湿。故二诊加炒栀子、龙胆草，以清利湿热，热清则烦除，配合合欢皮解郁除烦。盐知母清热滋阴生津以治口干，用龙齿以稍稍收湿固涩，较龙骨更长于镇惊安神，用于此恰到好处。

（7）三诊时已服用方药 10 余剂，症状明显好转，仅偶见白带量稍多，烦躁易哭已无，效不更方，以健脾疏肝，清热化湿止带为原则继服以巩固疗效。

【学习小结】

本案例均为育龄期女性，病案 1 患者劳倦过度，损伤脾气，病案 2 中患者久病致素体虚弱，长期应用抗生素更致脾脏运化失司，水湿内停，下注任带而发病。且患者病程日久化热，感染邪毒，故方中加清利湿热、止带除痒之品，收效显著。临床上除了辨带下的色、质、味以外，还应参合患者的体质、症状、舌脉等综合辨治，治疗上应注意治脾宜运、宜升、宜燥，治肾宜补、宜固、宜涩，湿热者去热毒宜清、宜利。带下病多属湿邪为患，其病缠绵，反复发作，不易速愈，且常并发月经不调、闭经、不孕、癥瘕等疾病，是妇科领域中仅次于月经病的常见病，应予重视。若日久不愈，伴带下秽臭、癥瘕或形瘦者，要及时进行妇科检查及排癌检查，避免贻误病情。

【课后拓展】

1. 比较完带汤、补中益气汤的异同。

2. 熟悉带下病的分型及辨证论治。

3. 查阅西医学对本病的认识、研究和进展。

第十章 其他病证

第一节 鼻 渊

鼻渊是以鼻流腥臭浊涕、量多不止、鼻塞、嗅觉丧失、头痛等为主症的鼻科疾患，重者称为"脑漏"，是临床上的常见、多发病。早在《素问·气厥论》中就有关于本病的记载："鼻渊者，浊涕流不止也。"鼻渊相当于西医学的过敏性鼻炎、急慢性化脓性鼻窦炎、副鼻窦炎等。中医学对治疗本病有独特的优势和较好的疗效。

【辨治思路】

鼻渊的病因不外乎内外两方面原因，外因以风热、风寒最为常见。外感风热（风寒化热），久蕴肺鼻，清道不利而发病。内因以胃肠积热和肝胆郁火为主，由于饮食不节，过食肥甘厚味、辛辣刺激之品，致使胃肠积热，熏蒸鼻窍而致；或因脾胃虚弱，致使肝气郁结，肝胆郁热，上移于脑，阴气不固，脑液下渗于鼻而致。其病位主要在鼻，但与肺、脾胃、肝胆有密切关系。

【典型案例】

病例 华某，男，33 岁。2007 年 5 月 29 日初诊。

[主诉] 鼻塞、流涕半年余。

[病史] 因长期从事室内装饰工作，半年前出现间断性鼻塞、流涕等症，

经河南省中医院耳鼻喉科诊断为过敏性鼻炎。

［现症］鼻塞，声重，流清涕，打喷嚏，遇冷空气加重，甚则流泪。平素喜食辛辣食物，纳可，寐少。舌质淡红，苔薄白，脉细。

问题

（1）简述鼻与肺的关系。

（2）简要论述鼻与脾的关系。

（3）通过病史、现症，结合舌苔、脉象，指出其病机为何？并简要论述患者的发病原因。

［治疗过程］

初诊方药：黄芪20g，炒苍耳子10g，辛夷10g，细辛3g，荆芥10g，桑白皮15g，苏子10g，桔梗10g，炒杏仁10g，茯苓10g，生薏苡仁20g，厚朴10g，甘草3g。14剂，水煎服。嘱：慎起居，避风寒，注意个人防护。少食辛辣刺激之品。

二诊：8月25日。诸症悉平，20余天前受凉复发，现鼻腔发酸不适，流清涕、打喷嚏，每当休息不佳、遇冷空气或遇强光时加重，甚则流泪，纳寐可，大便干，舌红，苔稍黄。守上方去黄芪，加盐知母12g，薄荷8g。14剂，水煎服。

三诊：9月11日。鼻塞已通，流涕痊愈，仍晨起打喷嚏，守上方加黄芪20g，再服10剂以巩固。

问题

（4）通过一诊所选方药，说出其治法是什么？并简要分析其遣方用药的寓意。

（5）二诊时为何去黄芪，加盐知母、薄荷？

【问题解析】

（1）鼻与肺的关系：鼻后连颅颊，下通于肺，属肺之系，故鼻为肺之门户、肺之外窍。如《素问·金匮真言论》曰："西方白色，入通于肺，开窍于鼻。"《灵枢·五阅五使》谓："鼻者，肺之官也。"鼻喜通畅而恶窒塞，其呼吸之畅通，嗅觉之灵敏全赖清阳充养。皮毛与鼻通为肺所主。临床因寒暖失常，风邪袭肺，宣降失常，浊气不降而窒塞于肺之外窍，则见鼻塞、流涕等症。

（2）鼻与脾的关系：鼻居面之中央，而中央属土，故鼻属脾土。脾土为后天之本、气血津液化生之源，鼻为一身血脉多聚之处，鼻对吸入之气有加温、加湿及知香臭的功能，此功能有赖于脾胃所化生的气血津液的上达。若脾胃虚弱，运化失常，气血津液化生不足，则鼻之加温等功能异常，则出现鼻塞、嗅觉减退等症；或脾不统血，易致血不循经而鼻衄。

（3）本案辨证要点为病情每遇冷空气而加重，结合舌苔脉象显为肺气虚寒之证。肺气虚弱，卫表不固，腠理疏松，风寒乘虚而入，犯及鼻窍，邪正相搏，肺气不得通调，津液停聚，鼻窍壅塞，遂致喷嚏、流清涕；肺气的充实，有赖于脾气的输布，脾气虚弱，可致肺气不足，肺失宣降，津液停聚，寒湿久凝鼻部而发病。

（4）治宜温肺散寒，健脾益气，芳香通窍。药用黄芪益卫固表治其本，苍耳子、辛夷为通利鼻窍之要药。荆芥、细辛、桔梗祛风散寒，宣肺通窍，合杏仁、苏子以肃降肺气，配以桑白皮，达降气止嚏之功。肺虚日久，脾气亦虚，故予茯苓、薏苡仁、厚朴健脾化湿理气，此为培土生金之法。

（5）二诊时患者因受凉而病情反复，症见外寒之象，且兼见便干，舌红苔黄等里热之象，故治疗除祛风散寒，宣通鼻窍外，须酌加清里热之品，故守上方去补肺益气之黄芪，防其助火，加盐知母以清肺热，薄荷辛凉以增通窍之力。

【学习小结】

本病可长年发作，或季节性发作，或在气候突变、异气之邪侵袭时发作，其病位主要在鼻，但与肺、脾胃、肝胆有密切关系。鼻渊的发生，实证多由外邪侵袭，引起肺、脾、胆病变而发病；虚证多由肺、脾胃脏器虚损，邪气久羁于鼻窍而致。李振华教授认为此病患者多素有脾胃亏虚，正气不足，"邪之所凑，其气必虚"，故常易外感，外感后鼻渊又加重，如此互为因果，反复发作，缠绵难愈。李振华教授认为，此病临床多数是由脾肺虚弱，卫外不固，痰湿内生，阻于窍道而致，多采用培土生金法治疗而收获颇良。

【课后拓展】

1. 查阅《中医耳鼻咽喉科学》中对鼻相关疾病的论述。
2. 体会"邪之所凑，其气必虚"与本病关系。
3. 参考文献：庄瑞斐，周峰峰，顾庆华. 鼻渊的病机探讨［J］. 四川中医，2016，34（08）：19-21.

第二节　滞　颐

滞颐又称流涎不收，是指涎液从口中流出，不能自控的一种病证，多见于小儿及年老体虚者，多由伤食或脾虚引起。因鹅口疮、痴呆、偏瘫等疾病而出现的流涎不收不属本病范畴。

【辨证思路】

中医学认为，涎为口津，是唾液中较清稀的部分。《素问·宣明五气》说："脾为涎。"故有涎出于脾而溢于胃之说。涎为口腔分泌的液体，能润泽口腔，并将咀嚼之食物润软，以便于吞咽和消化，其伏于脾而溢于胃，上行于口而不溢出口外。脾之液为涎，廉泉乃津液之道路。平素脾气虚弱，固摄失职，以致唾液从口内外流而发病；或嗜食辛辣之物，或情志不舒，木郁化火，横逆脾土，以致脾胃湿热，熏蒸于口而发病。

【典型医案】

病例　张某，男，64岁。2006年6月24日初诊。

［主诉］流涎，伴头晕、健忘半年余。

［病史］患者于半年前无明显诱因出现流涎，伴头晕、健忘，未给予正规处理。

［现症］口角流涎，头晕、健忘时作，体倦乏力，腰酸腿沉，纳寐尚可，大便不成形。舌质淡，舌体胖大有齿痕，苔白，脉沉弱。

问题

（1）如何理解患者流涎伴见有头晕、健忘、腰酸腿疼之症状？

（2）对其表现为"舌质淡，舌体胖大有齿痕，苔白，脉沉弱"的舌苔脉象进行简要分析。

（3）综合以上问题，说出其病机及治法。

［治疗过程］

初诊方药：炒白术 10g，茯苓 15g，橘红 10g，旱半夏 8g，泽泻 15g，苍术 10g，川厚朴 10g，炒枳壳 10g，炒乌药 10g，天麻 10g，细辛 3g，菊花 12g，白芷 10g，甘草 3g。7 付，水煎服。

二诊：8 月 26 日。服上药后，口角流涎、头晕等症状消失，健忘稍减轻，身体渐觉有力，腰已不酸，腿已不沉，大便不成形较前好转，纳寐尚可。舌质淡红，舌体稍胖大，苔薄白，脉沉。守方加党参 15g。15 付，水煎服。

问题

（4）初诊时，本案所选的主方是什么？如何理解其加减配伍？

（5）二诊时，加党参的寓意？

【问题解析】

（1）脾主运化食物与水液，脾失健运，痰湿内生，阻于中焦，清阳不升，则头晕、健忘时作；土虚必然致木壅，致使肝阳偏亢，上扰清空亦可致头晕；脾主肌肉与四肢，脾胃气虚，四肢肌肉无所禀受，故体倦乏力；痰湿阻络，经脉气血运行不畅，则腰酸腿沉。故临证见到头晕、健忘、腰酸时，切不可一味认为其因肾虚所致，要综合患者的整体情况进行辨证，以免犯"差之毫厘，谬以千里"之误。

（2）本案患者脾胃虚弱，痰湿内生，"湿盛则阳微"，阳虚内生寒湿则舌质淡苔白；湿邪阻滞经脉气血，不能鼓动于外而致脉沉弱；脾之经脉"连舌本，散舌下"，且脾主肌肉，舌亦属于肌肉，故脾阳虚，湿浊浸渍经脉，则舌体胖大有齿痕。

（3）治疗上当以健脾益气，祛湿止涎为主，李振华教授用二陈汤加减。方中炒白术、苍术苦温燥湿，健脾补气；茯苓甘淡，健脾渗湿，与炒白术相配，则健脾祛湿之功益著；甘草甘平和中益土；橘红散寒燥湿，理气化痰；旱半夏燥湿除痰；泽泻淡能渗泄以利水；川厚朴之温可以燥湿，辛可以清痰；炒枳壳、炒乌药行气宽中；天麻、菊花祛风止晕；细辛、白芷辛温散寒开窍。诸药合用，健脾以祛湿，淡渗以利湿，行气以化湿，温阳以散湿，则湿邪得祛，流涎得止，脾气得运。

（4）二诊时，结合患者症状，其脾胃得到温补，功能日趋恢复，痰湿逐以化去。根据病情，效不更方，仅加党参 15g 以增益气健脾之力，巩固疗效。

【学习小结】

李振华教授治疗本病时多从脾、胃、肝着手，以健脾为主，若兼有情绪急躁，胁肋不适等症，则加醋郁金、柴胡、醋香附等疏肝理气之品；若兼有头晕、健忘，则加天麻、菊花、川芎等平肝之品；若见口味异常，大便干结等症则稍加润肠通便之药，如杏仁、火麻仁等。

【课后拓展】

1. 查阅古代医家对滞颐的认识。

2. 如何理解"流涎之病当从脾论治"？

3. 参考阅读：潘文奎. 涎为脾液小议［J］. 中医杂志，1987（11）：68.

第三节　蛇串疮

蛇串疮是皮肤上出现成簇水泡，痛如火燎的急性疱疹性皮肤病，一般呈带状分布，缠腰而发，皮损以红斑、水疱为主，形如蛇，故名蛇串疮，又名缠腰火丹。《外科大成·缠腰火丹》称此病"初生于腰，紫赤如疹，或起水疱，痛如火燎"。本病以成簇水疱，沿一侧周围神经作带状分布，伴刺痛为临床特征。本病多见于成年人，好发于春秋季节，相当于西医学的带状疱疹。

【辨治思路】

李振华教授认为，蛇串疮多因气机不畅，肝气郁而化火以致肝胆火炽，或素体脾虚，内生湿邪，湿阻气机，气有余而生热，以致湿热内盛，蕴于皮肤，或气血亏虚，外受毒邪，正气不足以御邪外出，正邪交争于皮肤所致。临证时应注意辨别虚实、脏腑，对于年轻体盛患者以肝胆火炽或湿热内盛多见，此类患者多气粗声高、情绪急躁、辨其舌脉多舌红、苔黄、脉弦；而老年患者多虚实夹杂，临证时需注意辨别虚实多少，用药以补虚不助邪，攻邪而不伤正为原则。蛇串疮的治疗用药李振华教授强调两点：①注意活血化瘀药物的使用，无论是肝胆火炽、湿热蕴结，还是气血亏虚毒邪内侵，本病总以皮肤局部热毒壅塞、气血瘀滞为基本病机，"凡治血者，必先以去瘀为要"，因此，活血化瘀应贯穿治疗的始终。②因人、适时、合理使用疏肝理气、调畅气机药物，人体正常的生理功能离不开气机的调达，"气能行血""气能行津"，血液、津液的正常运行是"化湿""化瘀"的基础，李振华老师合理使用疏肝理气药物的思想与西医治疗该病时使用抗抑郁药物不谋而合。

【典型医案】

病例　侯某，女，67 岁。2006 年 7 月 4 日初诊。

［主诉］带状疱疹后遗神经痛 2 个月。

[病史] 患者2006年4月27日不明原因出现带状疱疹，后因局部皮肤疼痛难忍于5月7日住院治疗，住院期间使用利巴韦林、神经妥乐平及营养神经等西药治疗，皮肤局部结痂，好转出院。出院后仍继续口服西药治疗，自觉皮肤疼痛减轻不明显，夜眠差，遂来就诊。

[现症] 右侧腰部疼痛，服止痛剂可暂时缓解，夜眠差，心情稍急躁。舌质稍淡暗，舌体稍胖大，苔白，脉弦。

问题

（1）该患者蛇串疮发病原因为何？

（2）患者皮肤持续疼痛的原因是什么？

（3）据患者的症状、舌脉，可将其辨为何证？

（4）患者的症状与舌脉是否相符？辨证时应如何取舍？

（5）本病可采取何种治法？可选用哪些方剂配合治疗？

[治疗过程]

初诊方药：当归12g，川芎10g，赤芍15g，生地黄15g，牡丹皮10g，醋香附12g，土茯苓20g，丹参15g，地骨皮15g，穿山甲10g，醋五灵脂10g，醋延胡索10g，制马钱子0.5g，木香6g，炒桃仁10g，炒乌药10g，甘草3g。10剂，水煎服。医嘱：忌生冷、辛辣食物，勿过劳。

二诊：7月15日。右侧腰部疼痛减轻，舌质稍淡暗，舌体稍胖大，苔薄白，脉弦。中药按照上方去炒乌药，加水蛭10g。10剂，水煎服。

三诊：7月25日。右侧腰腹部疱疹结痂，脱落部位疼痛减轻，体倦，腿困无力，纳可，多梦，眠差，二便正常。舌质稍淡暗，舌体稍胖大，苔白，脉弦。中药按照上方加炒酸枣仁15g，首乌藤30g。10剂，水煎服。

四诊：8月5日。右侧腰腹部疱疹结痂脱落部位基本不痛，腿酸困无力症状稍改善，入睡难未好转，易醒，多梦，纳可，二便正常。舌质稍淡暗，舌体稍胖大，苔白，脉弦。中药按照上方加合欢皮15g，龙齿15g，盐知母12g。10剂，水煎服。

五诊：8月15日。腰部静坐时疼痛不显，摩擦及活动牵涉时疼痛，眠寐好转，纳食及二便尚可。舌质稍淡暗，舌体稍胖大，苔白，脉稍弦。中药按照上方穿山甲减至 8g，继服 10 剂，以巩固疗效。

> 问题
>
> （6）处方中选用的主方是什么？如何理解处方配伍？
>
> （7）二诊中为何去炒乌药加水蛭？
>
> （8）四诊中为何又加龙齿？

【问题解析】

（1）患者老年女性，感邪后无力驱邪外出，正邪交争与皮肤局部以致气机不畅，水湿停而化热，湿热蕴结于内，血行瘀滞，故而发为蛇串疮。

（2）患者年老体弱，正气渐虚，余邪未尽，故见局部皮肤疼痛难忍，缠绵难愈。

（3）据患者症状、体征及舌脉信息，四诊合参当辨为气滞血瘀，瘀血阻络证。

（4）患者右侧腰部疼痛，夜眠差，心情急躁，但辨证关键在观其舌脉，舌质淡乃属虚，舌质暗为有血瘀，舌体胖大为脾胃气虚之象，气机郁滞且疼痛经脉拘急故见脉弦，本病在辨证时应抓住其关键点，切不可只见其证就滥用清热攻伐之剂。

（5）综合本案分析，应以活血化瘀，行气止痛为治法，可选用血府逐瘀汤、膈下逐瘀汤等方剂进行加减治疗。

（6）处方选用膈下逐瘀汤加减，方中以当归、川芎、赤芍、炒桃仁养血活血化瘀，可使瘀血祛而不伤阴血，尤其川芎不仅活血，更能行血中之气，增强逐瘀之力；生地黄、牡丹皮、地骨皮、土茯苓清热凉血，消瘀祛湿，可去血分瘀热，其中《神农本草经》谓地黄能"逐血痹"；然《血证论》云："一切不治之证，总由不善去瘀之故。凡治血者，必先以去瘀为要。"祛瘀不仅应"治血"更应注意"治气"，气行则血行，方中醋香附、炒乌药、醋延胡索、木香等药芳香，能行气止痛；穿山甲善于走窜，性专行散，能活血散瘀，通行经络；少量伍用制马钱子取其通络止痛之性；丹参、醋五灵脂活血通经，散瘀止痛；甘草调和诸药。全方以活血化瘀为主配合芳香理气之品，气帅血行，少量佐用清血中瘀热之药，更好发挥其活血逐瘀之力而达止痛之效。

（7）炒乌药辛温，二诊时患者舌苔转为薄白，前诊之苔白寒象已大减，继续用恐其辛温不利于清血中之瘀热。患者虽疼痛已减，但舌质仍暗故加入水蛭以增强活血化瘀之力。

（8）龙齿甘、凉，入心、肝经，有镇静安神、清热除烦之功，李振华老师治疗夜寐不安、多梦易醒、心悸等症多用该药打碎先煎，常可获效，吾辈可临证体会用之。

【学习小结】

本案中患者老年女性，加之前期使用了抗病毒、营养神经等西药治疗，以致正虚邪恋，疼痛缠绵难愈。李振华教授临证以八纲辨证立法，活血化瘀，行气止痛，少量伍用牡丹皮、生地黄等清其血分瘀热，同时针对患者眠差、情绪急躁等症治疗始终注意疏肝理气、宁心安神，经过治疗最终解除了患者病痛。纵观本案治疗过程，李振华教授始终未予凉血解毒等寒凉之剂，而是紧紧抓住"气滞血瘀"的病机，围绕这一核心病机结合患者具体临床症状灵活配伍，最终取得良好效果。这提示我们临证时应紧紧抓住主要矛盾，随证治之。

【课后拓展】

1. 比较并熟记血府逐瘀汤、身痛逐瘀汤、膈下逐瘀汤的异同。

2. 如何理解带状疱疹"热毒壅塞，气血瘀滞"的病机？

3. 查阅马钱子的炮制方法及用法用量。

4. 参考阅读：王丽昆，岳海龙，毕廷民，等．活血化瘀法治疗老年带状疱疹后遗神经痛的临床研究［J］．辽宁中医杂志，2016，43（2）：301-303.

第四节　暑　温

暑温是夏季感受暑热病邪引起，初起以阳明胃热证候为主的急性外感热病。暑温发病急骤，初起即见壮热、汗多、烦渴、面赤、脉洪大等阳明气分热盛证候，并且易于出现闭窍动风、动血和津气欲脱等重证。本病有明显的季节性，一般发生在夏至至立秋节气。根据暑温的发病季节和临床表现，西医学中发生于夏季的流行性乙型脑炎应属本病范畴，其他发生于夏季的传染病如登革热和登革出血热、钩端螺旋体病等也属本病范畴。

【辨证思路】

暑温的发生是由于人体正气不足，感受暑热病邪而致病。常在夏季天气炎热，汗出过多，津气耗伤，或因劳倦过度，正气亏乏，机体抗御外邪能力低下，暑热病邪（外因）乘虚侵入人体而发病。本病传变迅速，初起即见壮热、汗多、口渴、脉洪大等阳明气分热盛证候。由于暑邪属于火热之气，极易伤人正气，所以在病变过程中常可出现耗气伤津，甚则津气欲脱等证。若热极生风，肝风内动又会引起抽搐的昏厥等危重病证。若痰瘀阻滞经络，筋脉失养，未及时救治，则可出现瘫痪等后遗症状。治疗当根据本病发展过程中的病机变化及证候表现分期治疗，初起暑入阳明气分，治宜辛寒清气，清暑泄热；若暑热损伤津气，则宜清暑泄热，益气生津；暑热已解而津气损伤太过，导致津气欲脱者，则应及时益气生津，敛汗固脱；若暑热化火内传营血，闭阻心包，引动肝风，则须根据病情分别采用清营凉血、化痰开窍、凉肝息风等法及时救治。

【典型医案】

病例 1　刘某，男，20 岁。于 1970 年 8 月 31 日会诊。

［主诉］发热、头痛、呕吐 4 天。

［病史］（家人代述）患者因发烧，头痛，呕吐4天入院。4天前在乡医院诊断为感冒，治以口服桑菊饮加清热解毒药物、静滴抗生素及口服西药解热剂等（具体药物不详），效果不佳且病势增重。

［现症］现患者昏睡，神志模糊，颈项强直，时有呕吐，呼吸急促，声重，呼喊头痛，口不干，面色淡白。舌质红，苔白腻，脉濡数。查体：体温38.5℃，克氏征（＋），戈登征（＋）。脑脊液检查：白细胞计数198×10^6/L，中性粒细胞百分比69%，淋巴细胞百分比31%。蛋白定性试验（＋）。

问题

（1）本病例当诊断为何病？何证型？

（2）本病治法是什么？

（3）简述中医学对本病的认识。

［治疗过程］

初诊方药：藿香10g，佩兰12g，石菖蒲10g，醋郁金10g，竹茹10g，金银花15g，生石膏60g，板蓝根30g，葛根12g，薏苡仁30g，天麻10g，蝉衣10g，生甘草3g。3剂，水煎服。同时配服苏合香丸，每服半丸，每日4次。西药：10%葡萄糖注射液1000mL，加入氢化可的松注射液0.1g，静脉滴注，每日1次；5%葡萄糖氯化钠注射液500mL，加入氯丙嗪注射液100mg，静脉滴注，每日1次。嘱：值班医生及家长要密切观察患者体温及神志变化。

二诊：9月3日。体温37.5℃，神志较清醒，仍有呕吐、颈项强直。舌质红，苔腻微黄，脉数。上方去化湿止呕之藿香，加黄连6g，增清热燥湿之力。1剂，水煎服。同时予清热解毒注射液4mL，肌内注射，每6小时1次。西药：10%葡萄糖注射液1000mL，加入氢化可的松0.1g，静滴，每日1次。

三诊：9月4日。体温降至36.6℃，神志清晰，已能饮食，六脉已无濡象。上方再加陈皮12g。2剂，水煎服。西药：10%葡萄糖注射液500mL、5%葡萄糖氯化钠注射液500mL等。

四诊：9月6日。查体：克氏征（－），戈登征（－）。血常规检查：白细胞计数 4.2×10⁹/L。患者体温正常，头痛、颈项强直等症已消失。予养阴生津为主善后，处方：沙参麦门冬汤加减。辽沙参 20g，盐知母 10g，麦冬 30g，玄参 12g，陈皮 10g，神曲 12g，牡丹皮 10g，菊花 12g，生甘草 3g。6 剂，水煎服。嘱：饮食宜清淡有营养，忌食辛辣；注意休息，按时服药。

随访：半年后随访，该患者未遗留后遗症。

问题

（4）本病用方的方义是什么？

（5）二诊中为何去藿香，加黄连 6g？

（6）三诊中为何再加陈皮 12g？

（7）四诊时为何以沙参麦门冬汤加减治疗？

（8）试述暑温后期的注意事项。

病例 2　李某，女，9 岁，学生。1970 年 9 月 2 日会诊。

［主诉］高热、头痛 3 天。

［病史］（家长代述）3 天前高热、头痛，经当地诊断为流行性感冒，中医以银翘散加减口服，西医以青霉素、红霉素、磺胺类抗生素和安乃近等药静滴或口服治疗无效。

［现症］现体温 40℃，不时叫喊头痛，颈项强直，望之面赤唇红，神志呈半昏迷状态，时而躁动。舌质红绛，苔薄黄，脉洪数。查体：巴彬斯基征（＋），克氏征（＋）。实验室检查：脑脊液检查：白细胞计数 466×10⁶/L，中性粒细胞百分比 59%，淋巴细胞百分比 41%，蛋白定性试验（＋）。血常规：白细胞计数 16.2×10⁹/L，中性粒细胞百分比 85%，淋巴细胞百分比 15%。

问题

（1）本病例当诊断为何病？何证型？

（2）本病治法是什么？

（3）流行性乙型脑炎在临床上有什么特点？

[治疗过程]

初诊方药：生石膏100g，盐知母10g，犀角6g，金银花30g，连翘12g，蒲公英30g，板蓝根30g，菊花12g，醋郁金10g，石菖蒲10g，钩藤12g，玄参15g，生甘草3g。1剂，水煎服。同时配服安宫牛黄丸，每服半丸，日3次；清热解毒注射液每次4mL，肌注，每6小时1次。西药：10%葡萄糖注射液500mL，加入氢化可的松50mg，静滴，每日1次；5%葡萄糖注射液500mL，加入氯丙嗪150mg，静滴，每日1次。嘱值班医生及家长要密切观察患儿体温及神志变化。

二诊：1970年9月3日。体温降至37.3℃，又回升至39.5℃，烦躁，神志较清醒，头痛减轻，已能忍受。去犀角，加青蒿12g，葛根12g。同时配服清热解毒散每次0.6g，日3次；清热解毒注射液每次4mL，每6小时肌注1次。

三诊：1970年9月4日。头痛、烦躁已消失，神志清醒，体温虽降至39℃以下，仍未恢复正常，此时患儿出现大便溏薄、纳差。处方：葛根芩连汤加减。葛根12g，黄芩10g，黄连6g，茯苓12g，生石膏60g，板蓝根15g，菊花10g，佩兰10g，薏苡仁30g，炒鸡内金10g，生甘草3g。同时配合清热解毒注射液每次4mL，每6小时1次，肌注。西药：胃蛋白酶合剂10mL，每日1次。维生素B6 120mg，维生素C 200mg，均1日3次，口服。

四诊：9月5日。体温、大便正常，精神及食欲均好，舌质淡红，舌苔薄白，脉缓。查体：颈项抵抗（－），巴彬斯基征（－），克氏征（－）。实验室检查：血常规：白细胞计数9.2×10^9/L，中性粒细胞百分比63%，淋巴细胞百分比37%。患儿诸症消失，舌质淡红，苔薄白，脉缓无力。处方：白虎汤加减。生石膏30g，盐知母10g，太子参10g，麦冬10g，葛根10g，菊花10g，板蓝根12g，陈皮10g，神曲10g，炒鸡内金10g，生甘草3g。3剂，水煎服。嘱：饮食宜清淡有营养，忌食辛辣；注意休息，按时服药。

随访：头痛等症消失，病情稳定。3个月后随访，该儿童未遗留后遗症。

问题

（4）本病用方的方义是什么？

（5）二诊中为何去犀角，加青蒿 12g，葛根 12g。同时配服清热解毒散，肌注清热解毒注射液？

（6）三诊中为何以葛根芩连汤等药加减治疗？

（7）四诊为何以白虎汤加减治疗？

【问题解析】

病例 1

（1）本病以发热、头痛、呕吐 4 天为主证，结合查体和实验室检查，诊断为暑温（偏湿型），西医诊断为流行性乙型脑炎。

（2）本病治法为芳香化湿，清热解毒，息风开窍。

（3）流行性乙型脑炎属中医温病学中暑温范畴，以发热、头痛、呕吐、嗜睡、昏迷、谵语、惊厥等为证候特点。李振华教授认为在该病辨证中应以神志的变化作为区分病情轻重顺逆的重要标志，诊治当依据温病学中的卫气营血理论及运用四诊八纲对不同症状进行归纳分析。本病在热毒内伏的基础上有偏热、湿热、偏湿三种不同证型，故中医治疗流行性乙型脑炎不可拘守于一法一方一药，必须强调辨证论治。

（4）方义分析：患者面色淡白、口不干、苔白腻、脉濡数，当属暑温内闭、三焦遏郁无疑，故治用藿香、佩兰、石菖蒲化湿解暑，开窍宁神；薏苡仁淡渗利湿；生石膏、板蓝根、金银花、醋郁金清热解毒，解肌清心；葛根、竹茹解热生津，除烦止呕；天麻、蝉衣息风止痉，疏散风热；生甘草清热和中，诸药合用共奏芳香化浊，清热解毒，息风止痉，生津止呕之效，辅以苏合香丸开窍化浊。直中病机，故能取效。

（5）二诊时患者体温 37.5℃，神志较清醒，仍有呕吐、颈项强直。舌质红，苔腻微黄，脉数。此为暑热夹湿、逆传心包之势稍有遏制，但暑湿郁遏尚未透达，致浊气上逆、热极生风之证依然如故，此药轻病重，未能扭转病势之象。故守法继进，上方去化湿止呕之藿香，加黄连6g增清热燥湿之力。

（6）三诊时患者体温降至36.6℃，神志清晰，已能饮食，六脉已无濡象，为暑热夹湿、内陷心包已解，浊气已降，湿邪已去大半，唯苔微黄厚腻，脉数为痰热仍未尽除，内湿残留，故再加陈皮12g，以理气燥湿，清疏并行。

（7）四诊时查体：克氏征（－），戈登征（－）。血常规：白细胞计数4.2×10⁹/L。患者体温正常，头痛、颈项强直等症已失，暑温已解，病患基本痊愈，为防暑温伤阴、热毒残留之虞，故予养阴生津为主，以沙参麦门冬汤加减。方中主以辽沙参、盐知母、麦冬、玄参、牡丹皮、菊花养阴凉血、清热疏散；陈皮、神曲理气和胃，以防养阴滋腻；甘草调和诸药。

（8）治疗后期，诸症已除，暑温已解，唯恐暑温伤阴、热毒残留之虞，故予养阴生津，清热解毒之剂善后。

病例2

（1）本病以高热、头痛3天为主证，结合查体和实验室检查，诊断为暑温（偏热型），西医诊断为流行性乙型脑炎。

（2）本病治法为清热解毒，息风开窍。

（3）流行性乙型脑炎是一种急重性传染病，以发病急、传变速，热毒壅盛，易伤津耗液为特点。

（4）方义分析：本例热邪初在卫分，郁而不解，经治无效，向里传变，转入气分，肝风内动，清窍被蒙，而出现高热面赤、唇红、神昏、躁动、头痛、舌质红、脉急洪数等症，治疗急当清热解毒，息风开窍；方中以石膏大寒直折火势，与盐知母相伍清气泻火，滋阴除烦；犀角、醋郁金解毒凉营，安神定惊；金银花、连翘、蒲公英、板蓝根、菊花、甘草疏风清热，解毒和中；石菖蒲、醋郁金、钩藤芳香开窍，息风止痉；辅以气味俱重、善于走窜之安宫牛黄丸，以其苦寒直折，撤其里热，用于热毒炽盛神昏者最宜。

（5）二诊时体温降至37.3℃，旋又升至39.5℃，烦躁，神志较清醒，头痛减轻，已能忍受，此邪热之势已有所遏制，气营两燔之火稍熄，清窍被蒙之象稍除，但热毒仍炽盛于内，热盛耗津仍显，故治应遵前法续进，唯犀角价昂货稀，故弃之，加青蒿12g，葛根12g清热解毒，凉血解毒。同时配服清热解毒散每次 0.6g，日 3 次；清热解毒注射液每次 4mL，每 6 小时肌注 1 次。

（6）三诊时头痛、烦躁已失，神志清醒，表明病情已有转机，清窍被蒙之象已除，邪热之势已被遏制，但体温虽降至 39℃ 以下，仍未恢复正常，为余热未尽，此时患儿出现大便溏薄、纳差，疑为药物寒凉，有伤脾胃之象，故应以健脾止泻，继清余热为法。方以茯苓、薏苡仁、炒鸡内金健脾和胃，利湿止泻；黄芩、黄连清热燥湿，以止便溏；生石膏、板蓝根清热泻火，凉血解毒，因其火热之势已挫，故生石膏减量，更防其寒以伤脾胃；菊花、佩兰凉散余热，化湿解暑；甘草调和诸药。

（7）四诊时体温、大便正常，精神及食欲均好，舌质淡红，舌苔薄白，脉缓。颈项抵抗（－），巴彬斯基征（－），克氏征（－）。患儿诸症消失，舌质淡红，苔薄白，脉缓无力，为病后气阴两伤之象，应以补益气阴，继清余热为主，方以太子参、麦冬、盐知母补气养阴生津；生石膏、葛根、板蓝根、菊花清解并用，以防热邪恋复；陈皮、神曲、炒鸡内金配伍太子参补脾和胃，培土生津。

【学习小结】

暑温是感受暑热病邪所致的外感热病，《温病条辨》曰："形似伤寒，但右脉洪大而数，左脉反小于右，口渴甚，面赤，汗大出者，名曰暑温。"本病的主要临床特征为暑温发病初期即可见高热，汗多，口渴，脉洪大等气分热盛证候。若失治或误治，极易出现暑伤津气；若邪热化火入营或引动肝风，则易出现神志昏迷、四肢抽搐、斑疹、出血等危重证候。治疗上总以"清暑热、养阴津"为主，根据病情需要或辛寒清气固卫，或甘寒泄热敛阴，或豁痰开窍养阴，或凉血散血息风。

【课后拓展】

1. 复习《温病条辨》暑温病篇。

2. 试述暑温、湿温、暑湿之异同。

3. 参考阅读：

（1）李振华.流行性乙型脑炎［J］.河南中医学院学报，1976，11（3）：39.

（2）郭淑云，李郑生．国医大师李振华教授治疗暑温验案 2 则［J］．中医研究，2011，24（8）：48–50．

第五节　乳　痈

乳痈是乳房部的急性化脓性疾病。多由肝郁气滞失于疏泄或阳明胃热壅盛或乳房经络阻塞所致，临床以乳房部结块、肿胀疼痛为主症，多伴有全身发热等。常发生于哺乳期妇女，尤以尚未满月的初产妇多见。本病相当于西医的急性乳腺炎。

【辨证思路】

在病因上，李振华教授认为该病多于情志内伤，肝气不舒，厥阴之气失于疏泄，使乳汁发生壅滞而结块；甚则郁久化热，热胜肉腐则成脓；或产后恣食肥甘厚味而致阳明积热，胃热壅盛，导致气血凝滞，乳络阻塞而发生痈肿等。在治疗上，常采用分期治疗的治法，即郁乳期、成脓期和溃脓期三期治疗。郁乳期，患者感觉患侧乳房肿胀疼痛，并出现硬块，乳汁排出不畅；同时伴有发热、寒战、头痛身楚、食欲不振等全身症状。治以疏肝清胃，通乳消肿。成脓期：硬块逐渐增大，继而皮肤发红灼热，疼痛呈搏动性，有压痛，并有高热不退，此为化脓的征象。治以清热解毒，化瘀消痈。溃脓期：若脓流不畅，肿热不消，疼痛不减，身热不退者，治以清热解毒，托毒透脓。后期气血亏虚者，则宜加入益气养血等法以扶助正气等。

【典型医案】

病例　刘某，女，32 岁。1968 年 10 月 9 日初诊。

［主诉］右侧乳房疼痛伴发热 2 天。

［病史］半月前顺产一男婴，哺乳期间，因家务琐事致情志不畅，两天前突然出现恶寒发热，体温 38℃，头痛身困，右侧乳房疼痛。服中药汤剂 1 剂

（药物不详），外用红霉素软膏及口服抗生素效果不显。患者两年前曾产一子，产后发生左侧乳房疼痛，在解放军 153 医院手术，术后刀口较长时间未能愈合，外溢分泌物，现虽已愈，但此次哺乳左侧乳房乳汁较少，故患者不愿再作手术而来诊治。

［现症］现恶寒发热，体温 38℃，头痛身困，右侧乳房疼痛。望其面色发红，痛苦面容，右侧乳房红肿。舌质红，苔薄白，脉浮数。血常规：红细胞计数 3.5×10^{12}/L，白细胞计数 10×10^9/L，中性粒细胞百分比 76%；淋巴细胞百分比 24%。

> 问题
>
> （1）本病例当诊断为何病？何证型？
>
> （2）本病治法与方药是什么？
>
> （3）该患者当如何辨证施治？

［治疗过程］

初诊方药：柴胡 10g，黄芩 10g，紫苏 10g，川芎 10g，白芷 10g，羌活 10g，醋香附 10g，青皮 10g，穿山甲 10g，通草 10g，王不留行 15g，桔梗 10g，生甘草 3g。2 剂，水煎服。嘱：忌食辛辣、海鲜食品，畅情志。服药后可俯卧，让胸部汗出，则乳汁自通。

二诊：10 月 11 日。体温降至 37℃，症状消失。乳汁较前增多。乳汁色已正常，唯量少，尚不足哺乳之用。舌边淡，苔薄白，脉弦细。处方：逍遥散加减。当归 10g，赤芍 15g，炒白术 10g，茯苓 15g，柴胡 6g，醋香附 10g，醋郁金 10g，通草 10g，穿山甲 10g，桔梗 10g，炒枳壳 10g，生甘草 3g。5 剂，水煎服。

随访：1 个月后随访，知二诊药尽后乳房胀痛等症悉除，乳汁增多，现足以哺乳之用。

> 问题
>
> （4）本病用方的方义是什么？
>
> （5）二诊中为何以逍遥散加减治疗？

【问题解析】

（1）本病以乳房疼痛伴发热 2 天为主证，结合实验室检查，当诊断为乳痈，其证型为外邪侵袭，肝气郁滞。西医诊断为急性乳腺炎。

（2）本病治法为疏肝理气解郁，解表清热通乳。

（3）本例因哺乳期间家务琐事致情志不畅，肝气不舒，乳房为肝经循行部位，气郁血行不畅致乳汁排泄不利而见乳房疼痛拒按、乳络阻塞，乳汁郁于局部则见乳房肿大发硬；气滞乳凝、邪热蕴结则乳房表面皮肤发红、恶寒发热、头痛身困。舌脉所现均为肝郁热蕴之象。

（4）方义分析：方中柴胡、黄芩、紫苏、白芷、羌活解表清热；醋香附、青皮、川芎、穿山甲、通草、王不留行、桔梗疏肝理气，活血通乳；生甘草调和诸药。使肝郁解，邪热清，表证除，经络气血通畅则乳汁自通。

（5）二诊时患者体温降至正常，症状消失，为肝郁热蕴之象已解，故去黄芩、紫苏等清热凉散之品。唯乳汁量少尚不足哺乳之用，为脾虚生化不足，气血循行不利，取逍遥散加减，其炒白术、茯苓健脾以增化源，当归、赤芍、醋郁金活血通络以行乳汁，炒枳壳以通痞塞。化源足、经络通则乳汁可增。

【学习小结】

乳痈相当于西医的急性乳腺炎，多由肝气郁滞、胃热壅盛、乳络不通等引起，好发于产后尚未满月的哺乳妇女。临床以乳房部胀痛、结块为主要临床表现，依据不同证型，治疗上或以疏肝理气、清胃消肿，或以清热解毒、托毒透脓，或以益气养血、和营托毒之法，配合热敷、按摩等中医外治法。

【课后拓展】

1.如何区分乳痈与乳发的异同？

2.体会李振华教授治疗本病时对疏肝理气药的应用。

3. 参考阅读：

（1）赵永昌，于文忠，叶仲琨，等.乳痈110例的治疗体会［J］.中医杂志，1980（7）：41-42.

（2）杨丽敏.釜底抽薪疗乳痈［J］.中医杂志，1988（11）：69-70.